XINZANG YUNDONG JIANKANG GUANLI

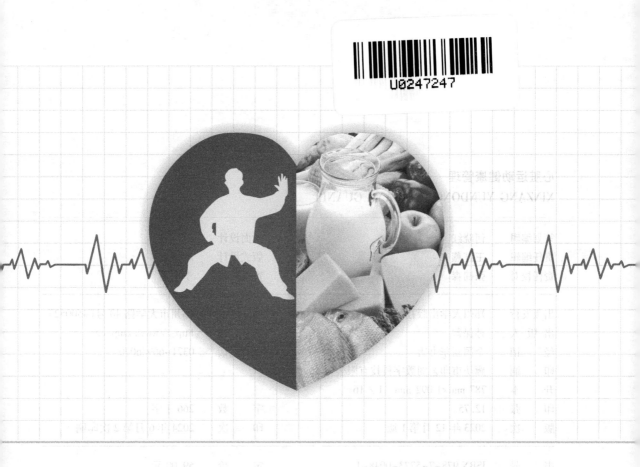

心脏运动健康管理

王崳◎著

郑州大学出版社

图书在版编目(CIP)数据

心脏运动健康管理 / 王嵛著. -- 郑州 : 郑州大学出版社, 2023. 12(2024.6 重印)
ISBN 978-7-5773-0048-1

Ⅰ. ①心… Ⅱ. ①王… Ⅲ. ①心脏血管疾病 - 运动疗法 Ⅳ. ①R540.5

中国国家版本馆 CIP 数据核字(2023)第 231830 号

心脏运动健康管理
XINZANG YUNDONG JIANKANG GUANLI

策划编辑	何晓红	封面设计	王 微
责任编辑	王红燕	版式设计	苏永生
责任校对	张锦森	责任监制	李瑞卿

出版发行	郑州大学出版社	地 址	郑州市大学路 40 号(450052)
出 版 人	孙保营	网 址	http://www.zzup.cn
经 销	全国新华书店	发行电话	0371-66966070
印 刷	廊坊市印艺阁数字科技有限公司		
开 本	787 mm×1 092 mm 1 / 16		
印 张	12.75	字 数	266 千字
版 次	2023 年 12 月第 1 版	印 次	2024 年 6 月第 2 次印刷

书 号	ISBN 978-7-5773-0048-1	定 价	59.00 元

序一

作为一名心内科临床医生,40 余载临床实践使我深知心脏康复对患者预后的影响有多大。然而我国心脏康复还停留在概念层面,具体可落地的临床实践经验和指南还远远不够。欧美国家在心脏康复领域起步较早,已经积累了一些丰富的经验,但照搬发达国家心脏康复的经验很容易造成“水土不服”问题,例如:发达国家把骑行作为一项体育运动,视作提升心肺功能的有效手段,但我们国家老百姓把骑车作为通勤工具。伴随时代发展,电动车普及千家万户,出行方式发生了改变,但老百姓固有的文化认同和生活习惯尚未改变。因此,把蹬功率车、划船器训练、运动跑台等运动康复方案推荐给患者时,患者感觉很陌生,认为这种生活距离自己很远,不愿去执行心脏康复方案。找到适合我们中国人,尤其是中原文化特点的心脏康复模式非常重要。

另一方面,医疗模式决定了来医院做手术的患者无法完成系统康复治疗。一般介入治疗手术,患者在术后 3 天左右就要出院回家,很多患者又是外地赶来,让他们实现 36 次门诊康复的难度非常大。这种情况下,居家心脏康复模式的构建更有意义。近年来,心血管疾病发病人群结构也发生了改变,患者年轻化、农村患病率高于城市、心力衰竭患者数量增长,这些都是心脏康复面临的新挑战。

心脏康复的核心是运动干预,因此王嵛博士申请来阜外华中心血管病医院做博士后时,我非常欣慰:她是体育学科背景的运动康复专业,对心脏康复有着一定的专业基础和跨学科的认知。作为王嵛博士的合作导师,我期待她通过在临床的观察、感受,结合自己的专业特点,尝试摸索一个适合中原文化特点的心脏康复模式。因此王嵛博士向我汇报撰写《心脏运动健康管理》书稿时,我大力支持,觉得这个理念、思路与“双心”医学的要求一致，运用健康管理的思维来做心脏康复的实践，可以不偏不倚、多学科交叉融合推动心脏康复学科发展。同时王嵛博士尝试运用中华优秀传统文化中的民族传统体育形式来实现心脏康复，这种运动形式接受度高，可操作性强，更容易受到中国老百姓的欢迎。本书中作者也重点介绍了这类民族传统功法在心脏康复中的应用形式，这是区别于一般医学类图书的关键所在。

体医融合是健康中国战略实践的重要举措，接收王嵛博士到医院做博士后工作正是我们医院重视学科交叉、推进心脏康复业务发展的具体实践。我也非常期待王嵛博士通过临床和基础研究，能够确实解决心血管疾病临床实践中遇到的具体问题，发挥学科交叉优势，为心脏康复领域做出贡献。《心脏运动健康管理》一书是结合我院心脏康复科实践经验，融合多学科知识背景撰写完成的学术类著作，将为我们未来出版心脏康复科普类图书奠定基础。把我院在心脏康复领域的典型案例、取得的经验和知识成果汇集成科普图书，发放到患者手中，可使更多心血管病患者受益。

最后祝贺王嵛博士顺利完成书稿，也希望能在未来的时间持续关注心脏康复领域，取得更多学术成果。

阜外华中心血管病医院副院长

河南省冠心病防治重点实验室主任

河南省健康管理学会心血管健康管理

与康复专科分会主任委员

2023 年 9 月 16 日

序二

在医院的大力支持下，心脏康复科伴随新院区投入使用就正式挂牌。作为科室负责人，我一直期待心脏康复成为特色亚专科，为此我们全体医护人员做出了持续努力和多方位尝试。当知道王嵛博士来到心脏康复科做博士后时，我们整个科室成员都非常高兴。我期待结合心肺运动试验（CPET）能够总结出更多有关心脏康复实践的经验，而且这些经验是可量化、可检测、可推广的。也期待我们科通过学科交叉，使年轻医生们获得更多科研思路，从不同角度结合临床实践取得更多科研成果。科研带动临床，强化患者心脏康复理念，改善患者预后，使之早日回归社会。

通过与王嵛博士多次讨论分析，结合国情和患者实际需求，我们决定采用中华传统养生文化中的健身功法来帮助患者实现心脏康复。经过半年的实践尝试，我们研发出一套 30 min、靶心率 110 ~ 130 次/min 的强化心肺功能的健身功法。该功法相当于中等强度有氧训练，将其命名为“康心功”。每周医护人员练习 2 ~ 3 次，利用每周三患者健康教育时间，对住院患者进行“康心功”的动作教授和练习指导，随后采用微信群、直播的形式对患者进行居家运动康复指导。截至目前，已有来自全国各地的 686 名患者参与项目，通过我们的教育、引导、带动而重视心脏康复，并学会“康心功”使自己及家人身心受益。

《心脏运动健康管理》正是在此实践基础上进行的学理归纳和总结。它用相对浅显的语言向读者呈现了心脏运动健康管理的理念和要求，系统阐述了心脏运动健康管理的实践意义、内容、步骤和注意事项，又相对全面地总结出很多实操工具供大家使用，是一本可读性较强的学术著作。

在我国，心脏康复还有很长的路要走，很庆幸我们已经上路。阜外华中心血管病医院心脏康复科会继续以改善患者预后、提升患者生活质量为目标，不断丰富完善心脏康复体系和内容。

道阻且长，行则将至。希望更多人士关注心脏康复学科的发展！

阜外华中心血管病医院心脏康复科副主任

中国心血管健康联盟、河南省心脏康复中心联盟主席

2023 年 9 月 16 日

前言

心血管疾病严重危害人类健康,运动健康管理对心血管疾病的预防及患者的康复具有重要意义。不良生活方式是诱发心血管疾病的重要因素,科学合理的运动是健康生活方式的有效载体,更是心脏康复的核心要义。

心脏康复的核心是运动干预,体医融合是健康中国战略实践的重要举措。本书基于健康管理思想来审视心脏康复的内涵要义和外延需求,提出心脏运动健康管理的理念:从心脏康复需求出发,运用健康管理思维模式,通过运动康复这一有效途径,实现心血管健康管理新模式。

心脏运动健康管理的理念、思路与“双心”医学的要求一致,运用健康管理的思维来做心脏康复的实践,可以不偏不倚、多学科交叉融合推动心脏康复学科发展。在这一方面,阜外华中心血管病医院心脏康复科进行了有益的探索和实践。本书正是在总结这一经验的基础上,结合康复学、管理学、体育学等学科理论撰写而成,其内容兼顾实用性和理论性,以期为心脏康复的实践提供一定的借鉴价值。

书中系统介绍了心脏运动健康干预的目标,重点阐述了运动处方、营养干预和心理干预在心脏健康管理中的应用,并结合典型案例,介绍了心脏运动康复管理的基本内容及其实践,致力于从运动、营养、心理各个方面,通过健康生活干预措施,减少心血管疾病的危险因素,降低患病率、住院率和死亡率,帮助术后患者尽快康复,提高生存质量。

期望本书的出版，能够为读者提供切实的帮助，同时为康复学科的建设和发展、为探寻可落地的心脏康复执行方案起到一些作用。对于书中存在的问题和不足，欢迎各位同行专家和读者朋友不吝赐教，以便进一步修订完善。

本书写作过程中，参阅了大量国内外文献资料，在此对所有文献的作者表示衷心的感谢。

王嵛

2023 年 9 月 16 日

目录

第一章　心脏运动健康管理的目标和内容

心脏运动健康管理，是指以运动干预为载体，围绕提升机体心脏功能的整体目标，以医务监督为前提，结合营养干预、心理干预构建适合心血管疾病患者康复的管理模式。心脏运动健康管理在遵循心脏三期康复原则的基础上，依照健康管理思维方式，探求适合心血管疾病患者的运动处方、营养处方和心理干预处方。

康复管理是心脏康复时期围绕心血管健康开展的健康管理体系。由于心脏康复的核心是运动康复，故本书将心脏康复过程中的管理、干预统称为心脏运动健康管理。

第一节　心脏康复的三个阶段

心血管疾病是威胁人类健康的头号杀手。据统计，我国心血管疾病患病人数约3.3亿，而能基本达到心脏门诊康复标准的人数不足20%。

我国心脏康复发展缓慢，存在患者主观认识不足和客观条件有限等多重问题。亟待探寻到一条低成本、高收益、能执行、可持续的心脏康复之路，运动锻炼正符合这一需求。

心脏康复的核心是运动康复。通过科学、合理、有效的运动管理，使患者逐步实现心脏功能的康复。运动康复是一门综合学科，涉及社会学、传播学、教育学、体育学、营养学、心理学、医学等多学科知识。运动康复实践需求与健康管理有着众多交叉、相似之处。因此，心脏康复未来的发展可以借鉴健康管理思维模式，充分发挥康复学、管理学双重学科优势，实现心脏康复科学的发展，丰富其内容及实践路径。

伴随健康教育的推进和大健康观的逐渐形成，我国居民对健康管理有了初步认知，尤其是健康体检的转型升级，使健康管理的概念普及起来，但健康管理的具体实践和内容仍有较大提升空间。各医疗机构及相关组织在挂牌健康管理基地的同时也在探寻健康管理的内容和途径。目前市面形成了以中医、家庭医生、导医、营养、远程监控等不同形式、不同特色的健康管理形式。健康管理实践路径和形式虽不同，但其目标和内涵要求无异，这些健康管理形式中都会出现不同类型的运动干预实践，毕竟运动是其他任何形式无法替代的健康促进形式，运动可以起到很多健康治疗的相同效果。

在全民健身的热潮中，以运动为载体实现健康干预，成为我国居民公认的健康生活方式。一个有着良好运动习惯的人，为保持充足体能自然会保持充分睡眠，建立良好作息习惯；经历了运动对神经和机体的刺激，会自动放弃不良的饮食习惯，减少对身体健康的危害，并寻找优质食物来确保运动前后的能量供应和保障；运动促进多巴胺、内啡肽等快乐激素的释放，加之运动这种天然社交介质使参与体育锻炼的群体多保持良好人际关系和心理状态；同时，通过体育锻炼的身体感悟和知识积累也将提升其健康素养水平。因此，以科学体育锻炼为载体形成的健康生活方式更易于养成和坚持。

一、心脏康复管理的目标

心脏康复是在整体医学评估基础上，以药物、营养、运动、心理和社会支持等多学科交叉融合的综合干预为手段，帮助患者降低心血管疾病的各种危险诱因，改变不健康生活方式，提高自我管理能力，使患者生理、心理和社会功能恢复到最佳状态，降低心血管发病率和死亡率，提高其生存质量。

心脏康复包括 3 个阶段：一期康复（院内康复）、二期康复（院外康复）和三期康复（家庭或社区康复）。不同康复阶段的目标不同，因此任务和管理重点也有所偏重。一期康复又称院内康复，是为心血管疾病患者在住院期间提供康复和预防项目，主要目标是缩短患者住院时间，恢复其运动能力及生活能力，同时避免长时间卧床导致运动耐量降低、低血容量、血栓形成等并发症的发生。二期康复又称院外康复，一般在出院后 2 周至 6 个月内进行，除患者评估、健康教育、日常活动指导和心理干预外，此期增加了抗阻运动、有氧运动及柔韧性训练等中等强度运动，运动时间要求达到每周 3～5 次，每次 30～90 min。三期康复又称家庭或社区康复，是一期和二期康复的延续，在该康复期内，患者可以恢复日常生活及返回工作岗位，此期康复目标的关键是保持已形成的健康生活方式和运动习惯。三期康复不是孤立存在的，而是相关衔接、逐级递进的关系，尤其是早期运动康复的介入，可以有效减少患者卧床时间，减少肌肉丢失，为后期康复奠定基础。

心外科患者通常术前处于慢性心力衰竭状态，手术过程中创伤大，手术时间长，大部分需要体外循环支持，术后易出现围术期炎症反应、心肌顿抑，导致术后出现心肺功能不全、肌力下降、代谢功能下降而引发各种并发症，而长期卧床甚至会导致严重的 ICU 获得性衰弱综合征。出院患者也往往遗留有活动能力下降、无法回归工作、伴有焦虑抑郁的情绪。心外科术后大部分患者 1 年内未能恢复正常的生活。因此，心外科手术患者更需要从院内就开始启动心脏康复，并在出院后坚持门诊心脏康复及家庭心脏康复，以实现心血管疾病二级预防的全程管理。《中国心脏康复与二级预防指南（2018 版）》建议，心脏疾病有效管理的关键是患者采取改善身体行为的生活方式，一是增加高水平身体活动量并促进运动锻炼的依从性，二是减少患者每日的久坐行为时间。

二、心脏康复管理的内容

随着人民生活水平的提高，人类疾病谱已发生翻天覆地的变化，慢性非传染性疾病已成为当前医学发展的重要问题。最新数据显示，我国心血管疾病患病率及死亡率仍处于上升阶段，现患心血管疾病人数约3.3亿，其中冠心病1 139万，心血管疾病死亡率居首位，高于肿瘤及其他疾病，占居民疾病死亡构成的40%以上。近年来，冠状动脉支架植入术取得了令人鼓舞的进展，避免了因急性心肌梗死导致的心源性猝死。而当前对于心脏病的治疗，不应该仅仅停留在提高患者生存率与控制病情，更应该注重患者生活质量的提高。

1. 运动训练

心脏康复发展历程悠久，经历了从最初的否定、质疑到普遍接受的过程，目前适应人群范围不断扩大。近年来越来越多的研究证实，对急性心肌梗死患者进行运动训练，可明显降低全因死亡率64%，降低再梗死率53%。心脏运动康复目前已成为现代心脏病治疗不可或缺的一部分，大量循证医学证实了心脏运动康复的益处。

在我国经皮冠状动脉介入治疗(percutaneous coronary intervention，PCI)术后的一期康复已在临床广泛应用。对于PCI手术24 h后的8 h内再无心绞痛发生、再无心肌酶升高的患者，再次评估病情，有禁忌证的患者除外，符合条件的患者应尽早进行心脏运动康复治疗。

2. 健康教育

健康教育贯穿于心脏康复始终。对患者进行心脏病相关知识的宣教，让患者及家属正确认识疾病本身；同时进行健康的生活方式宣教，包括戒烟、体重指数的控制、运动干预等。术后患者尽早进行一期康复，可以缩短住院时间，尽早恢复运动能力，增加患者自信心，减少心理痛苦，降低再住院的风险，避免卧床带来的不利影响(如运动耐量减退、低血容量、血栓栓塞性并发症)，并为二期康复提供全面完整的病情信息和准备。

3. 心理干预

心血管疾病患者术后面临的第一大挑战是如何逐步实现心功能的康复，康复到能够适应生活的状态。运动锻炼是实现心功能康复的关键。然而大多数患者确诊后都经历了恐惧、焦虑、抑郁等心理状态，经历手术后的患者会增加运动恐惧，生怕运动锻炼后对伤口、支架产生影响，因此心脏运动健康管理中心理干预要比一般健康管理人群更精细。

4. 医务检测

心血管疾病患者大多伴随其他慢病合并症，运动禁忌也较一般群体多，需在一般医务监督的基础上强调个性化医疗监控；同时由于心血管疾病患者的特殊性，运动锻炼时需要更密切的医务监测。

5. 营养干预

营养干预在心血管疾病患者中也较一般干预复杂，很多慢病合并症人群可选择的食物种类有限，既需要控制能量总体，还需要确保机体充足营养摄入。例如糖尿病心脏病患者，需要控制患者糖总量的摄入，又需要在患者服药时预防低血糖的发生，因此这样的人群运动锻炼的形式、时间、内容都需要严格控制，营养干预和医务监督均需要科学合理规划，并严格执行。因此，从心血管疾病患者康复真实需求出发，需要对患者进行个性化、精细化的健康管理。

第二节 心脏一期康复管理：奠基

心脏一期康复以院内早期康复为主，适用于疾病较为严重并处于恢复期的患者。患者在住院治疗期间同时进行康复，主要是减少卧床给患者带来的不利影响，比如下肢血栓、肌肉功能丢失。通过适量活动逐步恢复到日常活动能力，包括上、下肢主动和被动活动，可以从卧床转成坐椅子，同时还可以逐渐增加到床边室内活动，最后变成生活能够自理，就是达到一期康复的主要目标。

一、运动康复评估

近年来，随着国内外 PCI 术后患者住院时间逐步缩短，院内康复策略也相应简化。PCI 术后康复开始时间一般为术后 3 ~ 5 d，急性心肌梗死 PCI 术后一般为 1 ~ 2 周开始。具体应根据患者恢复情况经过康复评估后由主管医师做出决定。但近年来国外一些临床医生支持介入治疗后更早期（术后 1 ~ 2 d）开始评价患者的运动耐力并开始运动康复。

要制订并实施一个完整的心脏运动康复计划，首先要进行运动前评估，其要点如下。

（1）一般状况评估　一般状况评估包括病史、症状、既往和目前心血管疾病的相关诊断、治疗史、并发症与合并症、冠状动脉造影及冠状动脉血运重建情况、心血管危险因素、循证用药、日常活动水平、运动习惯、睡眠、营养及饮食等，并进行一般心肺功能检查。

（2）有氧运动能力评估　常用的检测方法是心肺运动试验。根据试验的条件和目的不同，可选择多种运动方案。功率自行车经常采用的是一分钟斜坡式功率递增（Ramp）方案，运动平板常采用的是台阶式功率递增式方案（Bruce 方案或 Bruce 改良方案）。不具备完成运动试验条件的可以选择通过六分钟步行试验及自觉劳累程度分级等对患者的心肺功能、运动耐力进行评价。

二、一期康复内容

1. 术后康复 24 h

术后第一个 24 h 应保持卧床体位，术侧肢体限制活动，禁止屈曲，可平移，可左、右侧卧位。如出现头晕、发冷等不适及时告知医务人员。术后应多喝水，24 h 内尽量不吃高蛋白食物。保持大小便通畅，如有便秘或憋尿、排尿困难要及时告知医务人员，防止因用力排便导致穿刺处出血。咳嗽、排便或翻身时用手压迫术区，防止由于腹腔内压增加，导致切口压力增高出血。避免情绪波动，因人在情绪波动时血压升高、心率增加、心肌耗氧量增加，可加重动脉硬化，诱发心绞痛。患者和家属要清楚情绪波动的危害，减少探视，不要与患者交谈有关忧伤、悲哀及过于高兴激动的事情，使患者保持安静状态，注意休息。

2. 术后康复第二天

若是手部穿刺，可在室内来回走动，走动时要扶着东西。若是腿部穿刺，术后应卧床 24 h，且该侧腿伸直不能动。术后返回病房后可进食清淡、易消化的流食，如米汤等。不要强迫进食油腻、不易消化的食物，注意禁食牛奶、豆制品及产气的饮料，防止出现腹胀，以免增加腹压，对创口恢复不利。支架植入术后，还需长期服药，一是防止支架内长血栓，二是防止没放支架的血管动脉硬化继续恶化。不管服用哪种药物，一定要按时、按量、遵医嘱服药。当支架被成功植入体内后，就不会轻易脱落，即使参加活动、胸外按压或电击除颤也不会导致其脱落。因此，放平心态，转移注意力，更有益于康复。

3. 术后康复第三天

若是手部穿刺，可以床边走动，每次 5 ~ 10 min，逐渐增加时间和次数。若是腿部穿刺，可选择床上活动，伸展四肢，深呼吸。术后 24 h 一般可尝试下地活动，开始下床活动时须有家人陪同，以防跌倒。如遇腰痛，需要平卧位时腰部悬空，或原有腰部疾病，如腰椎间盘突出或腰椎骨质增生，可以平卧位时腰部垫软枕，在医护人员指导下定时侧卧位，按摩腰部及受压部位。

4. 术后康复第四天

若是手部穿刺，可选择散步、行走，速度、步伐以感觉舒适为标准，每次 5 ~ 10 min，每天 2 次。若是腿部穿刺，下床活动前，先缓慢坐起，在床边休息几分钟后方可离床。沿床边走动，每次 5 ~ 10 min。日常保持伤口干燥清洁。不要在伤口上涂抹保湿霜、乳液或药膏。术后 1 周内不要洗澡，更不要游泳。情绪、精神状态和冠心病有着千丝万缕的联系，保持良好的心态，对支架术后患者尤为重要。

5. 术后康复第五天

在运动过程中，如果有不适感，出现疲惫、胸闷、盗汗、眩晕、恶心、呼吸困难或脸色苍白等症状，则表明心脏不能承受正在进行的运动量和运动强度，应当立即停止，充分休息。做此项运动要减轻运动量和运动强度。

6. 术后康复第六天

为了更快康复，支架术后应当适量运动，但不能进行剧烈运动，如跑步、爬山、体育器械等。可以选择在室外散步，散步时间及次数可根据自己实际情况逐渐增加。一般术后 5 d 伤口应该完全愈合，不会出现明显疼痛。若有疼痛、伤口化脓或手臂下垂发紫等现象，须及时告诉医生。

7. 术后康复第七天

上午 6 时至 9 时，是冠心病和脑出血发作的危险时刻，发病率要比上午 11 时高出 3 倍以上。人体在上午时段交感神经活性较高，易导致心律失常，可能出现室颤，引起猝死。另外，动脉压在上午时段较高，易导致急性冠状动脉综合征的发作。因此，选择散步的运动时段要尽量避免这些危险时期。

8. 术后康复第八天

可以适当运动，但要注意循序渐进。通常可采取相对安全的散步（每次 10 ~ 15 min），散步时如有累的感觉或呼吸急促，应立即停止。如果出现胸闷，要立即含服硝酸甘油，并停止运动一段时间。

出院后定期去医院检查血压、血糖、血脂、血黏度。如果这 4 项指标不能保持在较好水平，患者在半年左右就会面临复发危险。如果指标高于正常范围，就要积极采取治疗措施。

三、一期康复健康教育

心脏是身体的循环中心。冠心病，即因长期不良生活习惯等一系列心血管疾病危险因素交互作用而引发的冠状动脉血管堵塞性疾病。经皮冠状动脉介入治疗因具有操作便捷性而发展为疏通冠状动脉血管堵塞的主要手段，然而，它却无法改变血管已经“藏污纳垢”的现状，若不及时遏制患者日常生活中的非健康行为，日后仍有冠状动脉再堵塞的风险。健康促进生活方式的养成是健康教育的重要内容。

（一）健康促进生活方式理念的形成

20 世纪 80 年代和 90 年代初，各个医疗卫生组织就开始倡导对健康促进、健康保护和疾病预防的研究，即在积极应对疾病恢复时更加关注健康行为的形成过程，推进全民健康。健康促进生活方式在 1987 年诞生，起初被描述为一种“追求健康，维持或增加幸福感、个人成就感和自我实现”的行为模式，后逐渐发展为一种为形成健康体魄的健康趋向性行为。健康责任、自我实现压力管理、营养、运动锻炼与人际支持等，被学者 Walker 概括为健康促进生活方式形成的必需品。

调查显示,PCI 术后患者目前的健康促进生活方式处在“中等上下”的水平,且疾病风险因素控制不佳,但多数患者术后因“血运疏通”从而出现“完全恢复”的错误主观认知,使其忽略健康行为驱动对预防心血管风险事件和改善健康状况的价值。一项调查结果显示,1 073 名接受 PCI 术的患者中,67% 的人认为他们已经治愈,38% 的人认为他们不需要改变自己的习惯,因此,在现实生活中,PCI 术后对健康生活方式的坚持甚至低于推荐水平。董学谦等人调查指出,超过1/5 的 PCI 术后患者仍存在低体力活动、不合理膳食等不良生活习惯,这其实是对患者术后维持健康体魄设置了屏障。刘慧等人的调查结果显示,中青年 PCI 术后患者的健康促进生活方式中运动情况维持最差。分析原因,或许与中青年人群受到来自社会大环境、家庭及自身要求等因素限制有关。正因如此,中青年 PCI 术后患者的健康促进生活方式远不如中老年人群。

另外,合理膳食作为健康促进行为的主要角色,在调控冠状动脉血管堵塞风险的概率上同样会产生强有力的效用。邱果的一项病例对照研究显示,冠心病 PCI 术后的患者膳食情况不佳,并且已经严重威胁了患者疾病预后。

一项研究指出,200 例 PCI 术后患者中,约 50% 伴有术后焦虑,20% 伴有术后抑郁倾向,影响着健康促进行为的推动。所以,心理、情绪及健康认知等因素也是 PCI 术后患者采纳健康促进生活方式的关键。鉴于此,我们发现,PCI 术后患者的健康促进行为水平控制不佳,易受多层次因素影响,以中青年人表现显著。为帮助 PCI 术后抵御心血管事件危险因素,应强化患者 PCI 术后健康促进生活方式的管理。

根据医院术后访视制度规定,医务人员要对患者进行当面回访及电话回访。术后3 d 是当面回访,主要是及时了解患者的穿刺部位恢复情况以及术后是否有造影剂的不良反应,以及对手术中的护理满意度,以提高护理质量。心肌梗死患者还需复查心脏超声以了解心功能的恢复状况,复查 24 h 动态心电图以了解心律失常情况,术后半年左右复查冠状动脉造影以了解有无支架再狭窄及新发病变,并及时通知患者。

通过有计划、有组织、系统的专业健康教育活动,使这些出院患者科学使用药物治疗,养成良好生活习惯,进行适量运动,保持良好心态,定期复查,学会自我救护。

(二)健康促进生活方式的影响因素

1. 人口学特征

当冠心病 PCI 术后患者的年龄、性别、受教育程度、经济收入等因素不对等时,他们的健康促进生活方式也呈现出显著差异。王丹华认为,患者年龄与健康促进行为的驱动力呈正相关,这与一项质性研究的结论一致,或许因为年长患者能积极适应衰老与疾病,相比年轻人更注重养生,且更有空余时间专注于自身的健康,从而采取健康促进行为。林雪琴等人在探究 104 例 PCI 术后患者的健康促进生活方式与性别之间的关系时,发现女性患者术后的健康促进生活方式明显优于男性患者。同时,受教育程度影响着个人健康认知,而健康认知是作为健康促进行为的驱动前提,所以受教育程度也影响着健康促进行为的驱动变化。此外,经济状况是PCI术后患者维持健康行为的必要供需与支持资源,所以经济收入水平的高低对PCI术后患者的健康促进行为同样存在影响。

2. 健康责任、意识

健康责任或健康意识都是控制疾病危险因素,同时也是健康促进行为形成的"底座"与关键。国内研究显示,健康意识越强,术后患者的健康促进生活方式就越好,林雪琴等人也得出同样的结论。另外,一项基于自我理论的质性研究表示,若想积极促进术后患者健康促进行为的建立,其前提就是保障患者脑海中健康意识的正向确立、疾病认知水平的增进,从而激发健康行为改变的动机,形成健康促进行为。

3. 自我效能

自我效能是指人对自己是否有能力完成某一行为所进行的推测和判断。它是术后患者疾病恢复及健康行为促进的"维稳因子"。姚海艳等人指出,自我效能水平是决定术后患者是否会在术后积极参与体力活动的重要因素;同时,它对稳定增进术后患者的信心、合理利用周围的治疗服务和资源起着重要作用。自我效能感越低,越容易导致心血管危险事件的发生。

4. 社会支持

社会支持是个体之外的可以给予个体精神或物质支持的行为。作为支撑人情感的重要部分,社会支持水平的提升可以明显增进PCI术后患者的健康促进意识。研究指出,PCI术后患者具备丰富的社会支持资源对健康促进行为的建立是锦上添花,并且良好的社会支持能够激发遵医行为,保持健康促进行为的稳定。

(三)健康促进生活方式的自我管理

1. 改善生活方式

患者术后要注意健康生活,首先要改善生活方式。应永久戒烟,合理膳食,低脂少盐,控制总热量,减少饱和脂肪酸、反式脂肪酸以及胆固醇摄入。对超重和肥胖的患者,建议通过控制饮食与增加运动降低体脂,在6~12个月内使体重降低5%~10%,并逐渐将体重指数控制于25 kg/m^{2}以下。存在睡眠障碍、焦虑、情绪低落等精神心理问题者,应寻求心理干预。

2. 控制心脏病危险因素

高血压、糖尿病、高胆固醇血症、吸烟等是心脏病的传统危险因素,2/3的心脏病由这4种因素单一作用或联合作用引起。患者术后应重视在专科医师指导下将血压、血糖及血脂控制在合理范围内。

3. 坚持心脏康复训练

以体力活动为基础的心脏康复可降低心肌梗死患者的全因死亡率和再梗死率,有助于更好地控制危险因素、提高运动耐量和生活质量。患者术后应在心血管专科医师指导下制订运动康复计划，病情稳定的患者出院后每日进行 30 ~ 60 min 中等强度有氧运动(如快步行走等)，每周至少 5 d。

4. 定期复诊

有些患者在 PCI 术后会出现一些不必要的担心及顾虑，甚至出现失眠、焦虑等症状，严重影响正常生活。因此术后应养成定期复诊的习惯，经常与心脏专科医师或手术医生进行沟通交流，及时解除疑惑。在日常生活中再次出现活动耐力下降或出现持续性胸闷、胸痛、出汗等症状时，应及时就诊，防止意外发生。

根据当前 PCI 术后患者的心血管事件发展形势及疾病流行趋势，我们更应注重未病先防，推动这一类患者健康行为的养成。然而，大多关于 PCI 术后患者健康促进生活方式的研究，并没有在量表的选择和影响因素的探索中体现有关 PCI 术后患者的特异性。另外，健康促进生活方式是一种行为方式，或者说是行为过程，它由多种行为驱动交互混合而成，且需要时间的积淀；而我国在这方面的临床干预手段仍过于单一，较少应用行为模型进行干预的驱动，无法全面顾及行为改变的特点。因此，未来仍要对 PCI 术后患者的特异相关性进行探讨，积极开展理论模型驱动下的干预研究，这样既有利于患者的身心恢复，也加深了临床医护人员对 PCI 术后患者的进一步了解。

第三节　心脏二期康复管理：衔接

心脏二期康复是指患者出院 2 周 ~ 6 个月内，在医院门诊康复中心或院外社区医疗机构进行的康复训练。可在心电监护下进行有氧运动、抗阻运动、柔韧性训练等中等强度的运动，为回归正常生活或工作岗位做准备。

一、培养健康管理意识

健康教育是促进心脏康复、提高心脏病患者健康水平的有力措施，其目的在于使患者增进健康知识，最终建立健康行为。通过对心脏病患者的健康教育，使之改变不良生活方式，了解心脏病相关知识，增强自我保健意识和能力，调动患者及家属抗病保健的积极性，使患者处于治疗最佳身心状态，降低心脏病复发率和病死率，提高心脏病患者的生活质量。

二、习得心脏运动康复技能

(一)训练步骤

第一步，准备活动，即热身运动，多采用低水平的有氧运动，持续 5 ~ 10 min。目的是放松和伸展肌肉，提高关节活动度和心血管的适应性，预防运动诱发的不良心血管事件及运动性损伤。

第二步，运动训练，有氧训练是基础，抗阻训练、柔韧性训练等是补充。

第三步，放松运动，时间 5 ~ 10 min。

训练总时间 30 ~ 60 min，频率 3 ~ 5 次/周。

（二）有氧运动处方

根据患者心肺运动能力评估结果，制定和执行相应的有氧运动处方。

1. 运动能力评估

常用的确定运动强度的方法如下。

（1）个体化高强度功率自行车运动法　以高于本人心肺运动试验（CPET）气体交换测定或血乳酸阈值测定的无氧阈值（AT）时自行车功率强度制定运动处方。如果选择功率低于 AT，虽然安全性得以提高，但康复治疗效果却显著降低。心率、血压及血氧饱和度监测仅为确保安全。

（2）心率储备法　最常用于正常人靶心率的确定。靶心率 =（最大心率 - 静息心率）× 靶强度（%）+ 静息心率。

（3）目标心率法　在静息心率基础上增加 20 ~ 30 次/min。相对比较粗略。

（4）自我感知劳累程度分级法　多采用 Borg 评分，详见表 1-1。建议运动 10 ~ 16 min。

表 1-1　Borg 评分表

Borg 评分/分	自我理解的用力程度
6 ~ 8	非常非常轻
9 ~ 10	很轻
11 ~ 12	轻
13 ~ 14	稍用力
15 ~ 16	用力
17 ~ 18	很用力
19 ~ 20	非常非常用力

注：本表源于瑞典心理学家 Gunnar Borg 的 *Borg's Perceived Exertion and Pain Scales*，Human Kinetics，1998。

2. 运动方式

有氧训练结合静、动态抗阻训练。

（1）有氧运动　骑车、慢跑、打太极拳等。

(2)静、动态抗阻训练　常用的抗阻训练方法有中等强度循环抗阻训练(moderate intensity circuit resistance training, MICRT)和高强度抗阻训练(high intensity resistance training,HIRT)。MICRT 是一项低危险性运动,近几年应用广泛。它采用中等强度(45%~65%,1RM)、高重复次数(8~12 次)和短间隙(1 min)的训练方式。HIRT 是一种高强度(65%~85%,1RM)的抗阻训练方法,随着阻力的增大,训练强度可达到85%~100%。

注:1RM 是指某个动作或训练计划中,每次只能完成的最大重量。

3. 运动强度

(1)表示方法　最大心率、心率储备、最大吸氧量($VO_{2\,max}$)、MET、主观劳累分级表(rating of perceived exercise,RPE)等。

(2)传统有氧运动推荐　中等运动强度。

中等运动强度的判断方法:①身体运动量。中等强度运动主要是指身体运动量能达到50%~70%最大心率(MHR)的运动。其最大心率根据个体年龄来计算,MHR=220-年龄,例如 30 岁的人,MHR=190 次/min。②身体感觉。中等强度的运动也可以从身体感觉来判断,在中等运动强度中可以进行谈话,但是不能进行舒适的对话。

4. 运动频率

国际上多数采用每周 3~5 次的运动频率。认为高于 5 次不增加训练效应,少于 3 次训练效应不足。

5. 运动训练安排

每次训练都必须包括准备活动、训练活动和结束活动。

准备活动主要目的是预热,运动强度较小,运动方式应该包括牵伸运动及大肌群活动,要确保全身主要关节和肌肉都有所活动。一般采用做医疗体操、打太极拳等,也可附加小强度步行。

训练活动是指达到目标训练强度的活动,主要目的是产生最佳外周适应性改变。高强度训练,目的在于刺激心肌侧支循环生成。

结束活动的主要目的是冷却,即让高度兴奋的心血管应激逐步降低,并适应运动停止后血流动力学的改变,例如重力性低血压等。运动方式可以与训练方式相同,但强度应逐步减小。

准备活动与结束活动是防止训练意外的重要环节。训练时的心血管意外均发生在这两个时期。此外,合理的准备与结束活动对预防运动损伤也有积极的作用。

6. 动作要点

(1)扩胸运动　身体直立,两脚开立与肩同宽,手臂侧平举并向后方拉伸,做扩胸运动。扩胸运动每次进行 15~30 次。

(2)俯背运动　身体站立,两脚开立与肩同宽,上身微微前屈,手臂经体侧伸至与肩同高,头部略微靠近手臂内侧,上半身向下弯曲,充分拉伸背部肌群。

(3)伸展运动　身体成站立位,两脚开立略比肩宽,一侧手臂抬高经头部后方伸展至对侧手臂肩峰位置,另一侧手臂抬高握住该侧手臂肘关节位置,充分拉上臂背面肌群。重复拉伸不同手臂,动作相同,每侧保持 15 ~ 30 s。

(4)弓步运动　身体成弓步姿势,一侧脚在前,另一侧脚向后蹬直,上体保持直立,两手臂在身体两侧成弯曲状态。另一侧腿部拉伸动作相同。

(5)平躺前拉腿　身体平躺在瑜伽垫上,上肢自然贴于地面,两腿成 45° ~ 60°夹角,脚掌平置在瑜伽垫上,同时将一侧腿向上抬起,靠近脸部,反复拉伸股后肌群。再重复另一侧腿,每个动作保持 15 ~ 30 次。

(6)直立拉腿　身体自然站立,上半身保持正直,两臂自然放置于身体两侧,将一侧腿放置于台阶之上,另一侧腿保持直立,充分拉伸大腿后侧肌群,每侧坚持 15 ~ 30 s,再轮换另一侧腿。

(7)直立后抬腿　身体直立,挺胸,身体保持正直,右腿向后弯曲,脚背绷紧,右手握住右脚脚尖,微用力拉伸股四头肌,保持 5 ~ 10 s。左腿如上述。左右腿交替进行 3 次。

(8)俯卧后抬腿身体俯卧于瑜伽垫上,头微扬。身体保持中正,右腿向后弯曲,脚背绷紧,右手握住右脚脚尖,微用力拉伸股四头肌,保持 5 ~ 10 s;左腿如上述,左右腿交替进行 3 次。

(9)仰卧腿交叉　身体仰卧于瑜伽垫上,头部、腰背部、两侧手臂贴于地面,右腿抬起并弯曲,小腿与地面成 90°,左腿经上绕过右膝,并用力使右腿外侧肌群得到充分拉伸;左腿如上述。左右腿交替进行 3 次。

(10)半弓步拉伸　身体直立,挺胸抬头,右腿向右跨步,左腿弯曲呈半弓步,双手置于大腿之上,并有节奏地进行拉伸。左腿如上述,每侧进行 10 ~ 15 次后交换。

(11)双脚相对腿内侧拉伸　身体仰卧于瑜伽垫上,头部、腰背部、两侧手臂贴于地面,双脚相对,向内侧回收到身体最大程度后保持 5 ~ 10 s 放松,共进行 6 次。

(12)平躺扭腰运动　身体平躺于瑜伽垫上,上肢及头部保持正直,右侧手臂平放于地面上,左侧手臂自然弯曲放置在胸前部,下肢向左侧方扭动 90°,大腿与小腿充分折叠,可以较好地拉伸后背部、腰部肌群。动作结束之后,再转为另一侧,动作相同,方向相反。每侧保持 15 ~ 30 s。

(13)平躺屈腿运动　身体平躺于瑜伽垫上,上肢紧贴地面,两腿自然向上弯曲,靠近胸部,两侧手臂自然抱住膝关节后方,呈静态拉伸状态,保持自然呼吸,坚持 15 ~ 30 s,充分拉伸大腿后侧的肌群。

(14)平躺单屈腿运动　身体自然平躺于瑜伽垫上,上肢保持平稳,一侧腿保持伸直状态,另一侧腿向腹部方向收缩,两手臂抱住该侧腿部膝盖,充分拉伸大腿后侧肌群。每侧腿拉伸时间保持在 15 ~ 30 s。

(15)躯体扭转运动　身体自然坐立,左侧腿自然伸展平放于地面,右侧腿交叉放置在左侧腿上,上体保持正直,左侧手臂向斜前方伸展,右侧手臂放置于身体后方并手撑地面,身体整体呈扭曲状态,充分拉伸躯体,为发展躯体柔韧性做准备。每侧坚持 15 ~ 30 s。

7. 运动注意事项

选择适当的运动,避免竞技性运动,只在感觉良好时运动。感冒或发热后,要在症状和体征消失后才能恢复运动。注意周围环境因素对运动反应的影响,寒冷和炎热气候要相对降低运动量和运动强度,穿宽松、舒适、透气的衣服和鞋,上坡时要减慢速度,饭后不做剧烈运动。

药物治疗发生变化时,要注意相应地调整运动方案。运动时发现下列症状应停止运动,及时就医:上身不适、无力、气短、骨关节不适等。

三、明确运动锻炼禁忌

参加心脏运动康复的受试者大部分心脏病诊断已明确。心脏运动康复的目的是提高心脏病患者的功能水平、改变疾病的自然进程、降低发病率和病死率、提高生活质量。通过制定合理的运动处方、评价康复运动效果,可以指导患者的临床医学处理。此外,结合运动超声心动图和气体代谢等指标,评估有氧运动能力和左心室收缩、舒张功能,可以指导心脏运动康复的临床实践和科研工作。研究证实,心脏运动康复通过降低危险因素、改善生活方式和运动训练等综合方案,可以达到心脏康复的目的。

(一)绝对禁忌证

以下几种情况禁忌进行二期康复运动。

1. 心肌梗死或其他急性心脏病

急性心肌梗死是冠状动脉急性、持续性缺血缺氧所引起的心肌坏死,临床上多有剧烈而持久的胸骨后疼痛,休息及含服硝酸酯类药物不能完全缓解,伴有血清心肌酶活性增高及急性心电图变化,可并发心律失常、休克或心力衰竭,常可危及生命。本病在欧美最常见,美国每年约有 150 万人发生心肌梗死。我国近年来呈明显上升趋势,每年新增至少 50 万。

2. 未控制的心律失常

心律失常是指心脏的搏动节律出现异常,未能保持正常的心跳节律。当心律失常未得到控制,且引发症状或血流动力学障碍时,可能会对身体造成危害。症状包括心悸、胸痛、气促、头晕、昏厥等,血流动力学障碍可能导致血液循环不足,使心脏供血不足、器官缺氧,严重时可导致心力衰竭、中风等严重后果。常见的心律失常包括心房颤动、室性心动过速等。

3. 心肌缺血

心肌缺血是指心肌因为血液供应不足而发生的缺氧现象。心肌缺血的症状可以通过心电图(ECG)进行观察和诊断。ECG 记录了心脏的电活动变化,包括心率、心律、心室肥大和心肌缺血等。安静时心电图上可以明确观察到有新的缺血症状。新的缺血症状是指在安静状态下首次观察到的 ST 段变化,通常提示心肌缺血的程度较严重,这种情况下,患者需要接受进一步的检查和治疗,以防止心肌梗死等严重后果的发生。

4. 活动性心内膜炎

活动性心内膜炎(active infective endocarditis,AIE)是一种心脏瓣膜或心内膜的感染性疾病。该病常常影响到心脏的功能,并可能引起心脏衰竭和瓣膜疾病。AIE 通常由细菌感染引起,其中最常见的细菌是链球菌和葡萄球菌,这些细菌可以通过血液循环进入心脏,然后在心脏内生长和繁殖。它们会产生细菌栓子,这些栓子可能会在心脏内部游走,并导致器官血管的阻塞和梗死。同时,这些栓子还可能在体内脱落,进入其他器官的血管中,引发感染性疾病。AIE 的临床症状包括发热、乏力、心悸、胸痛、呼吸困难等。在听诊时,医生可能会听到心脏杂音或异常的心音,这些都是 AIE 的常见体征。诊断 AIE 通常需要进行多种检查,包括心电图、超声心动图、血液和尿液检查等。治疗 AIE 的方法通常是使用抗生素,抑制细菌的生长和繁殖。但是,在治疗期间需要密切监测患者的病情,并定期检查心脏功能和心脏瓣膜的状况。如果 AIE 的治疗不及时或不充分,可能会导致心脏瓣膜的破坏、脓肿形成、栓子脱落等严重后果。

5. 重度主动脉瓣狭窄

主动脉瓣狭窄是一种心血管疾病,指的是主动脉瓣不能完全关闭,从而导致血液无法流通,引起主动脉内压力升高。主动脉瓣狭窄分为轻、中、重度 3 种程度,其中重度主动脉瓣狭窄是指主动脉瓣口狭窄严重,瓣口面积≤1 cm^2。常见原因是主动脉瓣膜的退化、钙化或纤维化等造成的瓣膜异常,也可由先天性疾病或其他心脏病引起。重度主动脉瓣狭窄症状包括呼吸急促、胸闷、心悸、晕厥等,可能会影响患者的日常生活和运动能力。若未及时治疗,重度主动脉瓣狭窄可能导致心力衰竭、晕厥甚至猝死。治疗手段包括药物治疗和手术治疗,如主动脉瓣置换术。患者应遵从医生的指导,积极治疗和控制病情,改善生活质量。

6. 心力衰竭失代偿期

心力衰竭是一种心脏疾病,指的是心脏无法有效地泵血,导致身体各组织器官缺氧和供血不足。心力衰竭失代偿期是指心力衰竭已经进展到无法通过自身代偿机制来维持心脏和身体正常功能的阶段,通常出现在病情加重或治疗不当时。失代偿期的主要特征是心脏负荷过重,心排血量下降,心功能急剧恶化,临床症状明显加重,包括呼吸困难、气促、乏力、水肿等。同时,失代偿期还可能导致心律失常、肺部感染等并发症,增加患者的病情危险性。治疗失代偿期心力衰竭需要立即采取措施,包括给予氧气,应用药物支持,调整、限制液体摄入和盐的摄入量等。同时,还应积极寻找病因,如冠心病、高血压等,并加强病因治疗。

7. 急性肺栓塞或肺梗死

急性肺栓塞或肺梗死是一种严重的肺血管疾病,指的是肺动脉或其分支被血栓或其他物质阻塞,导致肺部血流障碍和缺血,最终导致肺组织损伤。常见的肺栓塞原因包括血栓形成、脂肪栓塞、空气栓塞、羊水栓塞等。肺栓塞的症状包括呼吸困难、胸痛、咳嗽、咳血、心悸、晕厥等,严重时可导致猝死。治疗急性肺栓塞或肺梗死的关键是尽早诊断和治疗,以预防并发症的发生。治疗措施包括抗凝治疗、溶栓治疗、机械性治疗等。抗凝治疗可以有效预防和减少血栓的形成,溶栓治疗则可以使已经形成的血栓溶解。机械性治疗包括静脉滤器置入和外科手术等,主要用于对其他治疗无效或禁忌证患者。患者在治疗过程中应注意休息,保持轻度活动,遵从医生的指导,并定期进行复查,以控制病情和预防复发。

8. 急性非心源性疾病

急性非心源性疾病是指一些非心脏因素引起的急性疾病,如感染、肾衰竭、甲状腺功能亢进等,这些疾病会影响到患者的身体状况,导致患者感觉疲劳、虚弱或出现其他症状。同时会影响患者的运动能力,使得患者无法完成原本可以完成的活动,或者运动后感觉更加疲劳、虚弱,这种情况也被称为运动耐受性下降。感染是常见的导致急性非心源性疾病的原因之一,感染会引起发热、头痛、肌肉疼痛等症状,这些症状会影响患者的体力和耐力,使得患者无法完成正常的运动。肾衰竭和甲状腺功能亢进也会影响患者的体能和代谢,导致患者感觉疲劳、虚弱、无力等,运动时容易感到胸闷、心慌等不适。对于急性非心源性疾病患者,需要进行全面的身体检查和病因诊断,以确定疾病的类型和严重程度,制订相应的治疗计划。治疗方案可能包括药物治疗、手术治疗等。同时,患者需要注意休息、饮食、保持充足的水分摄入和控制疾病进展等措施。在治疗过程中,应注意避免剧烈运动和过度疲劳,保持适度的运动量和体力训练,有助于提高患者的身体素质和运动耐受性。

9. 亚急性心肌炎或心包炎

亚急性心肌炎或心包炎是一种炎症性心脏疾病,通常表现为心肌或心包的炎症反应。亚急性心肌炎是指心肌炎症发生的时间较长,病程在数周到数个月之间。心包炎则是指心包的炎症反应。亚急性心肌炎的症状包括心悸、胸痛、呼吸困难、乏力、体重下降等。患者的心脏功能会受到影响,可能出现心律失常、心电图异常、心脏扩大等。心包炎的症状包括胸闷、呼吸困难、乏力、咳嗽等。在听诊时,医生可能会发现心脏摩擦音等异常体征。亚急性心肌炎和心包炎的病因有多种,包括病毒感染、细菌感染、过敏反应等。治疗通常包括控制炎症反应、控制症状、保护心脏功能等措施。针对不同的病因,可能需要使用抗生素、抗病毒药物等。在严重情况下，可能需要手术治疗，如心包穿刺、心脏移植等。亚急性心肌炎和心包炎都是严重的心脏疾病，需要及时治疗。

10. 残疾

残疾是指疾病、意外事故、先天缺陷等原因导致个体生理、心理、智力等某些方面受到限制或损害，无法完成常人能够完成的某些活动。在医疗康复中，残疾可能会妨碍康复的安全和准确评估。首先，残疾可能影响患者进行某些康复活动的安全性。例如，某些残疾患者可能需要使用辅助器具进行康复训练，但如果使用不当，可能会造成进一步的伤害。另外，某些残疾患者可能在进行康复训练时出现疼痛、呼吸困难等症状，这些都需要医护人员进行及时评估和处理，以保障患者的安全。其次，残疾可能会妨碍康复的准确评估，康复评估需要对患者的病情、康复过程中的进展等进行细致的观察和记录。但对于某些残疾患者，他们可能无法完成某些评估项目，或者评估结果可能受到残疾的影响，从而影响康复效果的评估和监测。因此，在进行康复治疗时，需要根据患者的残疾情况进行个体化的康复计划和评估，同时加强对患者和家属的宣教，提高他们的康复意识和安全意识，确保康复治疗的安全性和有效性。同时，对于某些严重残疾的患者，可能需要寻求更加专业的康复治疗机构或医疗服务。

11. 安静心率>120 次/min(包括瞬间上升)

安静心率指人体处于静息状态下的心率，通常情况下成年人的安静心率为 60 ~ 100 次/min。当安静心率大于 120 次/min 时，可能表明身体存在某些问题或病理状态。此时，心脏需要以较快的速度搏动来维持身体的正常代谢需求，这可能是身体处于某种应激状态下，如运动、紧张、焦虑等引起的，也可能是某些病理因素，如心律失常、心脏瓣膜病变、甲状腺功能亢进、药物反应等引起的。因此，当发现自己的安静心率持续高于 120 次/min时，应该及时就医进行相关检查和治疗，以确定病因并采取相应的措施。

12. 患者不同意、不配合

在医疗过程中，患者的配合是治疗和康复的关键因素之一。然而，有时患者可能因为各种原因不愿意或不能配合医疗工作人员的治疗计划或诊断治疗。这种情况可能会对治疗和康复效果产生不利影响。患者不同意或不配合的原因可能很多，例如缺乏理解、胆怯、恐惧、焦虑、情绪不稳定、语言障碍、意识障碍等。

医疗工作人员需要通过有效的沟通、教育和心理支持等方式，促进患者理解治疗的必要性和重要性，增强其信心和配合意愿，提高治疗效果。然而，在少数情况下，患者可能因为各种原因拒绝配合治疗，医疗工作人员需要尊重患者的自主权，但同时需要告知患者拒绝治疗的风险和后果，促进患者做出更理性的决策。此外，医疗工作人员还需要通过其他手段尽可能地提高治疗效果，如采用替代性治疗方法、引导患者改变不良生活习惯等。

(二)相对禁忌证

1. 冠状动脉左主干狭窄或类似情况

冠状动脉是心脏的主要供血血管,它分为左、右两支,其中左冠状动脉负责供应心脏的左侧心肌。冠状动脉左主干狭窄是指冠状动脉左主干的内径明显狭窄,导致心肌供血不足,从而引发心肌缺血甚至心肌梗死等严重后果。冠状动脉左主干狭窄通常是由冠状动脉粥样硬化性心脏病引起的,也可能是由于其他病因,如动脉瘤、主动脉夹层等。这种情况对患者的健康造成极大威胁,因为冠状动脉左主干狭窄会影响心脏的正常功能,而导致严重的心血管事件,如心绞痛、心肌梗死等。针对冠状动脉左主干狭窄的治疗通常包括药物治疗、介入治疗和手术治疗等,具体治疗方案需要根据患者的具体情况进行制定。

2. 重度狭窄性瓣膜病

重度狭窄性瓣膜病是指心脏瓣膜在关闭或开放时的狭窄度达到一定程度,从而导致心脏血液流量异常或不畅通的一种疾病。常见的瓣膜病有二尖瓣狭窄、主动脉瓣狭窄、三尖瓣狭窄等。瓣膜狭窄的病因通常包括先天性异常、风湿性心脏病、感染、老年性病变等,而瓣膜狭窄的严重程度根据狭窄度的不同分为轻度、中度和重度。重度狭窄性瓣膜病会使心脏需要更加努力地工作以保持正常的血液循环,导致心肌肥厚和心力衰竭等严重后果。

3. 电解质异常

电解质是指人体内的一些离子,如钠、钾、钙、镁、氯等,它们在维持正常生理功能方面发挥着重要作用。当这些离子在人体内的浓度发生异常改变时,就会出现电解质异常。电解质异常的常见病因包括肾脏疾病、失血、呕吐、腹泻、药物使用等,这些疾病或情况会导致电解质的浓度发生改变。比如,低血钾可能是大量使用利尿剂、肾脏疾病、腹泻等造成,高血钠可能是脱水、盐分过度摄入等原因造成。电解质异常会引起一系列症状,例如心律失常、抽搐、痉挛、肌肉无力、体温升高、头痛、恶心、呕吐、腹泻、尿频等。严重的电解质异常甚至会引起生命危险。

4. 心动过速或心动过缓

心动过速和心动过缓是指心脏搏动频率过快或过慢,这种情况可能会影响心脏的正常功能和血液循环。心动过速是指心搏速率高于正常范围,如成年人静息心率超过100次/min。常见的心动过速原因包括心律失常、焦虑、心肌缺血、贫血、药物或饮料摄入等。严重的心动过速可能导致心室颤动或心力衰竭等危及生命的病症。心动过缓是指心搏速率低于正常范围,如成年人静息心率低于60次/min。常见的心动过缓原因包括窦房结功能不良、心脏传导系统问题、药物或饮料摄入等。严重的心动过缓可能导致晕厥、心肌梗死等严重后果。

5. 复杂室性心律失常

复杂室性心律失常是一种严重的心脏病症，常常由心脏的电活动异常导致。它通常表现为心搏不规则、心搏速率快或慢、心律不齐等症状，有时也会导致心搏暂停或停止。此外，患者可能会出现头晕、昏厥、心悸、呼吸困难等症状。复杂室性心律失常可能是由多种原因引起的，包括心脏病变、心脏电解质紊乱、药物中毒等。保持健康的生活方式也有助于预防和控制复杂室性心律失常，包括控制体重、戒烟、适度运动、保持健康的饮食等。

6. 心房颤动

心房颤动是一种常见的心律失常，通常由心房收缩的不规则性和快速性导致。心房颤动可以影响心室的收缩和排血功能，因此会增加心力衰竭和中风的风险。如果心房颤动患者的心室率无法得到控制，则可能会引起心功能不全和心力衰竭的发生。控制心房颤动患者的心室率是预防心力衰竭和中风的重要策略之一。通常采用的方法是使用心率控制药物，如β受体阻滞剂、钙通道阻滞剂和心房颤动抑制剂等。如果药物治疗无效，则可能需要进行心脏电生理手术或其他介入治疗方法来控制心室率。

7. 肥厚型心脏病

肥厚型心脏病是一种心肌肥厚的疾病，通常由基因突变引起。该疾病可以导致心脏肥大和心室流出道的狭窄，从而影响心室的舒张和充盈功能。其他流出道梗阻也可能导致类似的影响，例如主动脉瓣狭窄或肺动脉狭窄等。这些疾病都可能导致心力衰竭和中风等严重并发症，需要进行适当的治疗和监测。

8. 智力或身体功能障碍，无法配合运动

智力或身体功能障碍可能会影响个体进行体育锻炼的能力和意愿。这些障碍包括但不限于智力残疾、神经肌肉疾病、肢体残疾等，可能会导致个体无法理解运动的指导或规则，也无法适应运动所需的姿势和动作。此外，这些障碍也可能会导致个体的运动能力和协调性受到限制，从而无法完成某些运动。针对这些障碍，需要采用个体化的康复计划和方法，如适当的训练和技能教学、物理治疗等，以帮助个体克服障碍并实现适当的运动目标。

9. 三度房室传导阻滞

三度房室传导阻滞是指心脏的房室传导系统受损，导致心房和心室之间的电信号传输受阻，心室收缩的频率和节律与心房不同步。这种情况可能导致心脏无法正常泵血，引起心悸、头晕、乏力等症状，并增加心力衰竭和心律失常的风险。治疗方法包括药物治疗、起搏器植入等，需要根据患者的具体情况进行个体化的治疗。

10. 静息状态下收缩压>200 mmHg，舒张压>100 mmHg

静息状态下，如果血压测量结果显示收缩压>200 mmHg，舒张压>100 mmHg，可能提示患者存在高血压(高血压性疾病)。高血压会增加心血管疾病的风险,如心肌梗死、中风、心力衰竭等。治疗方法包括药物治疗、生活方式改变(如减轻体重、健康饮食、增加体育锻炼等)等。此外,患者还应定期监测血压、定期接受医生的检查和治疗,以避免心血管疾病的发生。

四、强化运动评估实践

(一)二期康复开始前评估

1. 一般病史采集

一份详细的病史包括患者的基本信息、既往和目前心血管疾病的相关诊断、治疗史、并发症与合并症、冠状动脉造影及冠状动脉血运重建情况、心血管危险因素、目前服用的药物种类和剂量及服药方法、患者日常活动水平、运动习惯以及营养状态、睡眠及食欲等。

2. 体格检查

除基础生命指征外,重点关注心血管、呼吸系统及肌肉骨骼、神经系统。

3. 实验室检查

重点检查静态心脏功能(心电图、超声心动图)、静态肺功能、实验室血液生化指标。如病情需要,还应进行冠状动脉 CT、冠状动脉造影、心肌核素检查、MRI(磁共振成像)等。

4. 筛查运动测试禁忌证

筛查运动测试禁忌证是为了确保人们进行运动测试时的安全性和健康状况。常见的禁忌证包括急性心肌梗死、稳定型心绞痛、不稳定型心绞痛、严重的主动脉瓣狭窄、严重的二尖瓣狭窄、不稳定性心律失常、高血压现象、严重的心力衰竭、急性心肌炎等。如果患有上述疾病或存在其他健康问题,建议在医生的指导下进行运动测试;否则,运动测试可能会对身体造成危险,甚至导致死亡。

5. 签署运动测试知情同意书

签署运动测试知情同意书是为了确保个人在进行运动测试时充分了解相关风险和后果,并且自愿参加测试。同意书会详细列出测试的过程、所涉及的身体指标、可能出现的风险和后果,以及需要注意的事项。签署同意书前,参与者应该认真阅读所有内容,并且与医生或测试人员交流沟通,了解更多信息。如果存在任何疑虑或不适,应该提出来并获得解答。签署同意书表示参与者理解所有内容并自愿承担相应的风险和后果。

(二)二期康复后评估

一般二期康复持续疗程为 2 周至 6 个月,此后将进入三期家庭或社区康复模式。随着患者病情相对稳定,此阶段患者已初步建立了康复意识,并在康复中心养成规范的康复习惯。因此,二期康复后的评估以及家庭或社区康复计划需在结束的前一周提上日程,以便协助患者进行下一步连续性康复。

二期康复后评估应考虑两项基本原则:安全性以及康复项目的连续性。安全性是心脏运动康复全程中都需密切关注的首要问题。二期康复后患者安全的根本是生存技能,包括识别征兆、症状、硝酸甘油应用、急救程序等。另外,康复专业人员应向患者详细解释后期康复的建议和应进行的活动(步行计划和其他活动相关的限制和建议),尽量避免存在任何安全问题。

患者应该在接受康复后的第 12 周(中期)及第 24 周(末期)各进行一次康复评估,需要常规记录患者的客观功能活动水平和活动耐力。中期评估(康复第 12 周)可对患者康复疗效以及运动量进行测评,指导康复方案制定和调整。末期评估(康复第 24 周)的运动心肺试验或者六分钟步行试验可为制订家庭活动计划提供重要的参考数据。

此外,转入三期(家庭或社区康复)的评估还应包括以下标准:①病情稳定性;②是否具有家庭和社会支持;③实施自我康复的能力(认知和精神运动);④可否获得康复资源(设备、场地、专业康复指导);⑤自我效率的认知。

1. 评估内容

(1)生理指标　生理指标包括血压、心率、呼吸、体温、血氧饱和度等,了解患者身体的基本情况。

(2)运动能力　评估患者进行日常活动及各种体育运动的能力,如步行、运动耐力测试、上下楼梯、跑步、跳跃、弯曲、伸展等,以及进行运动时的疼痛情况和心肺负荷情况。

(3)肌力和肌肉耐力　通过肌力和肌肉耐力测试,评估患者各个肌群的力量和耐力,以确定肌肉康复情况。通过测量患者在运动中的最大摄氧量($VO_{2\,max}$),可以了解患者的心肺功能和康复效果。

(4)柔韧性　通过评估患者身体各部位的柔韧性,如肩关节、髋关节、膝关节、踝关节等,以确定身体柔韧性的改善情况。

(5)平衡能力　通过不同测试方法,如单脚站立、静态平衡测试、动态平衡测试等,评估患者的平衡能力,以及行走和其他日常活动中的平衡能力。

(6)日常生活能力　评估患者在日常生活中的独立程度,包括自理能力、进食能力、洗漱能力、穿衣能力、上下床能力等。

(7)疼痛情况　评估患者疼痛的类型、部位、程度、频率、持续时间等,以及疼痛对生活和运动的影响情况。

(8)心理情况　评估患者的心理状态,包括情绪、认知、社交和适应能力等。

2. 评估方法

(1)有氧运动能力评估　有氧运动能力评估是评估一个人在氧气供应充足的情况下进行运动的能力。这种测试通常用于运动员、健身爱好者和医疗保健专业人员,以衡量一个人的心血管健康和运动能力。下面介绍几种常用的有氧运动能力评估方法。

1) VO_{2max}测试　VO_{2max}是指最大摄氧量，是评估有氧运动能力的最常用指标之一。这种测试通过让受试者在运动机器上跑步或骑自行车来测量他们在最大负荷下摄取的氧气量。VO_{2max}测试是一种强度较高的体育测试，需要受试者在运动机器上以最大负荷运动直至达到疲劳，以确定其最大摄氧量，但直接测量最大摄氧量的方式对患者来讲，存在一定的危险性，可以选择间接测量最大摄氧量的方法。

2) 六分钟步行测试　六分钟步行测试是一种简单的有氧运动能力评估方法，适用于那些不能进行较高强度运动的人群，例如老年人和患有心肺疾病的患者。该测试要求受试者在规定的时间内尽可能远地走过一定距离，测试结果通常与年龄和性别等因素有关。

3) 1 英里跑测试　1 英里（约 1.6 km）跑测试是评估有氧运动能力的另一种简单方法，适用于健身爱好者和军事人员等人群。该测试要求受试者在规定时间内跑完 1 英里的距离，测试结果取决于完成该任务所需的时间。

(2) 肌肉素质评估　肌肉素质评估是评估一个人肌肉状态的方法，包括肌肉力量、耐力和爆发力等。这种测试通常用于体育训练、健身和康复治疗等领域，以帮助人们了解自己的肌肉状况和优化训练计划。下面介绍几种常用的肌肉素质评估方法。

1) 肌肉力量测试　肌肉力量测试是评估一个人肌肉力量的常用方法之一。这种测试是通过让受试者进行手握力测试、深蹲测试、俯卧撑测试等动作来测量他们的肌肉力量。测试结果通常与年龄和性别等因素有关。

2) 肌肉耐力测试　肌肉耐力测试是评估一个人肌肉耐力的一种方法。该测试是通过让受试者进行重复的动作，例如屈膝、仰卧起坐或深蹲，以确定他们的肌肉耐力。测试结果通常取决于完成指定动作的重复次数。

3) 肌肉爆发力测试　肌肉爆发力测试是评估一个人肌肉爆发力的一种方法。该测试是通过让受试者进行爆发力动作，例如跳跃、抛球等，以测量他们的肌肉爆发力。测试结果通常取决于完成指定动作的时间或距离。

4) 灵敏度测试　灵敏度测试是评估一个人肌肉灵敏度的一种方法。这种测试是通过让受试者进行灵敏度训练，例如跳绳、踢毽子等动作，以测量他们的肌肉灵敏度。测试结果通常取决于完成指定动作的时间或次数。

在进行肌肉素质评估之前，受试者应该接受健康检查，并向医疗保健专业人员咨询，以确保他们的身体状况适合进行评估。评估结果应该与个人的健康状况和健身目标相结合，以制订最佳的训练计划。此外，评估结果还应该用于监测肌肉素质的改善，并帮助调整训练计划，以达到更好的健康和体能水平。

(3) 柔韧性评估　柔韧性是指人体关节的可活动范围，以及肌肉和软组织的伸展能力。柔韧性评估是评估一个人身体柔韧性的一种方法，可以帮助人们了解自己身体的柔韧性水平,以便设计出更合适的训练计划。常用的柔韧性评估方法有以下几种。

1)坐位体前屈测试　坐位体前屈测试是最常用的柔韧性测试之一。该测试通常是让被测试者坐在地上,双腿伸直,然后向前伸展手臂尽可能地触碰脚趾,以测量其腰椎和髋关节的柔韧性。测试结果通常与年龄和性别等因素有关。

2)大腿后侧肌群测试　大腿后侧肌群测试是一种评估腿部柔韧性的方法。该测试通常是让被测试者仰卧在地上,然后将一条腿抬起,以测量其大腿后侧肌群的伸展能力。测试结果通常与被测试者的年龄、性别和体型等因素有关。

3)侧身弯曲测试　侧身弯曲测试是评估脊柱侧弯能力的一种方法。该测试通常是让被测试者站立,然后向左右两侧弯曲,以测量其脊柱侧弯的能力。测试结果通常与被测试者的年龄、性别和体型等因素有关。

4)旋转测试　旋转测试是一种评估躯干旋转能力的方法。该测试通常是让被测试者站立,然后旋转上半身,以测量其躯干的旋转能力。测试结果通常与被测试者的年龄、性别和体型等因素有关。

5)肩关节测试　肩关节测试是评估肩关节柔韧性的一种方法。该测试通常是让被测试者在水平面上伸直一臂,然后将手臂尽可能地向后旋转,以测量其肩关节的柔韧性。测试结果通常与被测试者的年龄、性别和体型等因素有关。

在进行柔韧性评估之前,被测试者应该接受健康检查,并向医疗保健专业人员咨询,以确保他们的身体状况适宜。

(4)老年人体能测试　老年人体能测试是评估老年人身体功能的一种方法。通过这种方法可以评估老年人的身体状况,包括心肺功能、肌肉力量、柔韧性、平衡能力等。这些测试结果可以为老年人提供个性化的锻炼计划和康复方案。

老年人体能测试的常用方法有以下几种。

1)六分钟步行测试　六分钟步行测试是评估老年人心肺功能的一种方法。该测试通常是让老年人在规定时间内尽可能多地步行,以测量其最大氧气摄取量和心肺功能。测试结果可以为老年人制订适合的有氧运动计划提供依据。

2)肌肉力量测试　肌肉力量测试是评估老年人肌肉力量的一种方法。该测试通常是让老年人完成一系列的肌肉力量测试,包括哑铃弯举、腿部伸展等,以测量其肌肉力量和功能。测试结果可以为老年人制订适合的肌肉力量训练计划提供依据。

3)柔韧性测试　柔韧性测试是评估老年人身体柔韧性的一种方法。该测试通常是让老年人完成一系列的柔韧性测试,包括坐位体前屈、大腿后侧肌群测试等,以测量其身体柔韧性和关节活动范围。测试结果可以为老年人制订适合的柔韧性训练计划提供依据。

4)平衡测试　平衡测试是评估老年人平衡能力的一种方法。该测试通常是让老年人完成一系列的平衡测试,包括单脚站立、步行等,以测量其平衡能力和稳定性。测试结果可以为老年人制订适合的平衡训练计划提供依据。

5)动作功能测试　动作功能测试是评估老年人日常生活中活动能力的一种方法。该测试通常是让老年人完成一系列的动作功能测试,包括起床、步行、上下楼梯等,以测量其独立生活能力。测试结果可以为老年人制订适合的康复计划提供依据。

老年人体能测试的结果应该由专业人员进行评估和解释,并依此为老年人制订相应的锻炼和康复计划。

3. 评估流程

(1)体格检查　通过观察、触摸和测量等手段,对患者的生理指标、运动能力、肌力和柔韧性等进行评估。例如,可以用血压计和心率计测量患者的血压和心率,使用肌力测定仪测量患者各个肌群的力量,使用活动度量表或身体功能评估量表评估患者日常生活能力等。

(2)问卷调查　采用标准化的问卷,对患者进行疼痛、心理状态、日常生活能力等方面的评估。例如,可以使用疼痛评估问卷评估患者疼痛情况,使用焦虑抑郁量表评估患者心理状态,使用日常生活活动评估问卷评估患者日常生活能力等。

(3)实验室检查　通过血液、尿液等实验室检查,评估患者的身体状况。例如,可以通过血液检查评估患者的血糖、血脂、血红蛋白等指标,通过尿液检查评估患者的肾功能等指标。

(4)功能测试　通过一系列的功能测试,评估患者的平衡、步态、肢体协调等方面的功能。例如,可以使用步态分析系统评估患者的步态,使用平衡测试仪评估患者的平衡能力等。

(三)二期康复后随访

专家指出,心脏康复患者转诊、登记、参与和维持的情况,健康行为水平(包括体育活动、饮食习惯、压力管理、服药依从性和吸烟),心血管危险因素的控制水平(包括运动能力、血压血脂水平、血糖控制情况、吸烟和体质量控制情况),患者的心肺功能,生活质量,焦虑、抑郁症状和二级预防(包括再入院、复发性心血管事件和死亡率等),这些是以家庭为基础的心脏运动康复应考虑的质量指标。

康复后随访是指康复治疗结束后对患者进行定期的跟踪和监测,以评估其康复效果,预防疾病复发和提高生活质量。随访内容包括身体状况、康复效果、生活质量、营养状况、用药情况等,以便及时调整康复计划并提供相应的康复知识和建议,维护患者的健康。此外,患者对随访的满意度以及对心脏康复的依从性也是重要的评价指标。

1. 康复后随访的重要性

康复治疗对于患者康复和生活质量的提高具有重要意义。随着康复治疗的结束,患者往往需要一定时间的恢复和调整。康复后随访是对治疗效果进行评估的重要手段,通过随访可以了解患者的康复情况，及时调整康复计划并提供相关康复建议，以帮助患者尽早恢复健康，减少复发风险。

2. 康复后随访的目的

（1）评估康复效果　康复后随访可以了解患者康复后的身体状况和康复效果，包括生活自理能力、活动能力、疼痛程度等，以评估治疗效果和康复进展。

（2）预防疾病复发　通过随访可以及时发现康复后的问题和隐患，预防疾病复发和加重，同时可以帮助患者改善生活方式、增强康复信心、改善心理状况，提高生活质量。

3. 康复后随访的内容

（1）患者信息核对　在康复后随访之前，医疗人员应先核对患者的个人信息，包括患者的姓名、性别、年龄、联系方式、康复治疗的起止时间和治疗方案等。核对信息的目的是确保康复后随访对象的正确性，同时还可以提供有关康复治疗的参考依据。

（2）身体状况　包括测量体重、身高、血压、心率、呼吸情况等，以及患者是否有相关症状和不适感觉，如头痛、恶心、肌肉疼痛等。这些指标可以反映出患者的身体状况是否变化，是否需要进一步治疗或调整康复计划。

（3）康复效果评估　患者的康复效果是随访的重点之一。可以通过问卷调查或功能评估来了解患者的康复情况，包括生活自理能力、活动能力、疼痛程度、体力等方面的改善情况。康复效果的评估可以帮助患者了解自己的康复进展和康复效果，同时也有助于康复专业人员调整康复计划，以达到更好的康复效果。

（4）生活质量　了解患者的生活质量和心理状况，包括社交活动、休闲娱乐、睡眠质量、情绪状况等方面的改善情况。这些指标可以反映出患者在康复过程中的心理状况和生活质量是否有所改善，为进一步康复提供重要参考依据。

（5）营养状况　了解患者营养状况，包括体重变化、营养摄入量等，以及是否存在营养不良或肥胖等问题。营养状况的评估可以帮助患者掌握健康的饮食习惯，预防并改善相关健康问题。

第四节　心脏三期康复管理：常态

心脏三期康复又称居家康复。这一阶段的患者已经参与正常的日常活动或重新回到工作岗位。为防止病情复发，需要在医生的指导下进行居家康复锻炼，锻炼形式以有氧运动、抗阻运动、柔韧性训练为主。

一、居家运动锻炼形式

(一)有氧运动

心脏病患者应选择散步、慢跑、打太极拳、骑自行车、游泳等运动项目。这些运动的能量代谢主要以有氧代谢的形式进行,所以有氧运动的目的在于增强心肺耐力。在运动时,由于肌肉收缩需要大量养分和氧气,心脏收缩次数便增加,而且每次压送出的血液量也多于平常,同时,氧气的需求量不断增加,呼吸次数比正常多,肺部的收缩舒张程度也较大。

所以当运动持续,肌肉长时间收缩时,心肺就必须努力地供应氧气给肌肉,并运走肌肉中的代谢废物。而这持续性需求,可提高心肺耐力,当心肺耐力增加后,身体就可从事更长时间或更高强度的运动,而且较不易疲劳。

1. 居家养心功

跟人体骨骼肌系统一样,增强心肺功能同样需要有效、持之以恒的锻炼来实现。健身有健身操,健心自然也需要养心功。养心功可以作为心血管疾病预防和调养心肺功能的日常养护和保健形式。除心脏病心绞痛频繁发作的患者外,心血管疾病患者均可进行锻炼。这套养心功具有促进全身血液循环、改善冠状动脉血液供应、缓解心肌缺血缺氧、解除胸闷不适等症状、提高心肺功能、预防心绞痛发作等作用,适宜于冠心病、心律失常、高血压、高脂血症等患者自我调养及中老年人自我保健之用。下面是其具体练习方法。

(1)站桩

准备动作:身体自然站立,双臂下垂,双脚分开与肩同宽,双目平视前方,精神放松,呼吸自然,下颌微微内收,排除杂念,意守丹田。

动作要领:身体呈站立位,双膝微微弯曲,膝盖不能超过脚尖,两臂两手呈抱球状置于丹田部位,呼吸要缓慢悠长,每次站桩 10 ~ 15 min 为宜。

(2)养心功

第一式:身体呈站立姿势,双脚分开与肩同宽,双手经侧举过头顶,下落于胸前双手交叉,下按,下按到身体最大限度后保持静止,15 s 后放松,重复 3 次。

第二式:双臂自然侧平举,左脚向左迈一大步,后分 3 次下蹲,下蹲幅度依次加大,第三次蹲至身体最大限度后起身。

第三式:双臂自然侧平举,高度略低于肩,身体重心抬高,随即抬起左腿,大腿与地面平行,脚背绷起,保持 5 s 后缓慢落下,身体重心下落,随即重心上抬,右腿抬起,步骤与左腿一致,重复 3 次。

第四式:身体呈站立位,左脚向前迈步,双腿呈弓步姿势,迈步的同时左手立于胸前,右手置于左手下方,后左手平放于胸前,身体向右后方拧转,眼睛看向右脚脚跟,同时双手做扩胸运动,保持 5 ~ 10 s,右侧相同,左右各 3 次。

第五式:双脚分开与肩同宽,双臂自然下垂,左脚向前迈步,双手经前缓慢向上举过头顶,重心置于前脚,身体尽量向上拉伸,胸胁部要有拉扯感,保持 5 ~ 10 s 后换右侧,左右各 3 次。

第六式:双脚分开与肩同宽,两臂自然平展,身体右转,双臂自然随着身体旋转,右手贴于后腰部,左手贴于小腹,双膝微微弯曲,保持 5 ~ 10 s 后恢复站立位,左右各 3 次。

2. 散步

散步是一种简单而有效的锻炼方式,也是一种不受环境、条件限制,人人可行的保健运动。散步几乎适合所有的心脏病患者。稳定型心脏病患者,坚持散步有助于增强心肌收缩力,改善心功能。

(1)运动要求　散步容易做到,但坚持下来却不容易,也需要掌握要领。患者应注意循序渐进、持之以恒。散步前应使身体自然放松,适当活动肢体,调节呼吸,然后再从容迈步。散步时背要直,肩要平,精神饱满,抬头挺胸,目视前方,步履轻松,犹如闲庭信步,随着步伐的节奏,两臂自然而有规律地摆动,在不知不觉中起到舒筋活络、行气活血、安神宁心、祛病强身的效果。心脏病患者应根据个人的体力情况确定散步速度的快慢和时间的长短,原则是宜缓不宜急,宜顺其自然,而不宜强求,以身体发热、微出汗为宜。

散步的方法有普通散步法、快速散步法以及反身背向散步法等多种。心脏病患者一般可采用普通散步法,即以每分钟 60 ~ 90 步的速度,每次散步 15 ~ 40 min,每日散步 1 ~ 2 次。在每次的散步中,还应根据体力等情况中间休息 1 ~ 2 次,每次 3 ~ 5 min。同时,最好在散步前及散步结束后的即刻、3 min、5 min 各测脉搏 1 次,并记录下来,以供制订合理运动计划时做参考。

(2)自身优势　散步是心脏病患者康复运动中最简单的运动,也是其他运动的基础。散步是一种全身性运动,不仅能使四肢和腰部肌肉、骨骼得到活动和锻炼,也可以使心肌收缩能力增强,外周血管扩张,血管痉挛解除,血管平滑肌松弛,因而有增强心脏功能、降低血压、预防心脏病危险事件发生的效果。有资料表明,每日坚持 20 min 以上步行的心脏病患者,其心电图心肌缺血性异常改变的发生率比少活动者要低 1/3 左右。每日坚持在户外进行轻松而有节奏的散步,不仅可促进四肢及内脏器官的血液循环,还能调节神经系统功能,促进新陈代谢,调节情绪,解除疲劳,使人气血流畅,脏腑功能协调,这对减轻或消除心脏病患者胸闷气短、神疲乏力、心烦失眠等症状也大有好处。

(3)注意事项　散步任何时间和地点均可进行,但饭后散步最好在进餐 30 min 以后进行。散步的场地以空气清新的平地为宜,可选择公园、林荫道或乡间小路等,不要到车多、人多或阴冷、偏僻之地去散步。散步时身边需备有医师开具的相关急救药物,以防万一。衣服要宽松舒适,鞋要轻便,以软底鞋为好,不宜穿高跟鞋、皮鞋。心脏病患者应当在散步运动前和运动后各饮一杯温开水(25 ℃左右)。

3. 慢跑

慢跑又称健身跑，是一种轻松愉快的运动，也是近年来风靡世界的锻炼项目。它简便易行，不拘于场地和器材，老幼皆宜，是人们最常用的防病健身手段之一。然而慢跑虽然容易取得锻炼效果，但因其发生外伤较多，也曾有猝死的报道，因此，慢跑仅适合于体质较好、年龄较轻、病情稳定的心脏病患者，不适用于心绞痛发作频繁的心脏病患者，也不适用于心肌梗死后3个月内正在康复中的患者。

(1)运动要求　慢跑运动的正确姿势应当是双手微微握拳，上臂和前臂弯曲成90°左右，上身略向前倾，全身肌肉放松，两臂自然前后摆动，呼吸深长而均匀，与步伐有节奏地配合，两脚落地应轻，一般应前脚掌先落地，并且用前脚掌向后蹬地，以产生向上向前的反作用力，有节奏地向前奔跑。在进行慢跑运动之前，应该先进行3～5 min的准备活动，做片刻徒手体操或者步行，使心脏及肌肉、韧带逐渐适应，再逐渐过渡到慢跑运动。在慢跑结束前应当逐渐减慢速度，然后改为步行，使生理活动逐渐缓和下来，切忌突然停止运动，以免慢跑时集中在四肢的血液难以很快循环到大脑和心脏，引起心、脑重要器官出现暂时性缺氧而引起头晕、眼花、恶心和呕吐等症状。在慢跑的过程中可以根据自身病情的轻重、体格的好坏、耐力的大小而选择合适的慢跑速度和慢跑距离，以在慢跑过程中不喘粗气、不感头晕、不觉胸闷，没有难受感为宜。

(2)自身优势　慢跑时除了头面部肌肉群活动较少外，全身所有组织器官都在活动。慢跑时呼吸加快、加深，能使心脏和血管得到良性刺激，加强肺活量，增加气体交换，有效增强心肺功能，增强机体抗病能力。坚持慢跑可以达到改善全身血液循环、改善脂质代谢、调节大脑皮质功能、提高机体代谢功能的目的，同时慢跑还能使人精神愉快，促进胃肠蠕动，增强消化功能，这对心脏病的调养和康复都是有利的。

(3)注意事项　心脏病患者慢跑前要进行身体检查，必须由医生决定是否可以进行慢跑，严防有禁忌证者进行慢跑。老年心脏病患者、体力较差者以及病情较重、病情不稳定的患者，均不宜采用慢跑进行锻炼，以免发生意外。慢跑时应稍减一些衣服，做3～5 min的准备活动，如活动活动踝关节及膝关节，伸展一下肢体或做几分钟徒手体操，之后由步行逐渐过渡到慢跑。

采用慢跑运动进行锻炼时，要有一个逐渐适应的过程。通常应先从慢速开始，等身体各组织器官协调适应后，可以放开步伐，用均匀的速度行进。慢跑时应以不气喘、不吃力、两人同跑时可轻松对话为宜。慢跑的距离起初可短一些，要循序渐进，可根据自己的具体情况灵活把控慢跑的速度和时间，运动量以心率每分钟不超过110次，全身感觉微热而不疲劳为度。慢跑的速度一般以每分钟100～120 m为宜，时间可控制在10～30 min。在慢跑将结束时，要注意逐渐减慢速度，使生理活动慢慢缓和下来，不可突然停止。

慢跑应选择在空气新鲜、道路平坦的场所进行，不宜在车辆及行人较多的地方跑步，不宜在饭后立即跑步，也不宜在跑步后立即进食，并应注意穿着大小合适、厚度与弹性适当的运动鞋。慢跑后可做一些整理活动，及时用干毛巾擦汗，穿好衣服。慢跑中若出现呼吸困难、心悸胸痛、腹痛等症状，应立即减速或停止，必要时可自服药物、打急救电话或到医院检查诊治。

4. 太极拳

太极拳是我国传统的体育运动项目之一。太极拳动作轻柔均匀，姿势中正平稳，动静结合、刚柔并济，易学易练、易于推广，是每个人都可以学习的健身养生之道。时常练习太极拳，可调节大脑皮质及自主神经功能，能疏通经络、调节脏腑功能、调整气血运行等，适合心脏病患者进行调养。

(1)运动要求　练习太极拳时，应掌握要领，保持精神平静，排除杂念，做到呼吸均匀、身体放松、全身协调、运行和缓。心脏病患者可根据病情和体质，灵活掌握运动量，体力较好者可每日打1～2套，用时6～12 min，体质较差者可分节练习数次，也可挑选全套中的几个节段反复练习。

(2)自身优势　太极拳对许多慢性疾病有防治和康复作用，如冠状动脉粥样硬化性心脏病、心绞痛、心肌梗死后恢复期、高血压病等。太极拳具有补益肾精、强壮筋骨、抵御疾病的作用，所以经常坚持这项运动能防止早衰，延缓衰老，使人延年益寿。其主要特点是举动轻灵，运作和缓，呼吸自然，用意不用力。使意识、呼吸、动作三者密切结合，从而调整人体阴阳，疏通经络，和畅气血，使人的生命得以旺盛，故可使病者康复、弱者复壮，起到增强体质、祛病延年的作用。

(3)注意事项　习练太极拳时须排除一切思想上的杂念，不受外界干扰，有意识地让全身关节、肌肉和内脏等达到最大限度的放松状态。

在动作转换过程中，下肢要以腰带胯、以胯带膝、以膝带足，上肢要以腰带背、以背带肩、以肩带肘、以肘带手，保证动作与动作之间的衔接连贯，前一个动作的结束即为下一个动作的开始，各动作之间没有间断及停顿，动作应灵活、自然。

虚实变换要恰当。下肢以主要支持体重的腿为实，辅助支撑或转移换步的腿为虚；上肢以展现动作主要内容的手臂为实，辅助配合的手臂为虚。

呼吸要自然。呼吸方法包括自然呼吸、腹式呼吸等。无论采用哪一种，都要自然、匀细，徐徐吞吐，要与动作自然相容。

循序渐进，持之以恒。太极拳运动要达到“以心行气，以气运身”的程度，必须坚持长期练习。

5. 八段锦

八段锦是我国古代的一套保健操，流传至今，约有八百年历史。八段锦是我国劳动人民根据生产和生活的需要而创造的，因而很适合广大人民群众锻炼所用。

(1)自身特点　八段锦的特点是能加强上肢和下肢肌力，发展胸部肌肉，并有助于防治脊柱后突等不良姿势，因此除中老年人外，也适合于肌肉不发达或肌肉发育较差的青少年锻炼。

(2)运动要求

刚柔结合：全身肌肉神经放松，然后轻缓用力做动作，这对消除脑力和体力疲劳帮助极大。练功始终要求松中有紧，柔中有刚。

意守丹田：只有做到意守丹田，才能达到内外俱壮的目的。

呼吸均匀：呼吸要自然、平稳，用鼻作腹式呼吸。

(3)动作要领

1)双手托天理三焦　两脚自然平行开立，与两肩同宽。两臂外旋微下落，两掌五指分开在腹前进行交叉，掌心向上，脚尖向前，膝关节微屈，目视正前方，两掌交叉状态缓缓向上托于胸前，至膻中穴处时，随之两臂内旋向上托起，掌心向上。同时，两腿由屈膝状态变为挺直。抬头，目视两掌，两臂继续呈现向上托举状态，肘关节向后向上拉直。同时，下颌内收，目视前方，动作要略停，两手十指慢慢分开，松指、舒腕、松肩、沉髋，两臂分别经由身体两侧下落，至腰间时，两掌捧于腹前，掌心向上，两手的掌指之间距离约为 5 cm，同时，身体重心缓缓下降，两腿膝关节呈现微屈状态。

2)左右开弓似射雕　两脚自然平行开立，略宽于肩，成半马步站式。上体平直，两臂平屈于胸前，左臂应在左上，右臂应在下。手握拳，食指与拇指交错呈倒八字形撑开，左手缓缓用力向左平推，左臂伸直，同时用右臂轻轻屈肘向右方拉回，右拳停于右肋前，保持右臂竖拳，如拉弓状，眼看左手。右侧的动作方法与左侧基本相同。

3)调理脾胃须单举　左手自身前成竖掌向上高举，继而翻掌上撑，指尖向右，同时右掌心向下按，指尖朝前。左手俯掌在身前下落，同时引气血下行，全身随之放松，恢复自然站立。右侧动作与左侧相同。

4)五劳七伤往后瞧　两脚平行开立，与肩同宽。两臂自然下垂或叉腰。头颈带动脊柱缓缓向左拧转，眼看后方，同时配合吸气。头颈带动脊柱徐徐向右转，恢复前平视。同时配合呼气，全身放松。右侧动作与左侧相同。

5)摇头摆尾去心火　两足横开，双膝下蹲，成“骑马步”。上体正下，稍向前探，两目平视，双手反按在膝盖上，双肘外撑。随之，身体重心向上稍升，而后右倾，尾闾左摆，随之上体前俯，尾闾向右划弧；目视右前脚掌，接着身体重心左移，同时，上体由右向前、向左旋转，尾闾由左向后、向右旋转，目视右脚跟。然后，尾闾由右向前向左向后划一平圆后成马步，尾闾上翘。同时，头向后摇，随之，微下蹲，收髋敛臀，上体立起，下颏微收，目视前方。本式一左一右为 1 遍，共做 3 遍。

6)两手攀足固肾腰　吸气，重心左移，收右脚半步，两腿挺膝站立，两臂向上举起，掌心相对；呼气，双手下按至胯部，向前平举，再向上，掌心向前，转掌掌心相对，下落至乳根穴处掌心旋转向上，目视前方。吸气，两掌反穿至背后，沿着脊背向下经过肾俞穴、腰眼穴，摩运至臀部，同时上体前屈；呼气，两掌沿腿经脚背至脚趾，两膝挺直，目视前下方；吸气，两掌沿地面前伸、上举，脊柱随之升起。反复3次。

7）攒拳怒目增气力　变掌为拳，握固到腰间，开左步重心移到右脚，向左开步，下蹲马步。左拳摩擦章门穴出拳，眼随手走，扭腰瞬间睁大双眼。充分旋转手腕划圆，放松眼部，摩擦章门穴回收到腰部。右拳同左拳一样。

8）背后七颠百病消　立项竖脊，后顶领起，沉肩垂肘，提肛收腹，掌指下伸；同时，脚跟提起，脚趾抓地；动作略停；目视前方。提踵时，脚趾抓地、提肛收腹、后顶上领。然后脚跟徐缓下落，轻震地面；同时，咬牙，沉肩、舒臂，周身放松；目视前方。脚跟下落时呼气，震脚刹那咬牙，周身放松。本式一起一落为1遍，共做7遍。

（二）抗阻运动

抗阻运动也称抗阻耐力训练或肌肉力量训练，通常是指利用身体活动克服内外阻力障碍，最终达到肌肉体积增长、速度和力量逐渐增加的效果。通过有规律的各种抗阻耐力练习，运动者不仅可以大幅度增加人体肌肉力量，增长速度和运动耐力，改善峰值摄氧能力、外周血管功能，同时，机体代谢中各种与健康水平有关的微量生物标志物浓度也会发生一系列的明显变化，包括改善患者血糖、血脂水平，控制血压，以及对胰岛素的敏感性等。抗阻训练作为运动疗法的一部分，适用于筛选心血管疾病患者。

与有氧运动方法比较，进行抗阻运动能够引起的心率反应性比较低，它主要是增加心脏的压力负荷，有利于迅速增加周围心肌血流及灌注。另外，抗阻运动训练还具有提高基础代谢率，改善身体运动与耐力、促进骨质形成、改善血液糖脂酮代谢等多重作用，尤其对身体虚弱者和老年患者，抗阻运动可以降低跌倒风险，改善平衡能力，增强独立生活能力。

1. 自身评估

抗阻运动开始实施之前，应对患者病情进行检查和适当评估。所有的临床稳定型先天性心脏病患者，在首次完成心脏运动负荷耐受试验治疗后，若没有出现运动诱发的心肌缺血、严重的心律失常以及心力衰竭，均可实施抗阻运动计划，但需注意观察抗阻运动时血压的变化。

冠心病患者PCI术后至少3周，且应在连续2周有医学监护的有氧训练之后再开始抗阻运动。首先进行传统的上肢抗阻运动，而阻力强度应从最小梯度开始。最初应把康复重点放在耐力训练方面，选择强度更低和重复次数更多的方式。

2. 自重抗阻

（1）靠墙俯卧撑　该动作主要发展上肢力量。

准备动作：面对墙壁自然站立，双脚分开与肩同宽，双臂前举撑墙面，身体略微前倾，重心放于腰腹之间，脚后跟可以略微踮起。

动作要领：屈臂呼气的同时，身体靠近墙壁；伸臂吸气发力的同时，身体远离墙壁。15～20次为1组，完成2～3组。心脏病患者可以根据自己的实际情况进行调整。

(2)双臂握拳上举 该动作主要发展上肢力量。

准备动作：身体放松，自然站立，双手放于身体两侧。

动作要领：双手从身体两侧展开向上伸展，伸展的同时手可由放松状转换为握拳状，同时抬头看向握拳方向。每次可进行30～40次，保持均匀呼吸，完成2～3组。心脏病患者可以根据自己的实际情况进行调整。

(3)原地交替抬腿 该动作主要发展下肢力量。

准备动作：身体放松，自然站立，双手放于身体两侧。

动作要领：目视前方，膝盖发力上提，匀速交替抬腿，保持身体稳定，抬腿的同时需要注意双臂的摆动。每次可进行30～40次，保持均匀呼吸，完成2～3组。心脏病患者可以根据自己的实际情况进行调整。

(4)靠墙马步蹲 该动作主要发展核心力量以及下肢力量。

准备动作：身体放松，两脚分开与肩同宽，做扎马步动作下蹲，上半身正直，抬头挺胸，背部尽量靠着墙，不要弯腰驼背，下半身着力点主要在脚后跟。

动作要领：膝盖避免内扣、不过脚尖，身体重心要稳，不要塌腰，时间不宜太长，下蹲幅度不要小于90°。每次可进行1～2 min，保持均匀呼吸，完成2～3组。心脏病患者可以根据自己实际情况进行调整。

(5)卷腹 该动作主要发展核心力量。

准备动作：仰卧在软垫上，双膝弯曲，双脚平放在地板上。双手放在大腿上。肩膀和上背部抬离地面，同时放在大腿上的双手向膝盖方向滑动。

动作要领：下背部应该保持与地面接触。稍作停顿，然后恢复至开始姿势并重复动作。每次可进行15～20次，保持均匀呼吸，完成2～3组。心脏病患者可以根据自己的实际情况进行调整。

3. 轻器械抗阻

(1)弹力带

自身优势：利用弹力带本身的弹性为动作增加阻力，和杠铃、哑铃是类似的道理，都是抗阻训练的一种好方法。弹力带训练是一种柔韧性抗阻训练方式，不容易使人受伤，还能够涉及全身大部分的肌群，阻力大小和方向可以任意改变，在训练中可以很好地降低训练者关节承受的压力，男女老少皆可使用训练，而且弹力带的运动轨迹无固定性，可以灵活调整动作难度、身体幅度、组数和次数以及运动负荷。在弹力带训练中，肌肉群训练是交替完成的，也避免了容易疲劳、受伤等问题，能使训练效果快速提升，能够使肌肉收缩过程中的主动用力、支撑稳定、肌肉被动收缩转化为主动收缩这3个过程充分有效地相结合，训练效果更好。

练习内容:发展上肢力量的动作主要有弹力带侧平举、弹力带坐姿划船、弹力带直臂下压、弹力带单臂内收、弹力带坐姿推举等。发展下肢力量的动作主要有弹力带坐姿腿上抬、弹力带臀桥、弹力带跪姿蹬腿、弹力带俯身提膝等。

(2)轻重量哑铃/木质哑铃

1)直立持哑铃耸肩　自然站立,两手下垂持哑铃于体侧,两肩同时向上耸起,使肩峰尽量触及耳朵,先左侧后右侧,然后快速同时耸肩。在耸肩过程中,不要屈肘。

2)持哑铃内外旋　站立,两脚开立略宽于肩,手持哑铃,置于体侧。两臂同时由内向外或由外向内绕环,练习时上体不得随之转动。

3)哑铃前平举　双手握住哑铃,放在大腿前方,保持手臂稍微弯曲,让手掌面对大腿。双臂提高哑铃,直到与上臂平行或者略高。

4)持哑铃屈肘　自然站立,两脚开立与肩同宽,手持哑铃置于大腿前,拳眼朝外。上体正直,两肩不动,两臂交替屈肘。练习过程中腰部不得前后转动,上臂微贴胸部两侧。

5)体侧屈肘　患者站立,两脚开立与肩同宽,手持哑铃置于大腿侧,拳眼向前。连续交替向左右侧屈。向左侧屈体时右臂上举并屈肘,左臂尽量往左小腿部位伸。练习时两腿伸直,腰部不得向前弯曲。

二、调整运动负荷

(一)运动益处

科学合理的运动对于心脏病患者康复有极大益处,它能改善心血管功能,从而缓解症状,提高心脏病患者的生活质量,减少心脏病发作时的危险。所以心脏病患者要根据自身情况,积极参加体育锻炼。研究表明,从事紧张的脑力劳动者,心脏病发病率较高,而从事体力劳动者发病率相对较低。对心脏病来说,目前还缺乏特效的治疗方法,因此体育康复逐渐受到人们的重视。

研究表明,长期坚持体育锻炼,对心血管系统有极大的好处。这些好处表现在如下几个方面。

1. 防止动脉粥样硬化

体育锻炼能够使高密度脂蛋白升高,低密度脂蛋白降低,甘油三酯的水平降低,还可以降低血液黏稠度,增强血液中抗凝系统的活性,防止动脉粥样硬化、防止血栓的形成以及心肌梗死的发生,从而有效地预防动脉粥样硬化引起的心脏病。

2. 改善心肌收缩功能

适当的有氧运动可扩张冠状动脉,促使阻塞冠状动脉侧支循环的形成,改善心肌收缩功能。

3. 增加摄氧量

(1)运动能使呼吸加快,从而使肺部吸收的氧气量加大。

(2)运动能减少心肌冠脉血管脂质的沉积,增加心肌对缺氧的耐受性。

(3)运动可以加强心肌对脂肪酸和乳酸的利用和氧化,提高心肌利用率。

总之,运动可以增加摄氧量,这些氧气被心脏和心血管利用后,将会增加心脏的供血量,使身体各个器官供氧量增加,改善冠状动脉硬化情况,使血液循环通畅,促进新陈代谢。

4. 增加血糖供应

大脑活动所需能量主要来源于糖,而大脑本身储备糖极少,主要来源于食物。运动能使人食欲大增,消化功能增强,促进食物中淀粉转化为葡萄糖,再吸收到血液中变成血糖,源源不断地供应给脑神经细胞。如果血糖供应不上,人就容易疲乏、思维迟钝,工作效率下降。

5. 减少脂肪

研究发现,肥胖者心血管疾病致死率比正常体重的人多62%。很多心脏病发病都是肥胖引起的。同时,肥胖也是引起高血压的重要原因之一,而高血压又是心脏病发生的隐患。可见,肥胖对心脏病患者威胁很大。体育锻炼可以有效地促进脂质代谢,减少人体内脂肪的堆积,消除脂肪可以有效地减少心脏病的发生。所以心脏病患者应进行适量运动,以控制体重。

6. 改善不良情绪

生动有趣的运动可以放松人的精神,增加患者的生活情趣。通过运动能有效预防和治疗神经紧张、失眠及忧郁等神经性不良症,所以,有人称运动是很好的"神经安定剂",它使人心理更健康、头脑更聪明。可见,运动对心脏病患者的身心健康有极大的益处。

(二)运动方案

心脏病是中老年人的常见病,至今没有特效药物可以治愈。因此,对于心脏病患者来说,应以改善症状、提高生活质量为主。康复运动治疗是目前国际上提倡的有效调养心脏病的方法之一,通过积极主动的身体、心理、行为以及社会活动训练,帮助患者缓解症状,改善心血管功能,提升生活质量。同时,积极干预心脏病相关危险因素,降低再次发作风险。

1. 运动量

运动量,也称为运动负荷,是指人体在体育活动中所承受的生理、心理负荷量以及消耗的热量。它主要包括运动强度、运动持续时间及运动次数,三者可以相互协调。心脏病患者锻炼的方法很多,但如何掌握运动量,进行合适的锻炼则是一个至关重要的问题。运动量过小只能起安慰的作用,不能达到增加侧支循环、增强心功能的目的;运动量过大又会引起冠心病心绞痛、心肌梗死,甚至心力衰竭的发作。

研究证实，正常成年人最大运动量的心率为 220－年龄，有效心率范围为 220－年龄×(0.6～0.8)，健康老年人为 170－年龄。冠心病患者的运动量还要小一些，一般运动时心率不要超过最大心率的 80%，运动后脉搏不应超过 110 次/min，所以运动量大小应很好掌握。

2. 运动强度

运动强度是确保达到运动效果又不致引发危险的重要指标。运动强度可分为低强度、中等强度和高强度 3 级。它是以机体运动时耗氧量多少进行衡量的。耗氧量愈大，运动强度就愈大。但由于生活中很难测定耗氧量，因此在运动中常以心率作为衡量运动强度最实际的指标。这是因为运动时心率和耗氧量成正比，测定心率又简便易行、容易掌握，患者仅需数自己脉搏 15 s，再乘以 4，即得每分钟的心率。但这种方法仅适用于无心律失常的患者。低强度、中等强度运动时，最高心率分别是 100 次/min、100～120 次/min。通常来说，冠心病 PCI 术后患者从事低至中等强度的运动就能达到锻炼目的。

3. 运动次数

心脏病患者一般每日或隔日运动一次，视运动量大小和机体疲劳程度而定。运动量大时可适当延长间隔时间，以使机体得到充分恢复。但若间隔超过 4 d，由于运动效应蓄积作用已消失，疗效降低，再大运动量训练易造成损伤。

4. 运动时间

心脏病患者不宜在上午运动，因为上午患者容易发生缺血损伤和心律失常，如果在这段时间从事加重心脏负荷的运动，容易导致意外发生。在一天内，早晨这段时间是心脏病发作的高峰期。上午的动脉血压较高，粥样硬化斑块断裂的可能性增加，促使血栓形成的胶原纤维暴露出来，进一步增加血小板的聚集，在粥样硬化的冠状动脉损伤处形成血小板凝集物，引起继发型缺血，易导致心脏病的发作，心脏病患者应尽量避免在这个时段内进行体育锻炼。

最好将运动时间安排在下午或晚上，避开心脏病发作高峰期。另外，患者在外出锻炼时应与家人或朋友结伴而行，这样可以互相照顾，保证安全。

每次运动 30～40 min，包括热身活动 5～10 min、正式运动 15～20 min、放松活动 5～10 min。热身活动强度比较小，其目的为充分活动各个关节、肌肉和韧带，也使心血管系统得到准备。正式运动又分为持续运动及间断运动，后者更适合心脏病患者，这期间能够达到预计心率。放松活动目的在于使高度活跃的心血管系统慢慢恢复到安静状态，一般采用小强度放松性运动。准备活动与结束活动不充分是造成意外受伤最常见的原因。

5. 运动心率

通常来说，运动后收缩压轻度增高(收缩压增高不超过 20 mmHg)、心率增加(活动后心率和活动前比不超过 20 次/min 或活动中最高心率不大于 120 次/min）属于正常反应。但若在活动中出现气短、心绞痛、心律失常、头晕、恶心、面色苍白以及活动后出现长时间疲倦、失眠等不适反应，表明这次运动过量，应该在下次运动时减量或暂停运动。

6. 天气因素

心脏病患者体质一般较弱，寒冷、炎热、干燥、阴雨、刮风等天气因素都不利于心脏病患者，可以直接或间接导致心脏病发作，所以在进行户外锻炼时，应注意或适当回避。心脏病患者在进行户外运动时，要特别注意天气因素。

（1）寒冷　天气寒冷易造成小动脉痉挛，可能会引起心肌缺血。并且在寒冷的天气里，室内外的温差较大，一些病情较严重的患者，可能会引发感冒等病症。而不经意的感冒、咳嗽都有可能引起心脏病患者发病。

（2）高温　高温很容易引起中暑、脱水。同时，高温的夏天气压一般较低，造成心肌缺氧，这是心脏病患者会感到身体不适的原因。

（3）降雨、降雪　在降雨、降雪的时候，户外环境一般较恶劣，路面湿滑，患者外出后自身安全都已经相当危险，更谈不上健身运动。

（4）刮风　大风天气，空气中通常带有沙尘。如果在这种天气状况下进行户外运动，患者会吸入尘土和沙子，引起呼吸道疾病，所以，患者在大风天气不宜参加户外运动。

（5）空气质量差　近年来，我国天气预报加入了对空气质量的预测，这对患者外出运动也有一定的参考价值。在空气不是优良级别时，环境对人体的呼吸系统危害将加重。

7. 注意事项

（1）在运动前，心脏病患者应做好准备工作。因为在运动前，患者经常处于休息状态，冠状动脉没有充分地扩张，所以患者应当用 15 min 的时间，活动全身的各个部位，如颈部、腰部、手腕、脚踝等。使全身的各个部位预先进入运动状态，也让体内各个器官有一段适应时间。患者应根据自己的年龄、病情、体力情况、个人爱好及锻炼基础来选择适当的运动项目，既能达到训练效果，又容易坚持。每次活动中可交替进行其他运动，如散步与慢跑交替、有氧与抗阻交替。

（2）避免在大量进餐，喝浓茶、咖啡后的 2 h 内锻炼。因为进餐后人体血液供应必须重新分配，流至胃肠道帮助消化的血液增多，而心脏供血相对减少，很容易引起冠状动脉相对供血不足，引发心绞痛。同时，也不应在运动后 1 h 内进餐或喝浓茶。

（3）运动前后不宜吸烟，尤其是在运动后更应注意。因为运动后心脏有一个运动后易损期，吸烟会引起血中游离脂肪酸上升和儿茶酚胺释放，加上尼古丁的作用很容易导致心脏发生意外。

（4）注意周围环境因素对运动的影响。寒冷和炎热天气要相对降低运动量和运动强度；穿着宽松、舒适、透气的衣服和鞋袜进行运动。运动前后避免情绪紧张、激动。因为精神紧张，情绪激动均可使血液中儿茶酚胺增加，降低心室颤动阈，而且运动有诱发心室颤动的危险，所以，心绞痛发作 3 d 以内和心肌梗死后半年之内的患者，不宜做比较剧烈的运动。

(5)运动要循序渐进，持之以恒。平时不运动者，不要突然从事剧烈的运动。要逐渐培养自己的运动能力，切勿急于求成。应该制订计划，按阶段练习，逐渐增加运动量和运动时间。患者要根据个人能力，定期检查和修正运动方案，避免过度运动。药物治疗改变时，要调整运动方案，参加运动前应进行身体检查。

(6)大运动量锻炼时，应尽量穿得少些。穿得太厚会影响散热而增加心率，心率增快会使心肌耗氧量增加。

(7)运动后避免马上洗热水澡或用热水淋浴。因为全身在热水中，必然造成广泛的血管扩张，而使心脏供血相对减少。正确的做法是，运动后应至少休息 15 min，并控制水温在 40 ℃以下。

(8)高温高湿季节应减少运动量。运动时如发现下列症状，应停止运动，及时就医：上身不适(胸、臂、颈或下颌酸痛、胀痛，或有烧灼感、紧缩感)、无力、气短、骨关节不适(关节痛或背痛)。

(9)不宜立即停止运动。因为在运动的过程中，全身各个器官都处于紧张状态，如果立即停止，会导致肌肉痉挛、损伤关节、晕厥等情况发生。所以，在结束运动之前，应逐渐减小运动量，让血流速度减缓后再停止活动。

三、重构健康生活方式

(一)睡眠

睡眠不仅是一种生理需要，而且是身体健康的保证。但心脏病患者的睡眠时间存在着明显个体差异，要以醒来全身舒适、疲劳消除、精力恢复为准，并根据季节进行有规律的调节，春夏迟睡早起，秋时早睡早起，冬日早睡迟起，每天睡眠都不少于 8 小时。除此以外还要注意以下几点。

1. 睡眠时间

安排好睡眠时间。每人的睡眠习惯有所不同，但大多数人主张早睡早起，一般晚上 9—10 点入睡，早晨 5—6 点起床。中午饭后应睡 1 ~ 2 h。因老年人易疲劳，午睡就可以消除疲劳。有人主张心脏病患者早饭后也睡半小时至 2 h，因早饭后机体内血液集中到胃肠帮助消化，使机体其他部位血供相对减少。若能睡觉休息一会，使机体耗氧量减少，既有利于食物消化，又不增加心脏负担。

2. 睡眠姿势

睡眠的姿势会对心脏产生影响。心脏病患者本身的心脏功能不好，而夜间又是心脏病的好发时间，因此心脏病患者更应该选择正确的睡姿。冠心病重度心绞痛患者或冠心病心功能不全的患者,为减轻心脏负担,应该选用头高脚低位,将头部和胸部垫高,右侧卧位,这样可以减轻流回到心脏的血液,减少心脏的负担,对病情有益。如果使用的是可以摇起的床,那么可以根据患者的感觉适当地将床摇起,一般摇起 10°~15°,这样也可以降低心脏病发病率。

3. 注重午休

午睡是自然睡眠周期的一部分,也是人类自我保护的一种方式。研究发现,人体除夜晚外,白天也需要睡眠。在上午 9:00、中午 13:00 和下午 17:00 时,有 3 个睡眠高峰,尤其是中午 13:00 的高峰较明显。这样,人除了夜间睡眠外,在白天有一个以 4 h 为间隔的睡眠节律。但人白天的睡眠节律往往被繁忙的工作和紧张的情绪所掩盖,或被酒茶之类具有神经兴奋作用的饮料所消除,所以许多人白天并没有困乏之感。然而一旦此类外界刺激减少,白天的睡眠节律就会显露出来,届时就会产生困乏感,到了中午很自然地就想睡觉。若外界的兴奋刺激完全消失,上下午的两个睡眠节律也会自然地显露出来。这就是人们要午睡的原因之一。但午睡的时间不宜长,真正入睡半小时至 1 h 就够了。也有研究资料证明,在一些有午睡习惯的国家,其心脏病的发病率比不午睡的国家低得多,这是因为午睡能使心血管系统得到休息,并使人体紧张度降低。

4. 睡醒时刻

清晨是心脏病患者心绞痛、心肌梗死的多发时刻,而最危险的时刻是刚醒来的一刹那。因此,心脏病患者早晨醒来的第一件事不是仓促穿衣,而是仰卧 5~10 min,先进行心前区和头部的按摩,做深呼吸,打哈欠,伸懒腰,活动四肢,然后慢慢坐起,再缓缓下床,慢慢穿衣。起床后及时喝一杯温开水,稀释因为夜间失水而变稠的血液,使血液循环流畅,预防心脏病猝死。

(二)戒烟

1. 吸烟与心脏病的关系

医学研究表明,在 35~54 岁死于心脏病的人群中,吸烟者比不吸烟者高 4~5 倍,吸烟量多者危险性更大,而戒烟后心肌梗死的发病率和心脏病的死亡率显著减少,而且戒烟时间越长效果越好,这足以说明吸烟的危险性和戒烟的重要性。

同时,世界范围内大规模的研究表明,吸烟危害人体健康,对心脏病患者更是有百害而无一利。专家建议,有吸烟习惯者,要坚决戒掉。香烟中的有毒物质可以随烟雾进入肺部,并迅速地被吸收到血液中,进而作用到心脏、血管和中枢神经系统。

据分析,一支香烟的烟雾中含有焦油 40 mg、尼古丁 3 mg、一氧化碳 30 mg。这 3 种物质对人体的危害都很大。它们被吸入肺部,进入血液后,通过血液循环,尼古丁可直接刺激血管运动中枢,并刺激肾上腺素和去甲肾上腺素的分泌,使血管发生痉挛,导致血压升高,心跳加快,从而诱发心绞痛。

这些血管活性物质还可能直接损伤血管内皮，使血中胆固醇水平增高、高密度脂蛋白水平下降，致使吸烟者患心脏病的概率成倍增加。

另外，血红蛋白是血中携带氧气的物质，但是一氧化碳与血红蛋白的结合能力比氧气高250倍，一旦结合就不易分离，结合了一氧化碳的血红蛋白会失去带氧的能力。血中一氧化碳血红蛋白浓度过高时，血氧浓度会下降，组织供氧不足，造成动脉内壁水肿，内皮损伤，脂质渗入血管壁，促使动脉粥样硬化的形成。吸烟可促使心脏病患者发生心搏骤停，从而诱发猝死。吸烟的危害如此之大，所以心脏病患者应立即戒烟。

2. 患者术后应戒烟

吸烟是心脏病的独立危险因素之一，所以，患者应明确戒烟，并且应避开有烟环境。据统计，吸烟者发生急性心肌梗死的概率为不吸烟者的3.6倍，男性心肌梗死发病率为女性的2～5倍，这与男性吸烟者多于女性有一定关系。

吸烟者常感到戒烟困难，并尝试多次戒烟，皆以失败告终，究其原因并非对烟草已形成依赖性成瘾，而在于人们戒烟意志不坚定。吸烟具有一定的易成瘾性，但并不像毒品一样具有强烈的终生成瘾性。

在戒烟过程中也不会出现严重的戒断症状。戒烟成功的诀窍是：

(1)一定要真正认识到吸烟的危害和戒烟的好处。吸烟者的冠心病、肺癌、胃溃疡等发病率成倍上升，而停止吸烟15年以上者肺癌的发病率下降70%，冠心病患者戒烟10～20年后，其死亡率与不吸烟者相似。

(2)一定要有决心和毅力。戒烟开始靠的是决心，戒烟过程靠的是毅力。

(3)可选择适当方法帮助戒烟，如转移注意力，或采用逐日减量法、厌恶控制法，或服用戒烟糖、茶或贴片等，也可服用中草药(地龙、鱼腥草、远志等)，可针刺或按压内关、合谷等穴位。

(三)情绪调控

1. 心脏病与情绪的关系

情绪与心脏病的发生密切相关，不良情绪不仅易导致冠心病发生，也是诱发心绞痛和急性心肌梗死的主要原因。

人体是一个由神经-内分泌系统联系起来的复杂而精密的网络体系，精神情绪是这个网络上的一个重要节点，它通过神经-内分泌系统作用于心血管。心情抑郁、精神紧张、激动或发怒时，可使心跳加快，收缩力加强，心肌耗氧量增加，在长期反复的精神情绪因素影响下，不仅可引发高脂血症，使血黏度升高，还可使动脉血管持续收缩，造成动脉血管壁增厚，管腔狭窄，血压持续性升高，血液流变学改变，从而促发心脏病。对于已有心脏病的患者，过度紧张、焦虑、恼怒等也是诱发心绞痛、急性心肌梗死等的主要原因。

2. 心脏病患者的情绪特点

(1)烦躁、焦虑心理　患者发病时多情绪烦躁、焦虑、紧张。通过交谈发现，他们对自己的病情及预后普遍不了解，注意力总是集中在对自己身体不适和疾病一知半解的分析上，如能否完全治好，是否会引起心血管以外的疾病和后遗症等，疑虑重重。忧虑过度，造成严重的负面情绪，导致患者的身体产生应激反应，如交感神经兴奋、内分泌紊乱、血管收缩、血压升高、血小板聚集、血液黏稠度升高等，影响药物疗效，使病情加重。

（2）情绪不稳定　患者生病之后，容易反复思考已经发生的不幸事件，不停地回顾当时的可怕情景，从而诱发各种负面心理，表现出抑郁、悲观失望等消极情绪。有专家调查发现，在有消极情绪的人身上，可发现较高的炎症蛋白，继而涉及整个心血管系统，有可能诱发心脏病。心脏搏动速率可根据外界的变化呈现有规律的波动，带有消极情绪的人，心脏的这种有规律的变化减少，从而对心脏系统产生压力。

3. 患者术后要进行情绪调控

（1）避免情绪过于激动　经常保持情绪稳定，避免情绪过度激动，是有效防止心脏病发作的重要措施。因此，心脏病患者在遭受挫折时要想得开、放得下，坦然对待，以减轻心理压力，化解心理冲突，使情绪变化不过度，避免诱发心脏病发作。

（2）知足常乐　心脏病患者应正确评价自身的能力与身体条件，不要脱离自身条件去追求不容易达到的目标，以免受到挫折，产生强烈的情绪反应，不利于病情的稳定和控制。

（3）宽以待人　宽以待人不仅能够让心脏病患者感到安宁与平静，还有助于他们的康复，同时也能够增进友谊，维护良好的人际关系。因此，宽容被认为是心理健康的必要条件。

（4）学会自我放松　学习一些身体锻炼和心理调节的方法，如自我放松训练，通过身体放松、呼吸放松、意念放松或太极拳、健身操等活动，增强康复能力。

（5）不要背上心理包袱　当被确诊为心脏病后，很多人从此就背上了沉重的心理包袱。由于心绞痛、心脏病反复发作以及对自身病情不了解，一些患者会产生消极悲观、沮丧厌世的心理，另一些则会感到紧张、恐惧，甚至有些患者会渴望马上就能康复，但事实上，无论是什么病，都不可能一下子就完全康复。

第二章　心脏运动健康管理监测体系

心血管病患者的运动干预需要严格又复杂的监测体系，当运动干预不能替代药物治疗时，需要谨遵医嘱。文献报道，在慢性病控制治疗中，运动配合药物未必能达到 1+1>2 的效果，一些情况下会出现效果抵消的现象，出现 1+1<2 的结果。因此，心血管病患者在服药期间的运动干预需格外谨慎，运动处方需要主治医生严格审核，在监督下实施运动锻炼。

第一节　健康状况评估

健康评估，主要研究探讨个人、家庭或社区在面对当前或潜在的健康问题以及生命过程时的诊断方法、基本理论、技能和临床思维方式。其核心是有计划地搜集调查对象的相关健康数据，然后对这些数据的价值进行评估、分析和处理。健康评估在整个健康管理过程中扮演着至关重要的角色，通常以量表和系统为主要工具。

健康状况评估建立在收集健康信息的基础上，通过系统而全面的科学分析，生成详细的健康评估报告。这个报告涵盖多个方面，包括体质评估、心理分析评估、营养状况评估等。此外，报告还会分析受评者的个人健康风险因素、个体危险性、疾病治疗和后续跟踪计划、身体信号、定期检查计划以及健康促进措施等内容。微观层面的健康生理指数分析也是健康评估不可或缺的一部分。通过对身体隐患的合理评估并采取适当的措施，可以提高健康评估的有效性。这些评估领域共同构成了了解患者健康状况所必需的手段，同时也为医生提供了全面而准确的信息，协助他们制订适当的治疗计划和护理方案。根据评估结果，可以为个体提供定制的健康建议和指导，促进患者维护好个人健康状态，养成良好的日常生活习惯。

一、评估内容

(一)健康信息采集

健康信息采集,也称健康史收集,在健康评估中扮演着首要的角色。这个过程涉及评估者与被评估者之间的系统化、有计划的互动,旨在有序地搜集被评估者的健康信息。通过这种有组织的交流,评估者能够全面地获取被评估者当前和过去的健康资料,同时也可以了解到可能影响其健康状况的各种因素,以及被评估者对自身健康状况的认知和反应。这一过程为后续康复和评估提供了坚实的基础数据,从而为有效康复提供了关键性支持。

1. 健康信息采集的方法

(1)健康调查问卷:通过设计并分发问卷,收集个人的健康信息。

(2)体检和化验:通过接受定期的身体检查和化验,获得个人的生理指标。

(3)健康检测设备:使用健康检测设备,如智能手环、智能手表等,定期收集个人的生命体征信息。

(4)社交媒体和网络平台:通过社交媒体和网络平台,如健康论坛、健康 APP 等,分享个人的健康信息和经验,并从其他人那里获取相关健康信息。

(5)医疗记录和医保数据:通过医疗机构和医保系统收集个人的医疗记录和医疗费用数据,包括就诊记录,药物使用信息等,用于评估个人健康状况。

2. 健康信息采集的内容

内容是医疗评估和诊断的关键组成部分,它们为医生提供了起点,有利于确定进一步的医疗步骤和治疗方案。不仅有助于医生了解病情的程度和紧急性,还为诊断潜在系统性疾病提供了重要线索。

患者的健康信息主要包括一般资料、主诉、现病史、既往史、成长发育史、家族史等。

(1)一般资料　患者的个人资料涵盖了多个方面,包括但不限于姓名、性别、年龄、民族、籍贯或出生地点、当前居住地址、联系方式、职业、婚姻状况以及文化程度等各种详细信息。与医疗相关的信息主要包括医疗费用支付形式、入院诊断、入院记录日期以及病史陈述。患者的一般资料为医生了解患者提供全面而详细的信息,有助于病情控制并制定相应的治疗方案。

(2)主诉　主诉,即患者的首要症状或体征,是患者在就诊时明确表达的,通常是他们感到最不适或最明显的问题。主诉简明扼要地概括了他们寻求医疗帮助的原因。

(3)现病史　现病史是病史中最重要的部分,以主诉为重心记录患者患病后的整个过程,包括健康问题的发生、发展、演变以及诊疗和护理的经历。主要可以通过以下程序对患者进行问询:①发病情况;②患病时间;③主要症状的特点;④伴随症状;⑤诊治和护理经过；⑥病程中的一般情况。

(4)既往史　既往史涵盖了被评估者过去的健康状况和曾经患过的疾病，尤其是与目前疾病相关的情况。比如，在处理肠胃出血的状况时，需要了解患者在日常生活中是否有肝硬化或肠胃溃疡的病史。通常，这些信息按照年月时间顺序排列，以确保记录的准确性和完整性。主要内容有：①慢性病史及目前控制的情况；②急、慢性传染病史和预防接种史；③外伤、手术史；④过敏史。

(5)成长发育史　成长发育史包括生长发育史、月经史、婚姻史、生育史。

(6)家族史。

3. 健康信息采集的注意事项

(1)创造良好的环境。

(2)建立良好的医患关系。

(3)选择合适的交谈时间。

(4)问诊一般从主诉开始。

(5)选择开放性问题，避免诱导性问题。

(6)避免使用医学术语，重复提问。

4. 健康信息采集的常见问题

(1)记忆不确切。

(2)反应迟钝，表述不清。

(3)主诉与症状不符。

(4)隐瞒症状。

5. 健康信息采集的技巧

(1)建立良好的医患关系。

(2)注意选择合适的环境和距离。

(3)对含糊不清、存在疑问或矛盾的内容仔细核实。

(4)对记忆功能障碍或语言表达障碍的老年人，求助家属或其照顾者。

(5)采集过程中注意非语言沟通。

(6)注意询问顺序，保持耐心。

(二)身体评估

身体评估涉及多项方法以及辅助工具，由评估者通过直接观察或者借助相关工具对被评估者进行详细检查，以发现被评估者身体正常或异常迹象。这种方法是获取诊断依据的重要途径，它是有组织、系统性数据收集过程的结果。基于健康历史和从头到脚或一般系统检查，身体评估可根据患者的需求进行，包括完整的身体评估、人体系统全面评估或一个身体部位评估。

1. 身体评估的一般原则

(1)注意调节室内温度,一般要求室温在 22 ~ 24 ℃。

(2)按照体检需要选择合适的体位。

(3)避免过度疲乏,避免损伤。

2. 身体评估的内容

评估内容主要有:一般状况,如身高、体重、智力、意识状况;体表,包括皮肤、头发、指甲等;头面部,包括眼睛与视力、耳与听力、鼻与嗅觉、舌与味觉、牙齿;颈部;胸部,包括胸廓及肺、心脏、乳房;腹部;脊柱、四肢;泌尿生殖系统;神经反射。

3. 身体评估的意义

(1)可以发现被评估者所具有的促进健康的潜能。

(2)可以判断被评估者的健康状况。

(3)可以确定护理问题。

(4)可以让康复工作更加科学化。

(5)完整、全面、准确的评估是保证高质量医疗康复的重要条件之一。

(三)健康风险评估

健康风险评估(health risk appraisal,HRA)主要是评估个体未来可能患某种疾病或因疾病导致死亡的概率,其目的是估计特定健康事件发生的可能性,而不是明确的诊断。通常,健康风险评估以死亡为终点结果,但随着技术和健康管理需求的不断变化,它已逐渐扩展到基于特定疾病的风险评估。这种评估有助于个体了解潜在的危险因素,并采取更有效的控制措施,从而减少医疗费用。

在疾病危险性评估和预防方面,有两种主要方法。第一种方法是基于单一危险因素与发病率之间的关系,以相对危险性来衡量单一因素对发病率的影响程度。各个相关因素的权重分数累加即可得出患病危险性的程度。这种方法简单实用,不需要大量数据分析,因此在早期健康管理中得到广泛应用。第二种方法则是基于统计学概率理论,进行多因素分析,以建立患病危险性与危险因素之间的关系模型。这种方法考虑了更多危险因素,并提高了评估的准确性。

二、康复运动时的监测指标

从事心脏运动康复事业的专业人员一定要牢记"无评估,不运动"这句话。这句话的含义比较宽泛,包含的内容复杂多变,所以最重要的是个体化的评估,尽可能以心血管专科医师的评估为基础。

所有患者在参与心脏运动康复之前,都应当进行全面的检查和评估。在详细了解病史的同时,还需进行详细的全身检查、生活方式(包括运动、饮食、烟酒嗜好等习惯)调查、实验室检查和辅助检查、用药情况、危险因素等评估，并进行危险分层，为制定个体化运动处方和判断康复疗效提供依据。

首先应该了解详细病史，包括心血管疾病史、相关合并症及治疗史，才能决定患者是否适合参加心脏运动康复计划。需要特别关注影响患者运动能力的疾病，包括特殊的心血管疾病、呼吸系统疾病、骨骼肌肉及神经系统疾病等。

心脏运动康复患者的病史应该包括：①患者基本信息；②患者疾病诊断信息，如心血管系统疾病以及其他系统的疾病等；③现病史及典型症状，包括心绞痛、呼吸困难、心悸、眩晕或晕厥等运动相关的症状；④目前服用的药物及剂量；⑤生活方式，包括运动、饮食、烟酒嗜好、睡眠习惯；⑥营养状态。

1. 本体感受

根据心肺运动试验的结果，可以确定患者的适宜运动强度，这可通过自觉劳累分级表（Borg 劳累程度分级法）进行评估，通常处于 11 ~ 13 级。为了计算最大氧耗量和最大心率，可以使用以下公式：最大心率（次/min）= 220-年龄。

为了确保患者的健康状况与运动强度相匹配，建议每隔 3 ~ 6 个月对患者进行一次测评。这样可以及时了解他们的体能状况，以决定是否需要调整其运动强度水平，确保他们在锻炼中获得最大收益。这种定期测评有助于个性化运动方案制定，以满足患者的特定需求和健康目标。

2. 心率

心率在人体运动时会发生变化，在运动试验中，当心率达到 85% 最大预测值时，需要考虑终止运动。患者运动时的心率不超过 170-年龄数为佳。运动处方通常包括运动强度、运动频率、运动时间和运动类型等方面内容。就运动强度来说，医生会根据患者的病情和心肺功能测定结果，制定一个“靶心率”，即运动时所要达到的心率。但一般来说，运动时的心率不超过 170-年龄数。此外，运动前后要数脉搏，在原来心率的基础上，以运动后增加不超过 20 次/min 为宜。

3. 体温

体温的调节是维持体内温度稳定的一个关键生理过程，它通过平衡热量的产生和散失来实现。正常体温的范围在 36.1 ~ 37.2 ℃。人体温度的稳定对于维持正常生命活动至关重要，任何偏离这个范围的体温都可能严重影响神经系统和其他器官系统的功能，甚至威胁生命。机体产生热量和散热的过程都受到神经中枢的调控，但许多疾病可能会干扰这种调节机制，导致体温出现变化。因此，在临床实践中，监测患者的体温并观察其变化对于诊断疾病或评估心脏疾病的预后都具有至关重要的意义。

4. 血压

运动时，交感神经的紧张度上升，导致体内儿茶酚胺的分泌增加，从而引发血压升高的反应。随着运动强度逐渐增加，收缩压也会逐渐上升。然而，舒张压的变化可能相对较小，有时可能只会出现轻微下降，不超过1.33 kPa。每增加氧耗量1 mL，血压通常会相应增加1 kPa左右。当运动功率逐渐增加时，一些特定的变化可能会提供关于心脏健康的重要线索。在运动过程中，收缩压和脉压开始下降，这是心脏功能不全或冠心病出现的信号。这种变化需要特别关注，因为它可能是早期疾病迹象之一。

然而，如果动脉压上升速度在运动过程中突然减缓，那么这暗示着患者可能存在左心室流出道梗阻的问题。这种情况通常与主动脉瓣狭窄或肥厚型心肌病有关。这种疾病导致心脏在将血液从左心室排出到主动脉时遇到阻力，血压升高的速度减慢。需要注意的是，对于高血压患者来说，运动过程中血压升高的幅度可能会更加明显。这是因为高血压本身就增加了心脏在应对运动时的工作负荷，血压反应可能更强烈。与个体的正常生理反应相比，心血管病患者更需要监测和区分这些变化，以便及时识别潜在的心血管问题。因此，在运动中对血压和动脉压的变化进行密切观察和监测非常重要，特别是对于那些有心脏疾病风险的人群。

5. 呼吸

二氧化碳通气当量（$EQCO_2 = VE/VCO_2$）是衡量身体排出每升二氧化碳所需的通气量的指标。在运动生理学中，常用线性回归来描述VE/VCO_2的关系，通常这个斜率小于34。研究发现，如果通气效率降低，那么气体交换的斜率也会增大，在评估心力衰竭的严重程度时，VE/VCO_2通常要比峰值氧摄取量（$peakVO_2$）更具预测价值。

事实上，心力衰竭患者的严重程度愈高，他们通常获得的VE/VCO_2斜率值就愈大，有时甚至高达80。这个斜率反映了患者在运动期间的通气和排出二氧化碳之间的关系。更大的斜率可能表明患者的心血管系统在运动中的适应能力下降，这可能导致不良的预后。此外，研究还发现，VE/VCO_2斜率与心肌缺血之间存在一定的关联。这意味着心力衰竭患者的通气效率问题可能与心肌供血不足有关，进一步增加了患者的心血管风险。因此，在评估心力衰竭患者的健康状况和预后时，监测和分析VE/VCO_2斜率是一个非常有价值的指标，有助于更好地了解受试人群的心脏功能和疾病风险。

三、健康评估各主体的职责

1. 政府的职责

政府针对心脏康复患者心脏健康状况评估，可以制定相关政策和法规，为心脏康复提供政策支持和法律保障；投入一定资金，建设和改善心脏康复设施和资源，为心脏康复患者提供更有利的社保措施；组织宣传活动，提高公众对心脏康复的认识和重视程度；建设监管机构，监督和评估心脏康复服务的质量，确保患者得到有效的康复治疗。

2. 医院的职责

医院通过心脏健康评估，利用医疗资源主导的多学科联合康复计划，管理患者的生活方式、心理干预、用药等,并制定个性化康复锻炼手段,帮助患者建立正确的疾病和康复认知,积极参与康复治疗,培养健康习惯,减少并发症,促进心功能恢复,减轻家庭照顾负担,提高生活质量。此外,该计划还以家庭为中心,提供专业、科学的居家指导,并利用互联网平台解决患者的护理问题,使医疗资源利用最大化。

与传统的护理相比,医院护理可以划分为院内护理和延续性护理两种类型。院内护理涉及健康宣教、心理护理、饮食护理和康复训练等多个环节,密切关注患者病情和心理状态的变化,改善心理状况,使患者及家属积极接受治疗。延续性护理注重随访患者,监督服药情况,及时指导康复过程中的问题,促进恢复,降低心肌梗死风险。家庭环境和支持对后期康复至关重要,尤其是PCl术后,患者需要家庭成员长期照顾,但照顾者容易忽略自我保健和更新护理知识,导致照顾能力下降。

3. 社区的职责

我国社区心脏健康监测体系较国外起步晚,仍处在不断探索的阶段。学者丁荣晶首次提出了医院-社区-家庭三级联动的混合式心脏康复管理模式,包括系统完整的管理方案、配套工具以及心脏康复团队。社区医院设置心脏康复门诊,配置心脏康复团队。社区医生接受三级医院医生培训并接受考核后可为社区患者制定康复处方,提供治疗建议,以及与患者交流并教会其心脏康复工具包的使用方法等,以便于患者居家进行心脏康复,社区护士负责监督患者康复训练计划的执行情况。该研究显示患者的自我管理能力、生活质量、抑郁和焦虑评分都得到了改善。

胡大一教授致力于推动国家标准化社区心脏康复中心的建设,现已有部分医院取得了认证。国家标准化心脏康复中心需要专门的团队、场地、设备,具备心脏康复门诊、专科病房,能够进行随访和数据管理,能够和心血管大数据平台对接。其管理路径包括患者首诊注册、综合评估与危险分层、运动能力测定与结构化运动处方制定、康复方案实施与随访等步骤,国家标准化社区心脏康复中心的管理模式是经过多位专家论证的,并且在实施过程中已具有显著效果。

4. 家庭的职责

我国的急性心肌梗死患者数量持续上升,尽管很多患者接受了PCI手术来恢复血管通畅,但手术后仍然面临一系列问题,包括运动能力下降、情绪焦虑和生活质量下降。传统的健康管理方法无法提供出院后所需的连续性关怀,也不能有效改善患者的治疗依从性。在这一背景下,个案管理作为一种新兴的、更加系统化和个性化的心脏康复模式,具有潜在的价值,值得进一步深入研究。

研究已经表明,在院外的个案管理心脏康复模式中,家庭成员的积极参与至关重要,能够提高护理质量,并改善患者的运动和饮食依从性。通常情况下,这种个案管理通过电话和家庭访问等方式在患者的家庭环境中进行,以指导患者执行康复计划并监督其依从性,从而提高患者自我管理能力。这一系列康复计划不仅可以改善心脏功能和活动耐受性，还可以改善情绪状态。

个案管理的核心是由主导护士组成的医疗团队，他们作为患者家庭和医疗机构之间的纽带，提供必要的信息和支持，协助家庭处理与疾病相关的问题。这种以患者为中心的连续性关怀服务能够及时解决患者的心理问题，同时家庭的积极参与也为患者提供了来自亲人的支持，提高了幸福感和情感满足度，有助于减轻焦虑和抑郁情绪，从而促进患者的康复，提高生活质量。

第二节　身体运动能力评估

一、评估的目的和意义

身体运动能力评估的目的是，了解自身的薄弱环节后，需要通过针对性的训练来改善较差部分。例如有氧能力不足时，应该进行心肺锻炼；力量不够，就需要进行抗阻训练；柔韧性差的话，可以尝试进行伸展性练习。定期评估健身锻炼的效果对于健康至关重要。通过运动能力测评，可以了解自己的锻炼成果，同时也能明确离达到目标还有多远的距离。这种评估不仅可以找到不足之处，还可以激励个人坚持锻炼。

特别值得注意的是，对于心血管疾病患者而言，有氧运动能力与健康状况和疾病风险之间存在着密切的联系。对于这些患者，有氧运动能力是评估其生存风险的重要指标。因此，了解自身的运动能力对于评估和预防潜在的疾病风险具有极其重要的意义。这不仅有助于维护健康，还有助于提高生活质量。

二、评估方法

（一）直接测定法

在实际运用中，判断受试者是否达到最大摄氧量（$VO_{2\,max}$）水平至关重要。这直接关系到测试结果的解释和分析，也直接关系到对受试者的体能水平评估以及制订训练计划的安排。然而，在 $VO_{2\,max}$ 的判定问题上，存在两个主要的争议，涉及运动测试的标准和定义。关于递增负荷运动测试（GXT）中 $VO_{2\,max}$ 的判定标准存在争议。通常情况下，被广泛接受的标准是，在 GXT 的后期阶段，随着工作负荷的不断递增，$VO_{2\,max}$ 不应再继续上升，这就是所谓的 $VO_{2\,max}$ 的“平台现象”。然而，实际上，许多受试者尽管并没有出现 $VO_{2\,max}$ 的“平台现象”，但是在 GXT 期间已经达到了他们的最大耐受性限制。如果在测试负荷期间受试者没有出现 $VO_{2\,max}$ 的“平台现象”，是否应将其认定为已经达到了

$VO_{2\,max}$，也存在争议。这引发了关于 $VO_{2\,max}$ 的定义的讨论，即是否必须具备“平台现象”才能被认为达到 $VO_{2\,max}$。

这些争议表明，$VO_{2\,max}$ 的判定是一个复杂而有挑战性的问题，需要综合考虑多个因素，包括受试者的生理特征、测试协议的选择以及数据分析的方法。在实际测试中，需要谨慎地评估受试者的体能水平，并考虑到可能存在的不同定义和标准，以确保测试结果的准确性和可靠性。

1. 安排测试负荷的基本思路

$VO_{2\,max}$ 的测试负荷包括持续性和断续性两种方式，其中持续性负荷测试更常见。这种测试从较低负荷开始，逐渐增加直至受试者无法继续。相较于断续性负荷测试，这种测试方法需要更短时间达到最大有氧能力，且无须专门准备活动。需要注意的是，在应用持续性负荷测试时，需要精心安排每级负荷时间与增量，过大或过小都可能影响测试结果。递增负荷运动测试中，常采用每分钟连续递增直至力竭的方式，这一测试被称为线性功率递增（Ramp）测试。通过这种测试方式，受试者可以迅速达到最大有氧能力，部分研究者观察到，采用这种方式获得的最大有氧能力较其他方式更高。通过这种方式，可以令 $VO_{2\,max}$ 及其支持功能在最大工作负荷中到达平台，并有助于建立目标心率来引导训练实践。

2. 测试步骤

（1）准备工作　预热仪器 15 min 及以上，对环境参数气体容量和（或）流速、气体浓度等进行校准。检查心率表或面罩或口嘴，确定仪器使用是否正常，确保测试环境温度、湿度适宜。

（2）测试前工作　测试人员向受试者介绍测试过程、运动中注意事项。佩戴心率表和面罩或口嘴，检查信号是否正常、面罩或口嘴是否漏气等。

（3）开始测试　首先，为了进行运动生理测试，受试者需要坐在功率自行车或臂式测力计上，进行 3～5 min 的热身活动。后续按照事先设计好的测试方案，对受试者的心电图和气体代谢指标进行测定。为了逐渐提高运动强度，通常会每隔 10～60 s 增加一次阻力或功率输出，可以通过增加功率自行车的飞轮阻力或调整臂式测力计的功率来实现。

需要特别强调的是，不论在使用功率自行车、臂式测力计还是跑步机时，安全至关重要。正确的操作和安全措施可以确保测试的准确性，并保护受试者的身体免受潜在风险的影响。

（4）测试后　测试结束后，受试者要继续行走一段时间，直至心率≤110 次/min；记录受试者运动时间、运动等级、心率、摄氧量等生理指标，汇总数据进行分析。

直接测定法的结果显示较为准确，对测试人员身体功能的变化具有较高的价值。

3. 有氧运动能力检测

有氧运动能力，又被称为心肺耐力，是人体的基本运动素质，直接反映了个体的心肺功能状态,同时也构成健康相关体适能的核心组成部分。研究显示,有氧运动能力较差的患者通过增强心肺耐力可以显著改善其健康状况。因此,提升运动能力被认为是运动康复的关键和核心目标。在心脏康复领域,测定有氧运动能力具有重要地位,因为它直接影响运动的具体强度和康复效果。

(1)检测方法　有氧运动能力的检测有器械评估法和徒手评估法。器械评估法有心肺运动试验(CPET)、运动负荷试验,徒手评估法有两分钟踏步运动试验、六分钟步行运动试验、200 米快速步行运动试验等。

根据使用的设备,运动负荷试验又分为运动平板、踏车、臂式功率车、划船测功仪等,根据功率大小分为极量、亚极量运动试验,根据运动终点分为症状限制性、非症状限制性,各个医疗单位应该根据相应的条件来决定检测方法。

运动试验通常包括不同类型,如症状限制性运动试验、亚极量运动试验以及极量运动试验等。这些试验类型适用于不同的情况,无论是在心电图运动试验还是心肺运动试验中都可以找到它们的应用。

1)症状限制性运动试验　冠心病、心肌病、心功能不全的患者在运动试验中常常过早出现严重心肌缺血或其他症状而终止运动,这种现象称为症状限制。运动中还可能出现血压下降、呼吸困难、头晕眼花、步态不稳等不良反应。在临床上,症状限制性运动试验广泛应用于这些患者的评估。

2)亚极量运动试验　亚极量运动试验是一种特殊的运动测试,其运动强度相当于极限运动的 85%。在临床实践中,通常以心率作为衡量标准。当受试者的运动心率达到最大心率的 85% 时,就达到了亚极量运动的目标。最大心率的计算方法是(220-年龄)×0.85。这种测试方法在评估运动能力和心血管健康方面具有重要作用。

3)极量运动试验　随着运动量和氧耗量的逐渐增加,运动量达到一个高水平,此时的氧耗量也会达到最大并不再增加,这一状态被称为极量运动。尽管可以通过心率来进行初步的估计,但极量运动受到多种因素的影响,不能简单地用心率来确定评估结果。

4)力竭性运动　是指动物或人进行运动直到超过机体的承受能力,呈现完全不能运动的现象。由于运动负荷过大,导致动物及人体多器官出现功能紊乱的病理状态。

(2)评价指标　从运动负荷试验中获取的数据,如心率、摄氧量、功率输出、呼吸气体变化、代谢产物变化及主观疲劳等,可用于评估有氧运动能力。评价有氧运动能力常用的指标有乳酸阈(LT)、最大摄氧量($VO_{2\,max}$)等。最大摄氧量反映机体吸氧能力、运氧能力、用氧能力的综合能力,是评估有氧运动能力的金指标,是评定心肺功能的金指标,也是制定运动处方的依据之一。

有氧运动能力的测定可以通过多种方式进行,包括力竭性运动、亚极量运动以及心肺运动试验等。其中,使用跑台或功率自行车等设备进行力竭性运动测试可以直接测定最大摄氧量,而亚极量运动测试则可以通过间接推算得出。心肺运动试验被认为是测定有氧运动能力最准确可靠的方法，因为它利用仪器设备记录了受试者在运动过程中的生理指标。

乳酸阈是机体在逐渐增加负荷的运动过程中，肌肉代谢由有氧向无氧转变的关键点。当血乳酸开始积累时，最大摄氧量的使用效率也会受到影响，这反映了骨骼肌对氧气的利用率。在训练实践中，监测乳酸阈强度被证明是发展有氧运动能力的有效方法之一，这种方法有助于优化训练计划，提高运动表现。

（二）间接测定法

间接测试法是一种通过让受试者进行亚极量运动，根据心率、摄氧量以及其他特定数值来推算或预测出最大摄氧量的方法。此种方法的优点在于设备要求简单，容易实施，种类较多，适用于老年人、少年或体弱者等不同人群。

由于直接测定法需要使用昂贵的气体分析仪，难以普及，因此目前多采用间接推算法。阿斯特兰-瑞明（Astrand-Ryhming）列线图法是国际上应用最广泛的间接测定最大摄氧量的方法之一。该方法采用两级或三级递增的负荷，以使受试者的心率达到特定范围，第一级负荷要求心率在 120～130 次/min，第二级则要求心率在 140～170 次/min。根据受试者的性别、达到这些心率的负荷以及达到的心率水平，通过绘制一条线，可以找到与 VO_{2max} 相关的估算值。这种方法为评估个体的有氧运动能力提供了一种有效的选择。

三、评估内容

（一）耐力评估

耐力是身体健康的一个关键指标，它反映了循环和呼吸系统在持续身体活动期间提供氧气的能力。这一过程包括肺通气、肺弥散、心脏泵血功能，脉管系统有效运输氧气、营养物质、代谢产物的能力，细胞对氧气和营养物质的利用水平，以及机体调节能力。

心肺运动试验（CPET）是一种被广泛认可的评估心肺功能的“黄金标准”。它是一项客观、定量、无创的检测方法，能够全面反映心肺代谢和整体功能水平。相对于传统的心肺功能评估方法，CPET 能更准确地反映出运动状态下的心肺功能情况，也更容易发现静息状态下无法察觉的功能受限和高危人群，从而可以指导临床医生采取积极的干预措施，早期预防潜在健康风险。

1. 跑台

跑台在测试过程中能够更全面地调动上肢、下肢和腰背部的大肌群，对代谢系统、心血管系统以及呼吸系统施加更大的负荷，因此能够使最大心率和摄氧量达到较高水平。这种方法的优势在于能够更全面地评估个体的心肺功能和代谢能力。但该运动方案缺点在于运动强度较为剧烈，一般应用于专业运动员的心肺耐力测试从而制定个体化训练方案，患有心肺疾病、骨科疾病等许多心肺耐力较差的人群风险相对较大，难以完成专业的心肺耐力测试。

2. 功率自行车

功率自行车相对于跑台具有自身独特的优势：①设备仪器简单，成本更低；②运动强度相较于跑台低，更适合心肺耐力较差、基础疾病较多的中老年人，测试过程安全性更高。

3. 六分钟步行运动试验

六分钟步行运动试验（6MWT）是目前临床常用的一种运动试验。它是一种场地测试，常用于评估老年或功能状态较差患者的运动功能。已有的研究结果显示，6MWT 与 CPET 所测峰值摄氧量强相关，在心力衰竭患者中，相关系数范围为 0.28～0.81，表明 6MWT 的步行距离可以作为患者心肺耐力评价的有效指标。但由于其仅能获得受试者六分钟步行距离这一指标，难以精确反映患者最大有氧运动能力；而且，目前很大一部分报告的数据并没有明确支持 6MWT 的可重复性；并且该测试对场地要求较高，要求患者在长约 30 m 的空旷走廊上行走，受测试者主观因素及环境因素等影响较大。但对于受试者来说更易于接受，对于一些心肺基础较差的老年人来说更能反映日常活动。

4. 六分钟二级台阶试验

六分钟二级台阶试验，起源于哈佛台阶试验，是一种有效的心肺功能评估方法。它使用台阶指数来反映心脏功能，可以替代传统的功率自行车和跑台试验，用于观察受试者的运动负荷承受能力以及运动后的恢复情况。中国国家体育总局曾进行了一项研究，招募了 67 名志愿者，分别进行心肺运动测试以测定最大摄氧量，以及六分钟二级台阶试验以推算最大摄氧量。台阶试验步骤简洁易行，但对心率的简单分析和血压的变化只能提供有限的数据。此外，利用心率推算最大耗氧量的使用度这一方法需要更深入地研究。另外，台阶的高度可能对中老年人群不够友好，也可能使患有关节炎或有膝盖问题的人无法完成测试。

在疾病康复中，心肺运动试验（CPET）应用主要是提供精准化、个体化运动处方以及康复治疗后效果评价。在 CPET 指导下，单次运动即可使高血压患者运动后血压水平下降，体循环血管阻力降低，自主神经功能改善。CPET 指导下的运动训练可明显改善心肺适应能力和生活质量。对冠脉血管重建的患者，经过 CPET 评估之后，选用无氧阈强度作为心脏康复的运动强度，具有较好的安全性。此外，根据 AT（无氧阈）运动方案进行运动治疗，更能有效地提升缺血性心脏病患者的氧代谢水平与运动耐受力，若能推广，将会给患者的心脏康复提供更有价值的指导并消除患者的运动顾虑，促进身心健康。目前，在临床医学领域，医生在指导患者进行心肺运动康复时，通常主要关注运动方式的指导，而对于运动强度方面的指导相对不够客观、量化、标准化。然而，通过 CPET 可以弥补这一不足。CPET 的操作相对简单，可以提供客观的指标和量化数据，患者可以通过监测血压和心率等生理参数来控制和调整康复锻炼的强度。这种方法有助于患者更好地进行康复锻炼，从而获得更大的康复效益。

（二）肌力评估

肌力评估是一项重要内容，用于评估肌肉在主动运动中产生的最大力量。通过这个评估过程，可以获取关于神经和肌肉功能状态的信息，并帮助确定神经和肌肉受损的程度和范围。了解个体的肌肉健康和功能对于综合健康评估至关重要。

1. 徒手肌力检查

根据受试者的肌肉功能，需要选择适当的体位进行肌力评估。通过观察动作的范围以及受试者在抵抗重力和抵抗阻力方面的表现，可以对肌力进行分级评估。

（1）检查方法和评定标准　国际上普遍应用的检查方法是 1916 年美国哈佛大学 Lovett 教授的 6 级肌力检查方法（表 2-1、表 2-2）。

表 2-1　肌力评定标准

分级	评级标准
5	肌肉抗最大阻力，活动关节达到全范围
5^-	肌肉抗较大阻力，活动关节达到全范围
4^+	肌肉抗比中等度稍大的阻力，活动关节达到全范围
4	肌肉抗中等度阻力，活动关节达到全范围
4^-	肌肉抗比中等度稍小的阻力，活动关节达到全范围
3^+	肌肉抗重力时活动关节达到全范围，肌肉抗较小阻力时活动关节达到部分范围
3	肌肉抗重力，活动关节达到全范围
3^-	肌肉抗重力，活动关节达到最大范围的 50% 以上
2^+	肌肉减重活动，活动关节达到全范围；肌肉抗重力活动，关节达到最大范围的 50% 以下
2	肌肉减重活动，关节达到全范围
2^-	肌肉减重活动，关节达到最大范围的 50% 以上
1^+	肌肉减重活动，关节达到最大范围的 50% 以下
1	可触及肌肉收缩，但无关节运动
0	没有可以测到的肌肉收缩

注：本表源自王艳主编《康复评定学》，人民卫生出版社，2018。

表2–2 上下肢主要肌肉的徒手肌力检查方法

肌肉	检查方法				
	1级	2级	3级	4级	5级
肩前屈肌群	仰卧，试图屈肩时可触及三角肌前部收缩	向对侧侧卧，上侧上肢放在滑板上，肩可主动屈曲	坐位，肩内旋，掌心向下，可克服重力屈肩	坐位，肩内旋，掌心向下，阻力加于上臂远端，能抗中等阻力屈肩	坐位，肩内旋，掌心向下，阻力加于上臂远端，能抗较大阻力屈肩
肩外展肌群	采取仰卧位置，进行肩外展时可触及三角肌收缩	仰卧位，上肢放在滑板上，肩主动外展	坐位，屈肘肩外展90°，可克服重力外展	坐位，屈肘，肩外展90°，阻力加于上臂远端，能抗中等阻力	坐位，屈肘，肩外展90°，阻力加于上臂远端，能抗较大阻力
屈肘肌群	坐位，肩外展，上肢放在滑板上；试图肘屈曲时可触及相应肌肉收缩	坐位，肩外展，上肢放在滑板上；肘可主动屈曲	坐位，上肢下垂；前臂旋后（检查肱二头肌）或旋前（检查肱肌）或中立位（检查肱桡肌），可克服重力屈肘	坐位，上肢下垂；前臂旋后（检查肱二头肌）或旋前（检查肱肌）或中立位（检查肱桡肌），肘屈曲，阻力加于前臂远端，能抗中等阻力	坐位，上肢下垂；前臂旋后（检查肱二头肌）或旋前（检查肱肌）或中立位（检查肱桡肌），肘屈曲，阻力加于前臂远端，能抗较大阻力
屈髋肌群	仰卧，试图屈髋时于腹股沟上缘可触及肌活动	向同侧侧卧，托住对侧下肢，可主动屈髋	仰卧，小腿悬于床沿外，屈髋，可充分完成该动作	仰卧，小腿悬于床沿外，屈髋，阻力加于股骨远端前面，能抗中等阻力	仰卧，小腿悬于床沿外，屈髋，阻力加于股骨远端前面，能抗较大阻力
伸髋肌群	仰卧，试图伸髋时于臀部及坐骨结节可触及肌活动	向同侧侧卧，托住对侧下肢，可主动伸髋	俯卧，屈膝（测臀大肌）或伸膝（测臀大肌和股后肌群），可克服重力伸髋10°～15°	俯卧，屈膝（测臀大肌）或伸膝（测臀大肌和股后肌群），伸髋10°～15°，阻力加于股骨远端后面，能抗中等阻力	俯卧，屈膝（测臀大肌）或伸膝（测臀大肌和股后肌群），伸髋10°～15°，阻力加于股骨远端后面，能抗较大阻力
伸膝肌群	仰卧，试图伸膝时可触及髌韧带活动	向同侧侧卧，托住对侧下肢，可主动伸膝	仰卧，小腿在床沿外下垂，可克服重力伸膝	仰卧，小腿在床沿外下垂，伸膝，阻力加于小腿远端前侧，能抗中等阻力	仰卧，小腿在床沿外下垂，伸膝，阻力加于小腿远端前侧，能抗较大阻力

续表 2-2

肌肉	检查方法				
	1级	2级	3级	4级	5级
踝跖屈肌群	仰卧,试图踝跖屈时可触及跟腱活动	仰卧,踝可主动跖屈	仰卧,膝伸(测腓肠肌)或膝屈(测比目鱼肌),能克服重力踝跖屈	仰卧,膝伸(测腓肠肌)或膝屈(测比目鱼肌),踝跖屈,阻力加于足跟,能抗中等阻力	仰卧,膝伸(测腓肠肌)或膝屈(测比目鱼肌),踝跖屈,阻力加于足跟,能抗较大阻力

注:本表源自王艳主编《康复评定学》,人民卫生出版社,2018。

(2)特点

1)徒手肌力检查的优点之一是其操作简单易行,无须使用特定的专业工具。

2)徒手肌力检查的数值相对于依赖器械工具测得的结果更切实可行,因为它能够准确反映个人体内的肌力水平,与个人的身体状况相符。

3)徒手肌力检查的分级定量标准相对较粗糙,其数值跨度较大。

4)只能表明肌力的大小,不能表明肌肉收缩耐力。

(3)注意事项

1)在进行肌力测试之前,要向受试者明确介绍测试的主要目的、相关步骤,以及测试方法的细节。这种做法有助于受试者放松心情,减轻紧张情绪,确保他们能够充分理解并积极参与测试的整个过程。

2)受试者应采取适当的、正确的测试姿势,并将肢体固定在合适的位置,以防止出现替代动作干扰测试结果。

3)在测试过程中,每次测试结果都应进行左右对比。一般来说,先测试健侧同名肌肉,然后再测试患侧肌肉。一般认为两侧差异大于10%才有临床意义。

4)肌力在3级以上,测试过程中应持续施加与运动方向相反的阻力。这一阻力应施加在被测关节肢体的远端,并且应根据受试者的个体情况进行调整。

2. 器械肌力测定

器械肌力测定主要包括握力测试、捏力测试、背肌力测试、四肢肌群肌力测试和等速肌力测试。

(1)握力测试　测试者通常需要采用坐姿,上臂置于身体两侧,肘部弯曲成90°角,前臂和腕部保持中立位。然后,测试者用手握住握力计的手柄,进行3次最大力握压并记录最大值。握力指数的计算方式为将握力(kg)除以体重(kg),再乘以100。正常指数通常大于50。这个测试主要用于评估手内肌肉和屈指肌群的肌力水平。

(2)捏力测试　捏力测试是一个重要的生理测量方法,主要用于评估拇指与其他手指之间的最大捏力。在进行这项测试时,通常需要进行3次捏压试验,然后记录下最大的捏压力数值。通过捏力测试,能够更全面地了解个体手部肌肉的协调性和平衡性,有效评估拇指对掌肌以及其他四指屈肌的肌力,正常值约为握力的30%左右。

(3)背肌力测试　电子背力计是一种常用的测量和评估工具,通常以电子屏幕显示的拉力指数判断。在测试时,测试者站在拉力计上,双腿自然分开,手柄高度与膝盖平齐,双手握住手柄两端。接下来,测试者需要用力向上拉手柄,并同时保持双膝伸直。测试的结果以拉力计所显示的拉力数值表示,通常以千克(kg)为单位。要计算拉力指数,可以使用以下公式:将拉力(kg)除以测试者的体重(kg),然后将结果乘以100。这个指数可用于评估一个人的上半身力量和抓握力水平,对于进行体能评估和康复监测非常有用。

(4)四肢肌群肌力测试　通过使用牵引绳和滑轮装置,可以评定肌肉力量。通过与肌力方向相反的重量来评定肌力。

(5)等速肌力测试　目前国际上应用的等速肌力测试装置包括Cybex、Kin-COM等不同型号。等速肌力测试的核心原理是利用仪器的杠杆系统进行旋转运动,以确保肌肉按照关节的运动速度进行等速收缩。测试装置内部设计了特殊的结构,以保持运动时的角速度恒定。测试者的力量越大,装置提供的阻力就越大,反之亦然。总的来说,等速肌力测试被认为是当前用于评估肌肉功能和肌肉力学特性的最佳方法之一。

在进行等速肌力测试时,需要事先设定旋转角度,并确保运动过程中保持恒定的速度。需要注意的是,这种测试方法并不适用于一些特殊情况的个体。例如,对于那些关节活动范围受限、存在疼痛状况、骨质疏松或刚刚进行完手术的患者,需要谨慎考虑。

3.肌张力测定

肌张力是指在静息状态下的肌肉不随意、持续、微小的收缩,通常在被动运动时表现为肌肉的紧张度。正常的肌张力可以维持关节的有序固定和肢体的特定姿势,从而使肢体能够协调运动。在进行肌张力测定时,通常通过手法检查来评估被测肌肉在松弛和静止状态下的紧张程度,同时也会使用被动运动来检测肌肉的紧张度。

(1)肌张力分类

1)肌张力增高　在这种情况下,受试者的肌腹紧张度明显增高,即使在肢体放松的状态下,检查者尝试以不同速度对受试者的关节进行被动运动时,可感觉到明显的阻力,甚至可能难以进行顺畅的被动运动。这可能暗示受试者的肌张力较高,可能存在肌肉病变或神经系统问题等,需要进一步的医学评估。

2)肌张力降低　在这种情况下,检查者被动活动患者的关节时几乎感觉不到阻力,患者也不能自己抬起肢体;当检查者放手时,肢体会迅速向重力方向下落。肌张力显著降低时,肌肉不能维持正常的外形和弹性,表现为松弛和无力。

3)肌张力障碍　有时肌张力可能出现不规律的交替紊乱,即时高时低,没有明显的规律性。这种情况可能表明存在肌张力的神经控制问题,需要进一步的评估以确定具体的原因。

(2)肌张力分级　见表2-3。

表2-3　肌张力临床分级

等级	肌张力	标准
0	软瘫	被动活动肢体无反应
1	低张力	被动活动肢体反应减弱
2	正常	被动活动肢体反应正常
3	轻、中度增高	被动活动肢体有阻力反应
4	重度增高	被动活动肢体有持续性阻力反应

注:本表参考孟新科主编《急危重症评分——评价、预测、处理》,人民卫生出版社,2008。

(3)肌痉挛分级　目前,经过改进的Ashworth痉挛量表(表2-4)是评估肌张力的常用方法。该方法对于识别肌张力异常程度以及监测治疗效果非常有用。通过定期的评估,医生可以了解患者肌张力状况是否有改善或恶化,并相应地调整治疗计划。这种方法的简单性和可重复性使其成为临床实践中的一种重要工具,尤其在神经系统疾病和康复医学领域。

表2-4　改进版Ashworth痉挛量表

级别	评定标准
0级	无肌张力增加,被动活动时患侧肢体在整个关节活动度内均无阻力
1级	肌张力稍微增加,被动活动时患侧肢体到关节活动度之末出现轻微阻力
1^+级	肌张力轻度增加,被动活动时患侧肢体在关节活动度后50%范围内突然出现卡住,并在此后的被动活动中均有较小的阻力
2级	肌张力较明显增加,被动活动时患侧肢体在通过关节活动度的大部分范围时,阻力均明显增加,但仍能较容易地活动
3级	肌张力严重增加,被动活动时患侧肢体在整个关节活动度内均有阻力,活动比较困难
4级	僵直,患侧肢体僵硬,被动活动十分困难

注:本表引自医学名词审定委员会、物理医学与康复名词审定分委员会编《物理医学与康复名词》,科学出版社,2014。

(三)关节活动度评估

关节活动度(ROM)又称关节活动范围,是指关节在运动中从初始位置到最终位置所经过的角度变化。这一度量通常是通过测量远端骨骼的运动来确定的。ROM 的评估包括主动 ROM 和被动 ROM 两个方面。主动 ROM 是指个体在自愿运动时能够达到的关节活动范围,而被动 ROM 是在外力作用下,关节能够移动到的最大范围。

ROM 评估有助于医生确定患者关节问题的病因,评估关节活动的受限情况,制订个性化的康复治疗计划,并跟踪治疗效果的进展。

1. 评估工具

(1)通用量角器　通用量角器是一种相对简单的工具。在进行测量时,首先要确保将量角器的轴心与欲测关节的中心对准。接下来,固定臂应保持不动,而移动臂则会跟随着关节远端肢体的移动而一同移动。最终,测量移动臂终点所示的弧度即可得到该关节的活动度。

(2)电子角度计　电子角度计采用电子压力传感器,可提供更精确的测量结果。使用时,需要将电子角度计的固定臂和可移动臂的传感器与肢体的长轴完全重叠,并确保其牢固地黏附在肢体表面。随后,电子角度计的液晶显示器将直接显示该关节的活动度数值。

(3)指关节和脊柱测量器　对于指关节和脊柱的测量,通常会使用专门的测量工具。不同工具的操作方式有所不同,但通常需要确保正确地放置,以准确测量相应关节或部位的活动范围。

这些工具的测量方法可能会有细微差异,但它们都旨在帮助评估关节或部位的活动范围,以更好地了解患者的运动功能。

2. 测量方法

主要关节的活动度测量方法见表2-5。

表2-5　主要关节活动度的测量方法

关节	运动	体位	量角器放置方法			正常参考值
			轴心	固定臂	移动臂	
肩关节	屈、伸	坐或立位,臂置于体侧,肘伸直	肩峰	与腋中线平行	与肱骨纵轴平行	屈0°~180° 伸0°~50°
	外展	坐和站位,臂置于体侧,肘伸直	肩峰	与身体中线平行	与肱骨纵轴平行	0°~180°
	内、外旋	仰卧,肩外展90°,肘屈90°	鹰嘴	与腋中线平行	与前臂纵轴平行	各0°~90°
肘关节	屈、伸	仰卧或坐或立位,臂取解剖位	肱骨外上髁	与肱骨纵轴平行	与桡骨纵轴平行	0°~150°

续表2-5

关节	运动	体位	量角器放置方法			正常参考值
			轴心	固定臂	移动臂	
腕关节	屈、伸	坐或站位，前臂完全旋前	尺骨茎突	与前臂纵轴平行	与第二掌骨纵轴平行	屈0°~90° 伸0°~70°
	尺、桡侧偏移或外展	坐位，屈肘，前臂旋前，腕中立位	腕背侧中点	前臂背侧中线	第三掌骨纵轴	桡偏0°~25° 尺偏0°~55°
髋关节	屈	仰卧或侧卧，对侧下肢伸直	股骨大转子	与身体纵轴平行	与股骨纵轴平行	0°~125°
	伸	侧卧，被测下肢在上	股骨大转子	与身体纵轴平行	与股骨纵轴平行	0°~15°
	内收、外展	仰卧	髂前上棘	左右髂前上棘连线	髂前上棘至髌骨中心的连线	各0°~45°
	内旋、外旋	仰卧，两小腿于床沿外下垂	髌骨下端	与地面垂直	与胫骨纵轴平行	各0°~45°
膝关节	屈、伸	俯卧、侧卧或坐在椅子边缘	股骨外髁	与股骨纵轴平行	与胫骨纵轴平行	屈0°~150° 伸0°~10°
踝关节	背屈、跖屈	仰卧，踝处于中立位	腓骨纵轴线与足外缘交叉处	与腓骨纵轴平行	与第五跖骨纵轴平行	背屈0°~20° 跖屈0°~45°
	内翻、外翻	俯卧，足位于床沿外	踝前方两踝中点	小腿后纵轴	轴心与足跟中点连线	内翻0°~35° 外翻0°~25°

注：本表引自宋为群、王晓臣主编《康复医学》，人民卫生出版社，2014。

3. 注意事项

为了确保测量结果的精确性和可信度，在进行关节活动范围测量时，必须坚守正确的体位和操作规范。应根据测量的关节位置和大小选择适当的角度测量工具。此外，还应根据关节受限的严重程度来评估治疗方案的有效性。正确的测量方法和适当角度测量工具的选择对于准确诊断和有效治疗关节受限至关重要。

（四）平衡与协调能力评估

1. 平衡能力评估

对平衡能力进行评估是一项复杂的任务，它涉及评估个体在运动或外力作用下维持稳定姿势的能力。这一技能的复杂性受到多个关键因素的共同影响。在这些因素中，维持平衡所需的感觉输入起着至关重要的作用，其中包括适当的前庭感知、本体感知和视觉等。值得一提的是，当个体闭上眼睛时，前庭系统会被激活，以协助身体在缺少视觉输入的情况下仍能够保持平衡。这些感觉输入在平衡控制中发挥着至关重要的作用。

中枢整合作用也是平衡控制的关键，这意味着将所接收到的信息进行加工，并形成一套运动方案。例如，当倾斜头部时，内耳信息会改变，这会刺激视觉系统来调整头部和身体的姿势以保持平衡。适当运动输出也是平衡控制的重要部分，这意味着能够产生适当的肌肉运动来完成大脑所制定的运动方案。例如，当身体向前倾斜时，腿部和腹部的肌肉会收缩以防止跌倒。

综合考虑以上各方面因素的作用，人体能够有效地维持平衡，确保身体的重心稳定地位于支撑面内。这一过程涉及多个关键步骤和互相协调的生理机制，如果这些方面受到干扰或破坏，则可能导致人体失去平衡，产生平衡功能障碍。

（1）平衡能力的分类　可分为静态平衡和动态平衡。静脉平衡指的是人体或人体某一部位在无外力作用下处于某种特定的姿势。动态平衡包括自动态平衡和他动态平衡。自动态平衡是指人体在进行各种主动运动和不同姿势转换的过程中，具备重新获得稳定状态的能力。这意味着在自主运动期间，人体必须动态地调整肌肉张力和关节位置，以维持平衡。例如，在行走、跑步、跳跃等自主运动中，人体需要不断地调整以保持稳定。他动态平衡涉及人体在外部力量或干扰作用下重新获得稳定状态的能力。这种平衡反应通常在外部干扰或意外力量作用于身体时出现。在这种情况下，人体必须快速调整肌肉反应和体位，以避免摔倒或受伤。

（2）评估方法　平衡能力测定主要包括观察法、功能性评定及平衡测试仪评定3类。

1）观察法　在临床实践中，通常使用观察法来评估患者的平衡能力。其中Romberg检查法和强化Romberg检查法，是常用的临床工具。除此之外，评估患者在活动状态下的平衡能力，还可以采用其他测试方法，例如在行走过程中进行特定的动作或改变方向，以及在不同路面和障碍物条件下行走等。这些测试可以更全面地评估患者的平衡功能，并检测其在不同情况下的稳定性和灵活性。

需要注意的是，对于平衡功能的评估，传统观察法虽然简单易行，但结果较为主观，且难以进行定量分析。因此，在更精细的平衡功能评估中，需要结合使用更为客观和量化的测试方法，如平衡测试仪等。这些方法能够提供更为准确的数据，以便对患者的平衡功能进行更全面的评估和治疗。

2）功能性评定　在临床实践中，有一些常用的平衡量表，这些量表具有多项优点，如简便易行、无须专用仪器、可以进行定量评分等，因此在康复和临床领域得到广泛采用。此外，一些其他量表如Fugl-Meyer量表和Lindmark运动功能评估表，也包含了对局部平衡能力的评估项目，因此在某些康复治疗过程中也会被应用。

Berg平衡量表主要包含14个评估项目，例如站起、坐下、独立站立、闭眼站立、转身一周等，每个项目的得分范围从0分到4分，总分为56分。通常情况下，这一测试可以在20 min内完成。根据得分，可以将患者的平衡能力分为3个水平：0 ~ 20分表示需要坐轮椅的平衡能力水平，21 ~ 40分表示需要辅助步行的平衡能力水平，而41 ~ 56分则代表着独立行走的平衡能力水平。如果总得分低于40分，就意味着患者存在跌倒的风险。这些量表评估方法在康复治疗和临床实践中发挥着重要作用，有助于评估患者的平衡情况并制定相应的治疗计划。

3）平衡测试仪评定　平衡测试仪主要应用于定量评估平衡能力，仪器包含静态和动态两种平衡测试模式。它利用高精度的压力传感器和先进的计算机技术构建了一个完整的系统，包括受力平台（即压力传感器）、显示器、计算机以及专用软件。这种平衡测试仪的使用使得对平衡能力的评估更为精确和科学化。通过分析测试结果，医疗专业人员可以更好地了解患者的平衡问题，制订更加个性化和有效的康复治疗计划。这种平衡测试仪的应用有望在康复领域和运动医学中发挥重要作用，帮助人们提高平衡能力，减少跌倒风险，并提高生活质量。受力平台能够记录身体的摇摆情况，并把这些信息转换成数据输入计算机。计算机在特定软件的支持下，能够解析这些数据，并绘制出压力中心与时间的关系曲线。这条曲线以数据和图形的形式显示结果，因此也被称为定量姿势图。这种图表能够精确地描述出压力中心在平板上的投影与时间之间的关系，从而能够更准确地评估和改善个体的平衡能力。

2. 协调能力评估

协调是指人体控制运动的能力，以平稳、准确、有方向和有节奏的方式进行日常生活或运动。这包括了运用适当的力量和速度，以达到精确的运动目标。协调和平衡密切相关，协调能力不足会导致身体失去平衡。为了保持人体协调性，需要有3个关键步骤的参与：感觉输入、中枢整合以及运动控制。与平衡不同的是，协调的感觉输入主要涉及视觉和本体感觉，而并不包括前庭感觉。这3个环节协同工作，确保能够在各种运动和活动中保持协调和稳定。中枢整合主要依靠大脑和小脑的反射调节来完成，其中小脑的作用更为重要。如果小脑受损，会出现平衡功能障碍以及共济失调的问题。运动控制主要依赖于肌肉力量。

协调能力的评定，主要是观察受试者完成指定的动作是否直接、准确，时间是否正常，在动作的完成过程中有无辨距不良、震颤和僵硬，增加速度和闭眼时有无异常。评定时还需要注意共济失调是一侧性或是双侧性，什么部位最明显，睁眼、闭眼有无差异。

（1）上肢协调能力评定　常用以下几种方法。

1）指鼻试验　受试者用自己的食指，先接触自己的鼻尖，再去接触检查者的食指。检查者通过改变自己食指的位置，来评定受试者在不同平面内完成该试验的能力。

2）指对指试验　检查者与受试者相对而坐，将食指放在受试者面前，让其用食指去接触检查者的食指。检查者通过改变食指的位置，来评定受试者对方向、距离改变的应变能力。

3)轮替试验　受试者双手张开,一手向上,一手向下,交替转动;也可以一侧手在对侧手背上交替转动。

(2)下肢协调能力评定　常用的是跟-膝-胫试验。受试者仰卧,抬起一侧下肢,先将足跟放在对侧下肢的膝盖上,再沿着胫骨前缘向下推移。

(五)步态分析

步态是行走过程中身体的姿态,它由人体结构、运动调节系统和心理状态等多方面因素共同调节形成。通过运用力学基本原理,以及深入了解人体的解剖结构和生理功能,可以对人体行走功能的状态进行比较精准的分析。

1. 步态周期

步态周期是指一次脚步落地到下一次脚步落地所经历的时间,包括支撑相和摆动相。支撑相是指单侧足跟着地到足尖离地的过程,即足与支撑面接触的时间,约占步态周期的60%。摆动相是指从足尖离地到足跟着地的过程,即足离开支撑面的时间,约占步态周期的40%。

2. 步态分析常用参数

(1)步长　人体的步长是其在行走时,一侧脚跟着地到另一侧脚跟着地的平均距离。正常人在行走时,一般步长为50~90 cm,有疾病的人群这个距离会缩减。

(2)步频　步频是指人体在某一时间内行走的步数。步频的计算公式为:步频(步/min)=步数÷时间(min)。正常人的步频在95~125步/min这一范围内。

(3)步速　步速即步行速度,是指人体在步行过程中每分钟所行走的距离,可以用受试者在正常自然条件下步行10 m所需的时间来计算。在临床测试中,通常会让受试者以正常自然速度步行10 m,并测量所需时间,然后使用公式(步速=距离/所需时间)计算步行速度。

3. 步态分析方法

(1)观察法　受试者应按照个人习惯在一定范围内来回行走,观察者从不同角度(正面、背面、侧面)对其全身姿势及下肢各关节活动情况进行观察记录。此外,可以安排受试者进行变速行走,如快速、慢速转换或者自由放松步行,同时注意其步态有无异常。在步行过程中,测试者可以随机让受试者停止行走、坐下、站立、上下斜坡或楼梯、转身行走、原地踏步、绕过障碍物、闭眼站立等。对于使用助行器的受试者,尽可能不使用助行器行走。

(2)测量法　依据时间参数,请受试者在规定距离的道路上行走,用秒表测量行走耗时,实际行走距离要大于10 m。两端可采用滑石粉或者墨水,方便患者能够在规定的走道或地面上铺的白纸上留下脚印。测试距离应不小于6 m,每侧脚应留下3个连续的脚印，以便分析左右两侧的步态参数。

(3)步行能力评定　常用 Hoffer 法、Holden 法，详见表 2-6、表 2-7。

表 2-6　Hoffer 步行能力分级

分级	评定标准
Ⅰ级：无法行走	完全无法行走
Ⅱ级：非功能性步行	无法独立行走，需要借助于膝-踝-足矫形器或拐杖等器械才能够在小范围内行走，又称治疗性步行
Ⅲ级：家庭性步行	主要是借助于踝-足矫形器、手杖等器具，实现在室内自由行走的目标，但是无法在室外长时间进行
Ⅳ级：社区性步行	借助踝-足矫形器、拐杖等辅助器具，个体能够在室外和社区内进行独立的行走、散步、逛公园、前往诊所、购物等活动。然而，由于某些限制因素，这些活动不能持续太久。每当需要离开社区进行长时间的步行时，个体仍需用轮椅

表 2-7　Holden 步行功能分类

级别	表现
0 级：无功能	患者无法正常行走，需要借助轮椅或多人的协助才能够正常步行
Ⅰ级：需持续性的外力帮助	需使用辅助性器械或需要一个人连续不断地搀扶才能行走及保持平衡
Ⅱ级：需少量帮助	能够正常行走但是平衡能力不佳，仍有摔倒的风险。患者在进行测试时，需要有辅助人员在一旁给予帮助，这种帮助可以是持续性的也可以是间断性的。也可让患者使用矫形器、拐杖等器具来保持身体平衡
Ⅲ级：需监护或言语指导	能够正常行走但是平衡能力不佳，需辅助人员在不接触身体的前提下，在一旁监护或利用言语对患者进行指导
Ⅳ级：平地上独立	患者在平地上能自我独立步行，但在凹凸不平的地面上、上下斜坡和上下楼梯的过程中仍有困难，需辅助人员的帮助或监护
Ⅴ级：完全独立	在任何地方都能独立行走

注：表 2-6、表 2-7 引自宋为群、王晓臣主编《康复医学》，人民卫生出版社，2014。

(4)实验室动态分析　实验室动态分析包括两个主要组成部分，即运动学分析和动力学分析。运动学分析主要观察步态的距离和时间参数特征，如步长、跨步长、步频、站立相和摆动相在步行周期中分别所占时间及其比例，以及步行速度等。动力学分析主要观察特定步态的显著特征，并对其成因进行深入研究。这一分析过程需要利用高科技设备，因此成本较高，而且相对复杂，通常用于步态研究。

在进行步态分析时，实验室通常需要以下具体设备。

1）摄像机　摄像机通常配备红外线发射源，安装在实验室的不同角度位置，用于捕捉受试者的步行过程。

2）反光标记点　小球状，粘贴于关节部位。

3）测力台　测力台主要用于测量受试者在行走时与地面的支撑反应力，这有助于分析步态特征。

4）表面肌电图　表面肌电图电极被放置在受试者被测肌肉的表面，用于记录步行过程中肌肉活动的变化，以更深入地了解步态特征。

5）计算机分析系统　这个系统用于将摄像机、测力台和表面肌电图采集到的数据进行三维分析，提供详细参数和图形。

这些设备和分析方法的综合应用使实验室能够深入研究和理解步态，为改善步行功能和康复提供关键信息。

4. 常见异常步态及其原因

（1）中枢神经损伤引起的异常步态　临床上最常见，包括以下几种。

1）偏瘫步态　多见于各种原因所致的脑损伤。由于下肢伸肌紧张导致步态周期中髋、膝关节痉挛，膝不能屈曲，髋内旋，足内翻下垂。行走时患腿在摆动向前迈步时下肢由外侧盘旋向前，故称盘旋步或画圈步，上肢常出现屈曲内收，停止摆动。

2）截瘫步态　多见于脊髓损伤。截瘫患者通过训练，借助手杖、支具等可达到功能性步态，但截瘫较重患者，双下肢可因肌张力高而始终保持伸直，行走时可出现剪刀步，甚至足着地时伴有踝阵挛，而使行走更加困难。

3）脑瘫步态　见于脑性瘫痪。髋内收缩肌痉挛，导致行走中两膝常互相摩擦，步态不稳，呈剪刀步和交叉步。

4）蹒跚步态　见于小脑损伤导致的共济失调。行走时摇晃不稳，不能走直线，状如醉汉，又称酩酊步态。

5）慌张步态　见于帕金森病和基底节病变。行走时上肢缺乏摆动动作，步幅短小，并出现阵发性加速，不能随意停止或转向，称慌张步态或前冲步态。

（2）周围神经损伤引起的异常步态

1）臀大肌无力　由于伸髋肌群无力，行走时躯干用力后仰，重力线通过髋关节前方以维持被动伸髋，并控制躯干的惯性向前，形成仰胸凸肚的姿态。

2）臀中肌无力　由于髋外展肌群无力，不能维持髋的侧向稳定，行走时上身向患侧弯曲，重力线通过髋关节的外侧，依靠内收肌来保持侧方稳定，并防止对侧髋下沉，带动对侧下肢摆动。如果双侧臀中肌均无力，步行时上身左右摇摆，形如鸭子走步，又称鸭步。

3）股四头肌无力　由于伸膝肌无力，行走时患腿在支撑期不能保持伸膝稳定，上身前倾，重力线通过膝关节的前方使膝被动伸直。有时患者通过稍微屈髋来加强臀肌及股后肌群的张力，使股骨下端后摆，帮助被动伸膝。如果同时合并伸髋肌无力，就需要俯身向前，用手按压大腿使膝伸直。

4）胫前肌无力　胫前肌无力常源于踝背肌无力。患侧下肢在摆动期呈现足下垂，患者通过增加屈髋和屈膝来防止足尖拖地，又称跨栏步。

（3）其他原因引起的异常步态

1）短腿步态　如一侧下肢缩短超过 3 cm，患腿支撑期可见同侧骨盆及肩下沉，摆动期有患足下垂。

2）疼痛步态　当各种原因引起患腿负重时疼痛，患者尽量缩短患腿的支撑期，使对侧下肢跳跃式摆动前进，步长缩短，又称短促步。

第三节　运动负荷试验

当机体处于运动状态时，心脏负荷加重，通过神经体液的调节作用可以扩张冠状动脉，增加冠状动脉血流量，以满足心肌耗氧量增加的需求。当冠状动脉狭窄程度在 50% ~85% 时，冠状动脉通过自身调节作用，使静息状态下冠状动脉血流量维持正常。

运动负荷试验是通过增加运动负荷量，从而增加机体耗氧量，并对患者进行机体功能评定的一种检测。以往临床上常用于胸痛患者的明确诊断。虽然冠状动脉 CT 或冠脉造影术已经广泛应用于冠状动脉病变，但运动负荷试验作为一种无创检测尤其在功能评估上，它的重要性并未因此改变。近年来，运动负荷试验也常应用于心肺疾病的诊断和鉴别诊断、对冠状动脉扩张药的疗效评定、心肌梗死后缺血状态的评定、体适能的评估、心肺疾病预后的判断、术前评估等方面。在心脏康复领域，运动负荷试验中的心肺运动试验不仅能准确地评价患者运动能力、指导运动处方的制定和修正，而且对治疗效果的评价也非常重要。

一、运动负荷试验方案

冠心病患者可选择使用活动平板、自行车功率计或二阶梯运动试验等方式。具体运动负荷试验方案可以根据实验室的具体情况而定，通常采用次极量运动试验。其中使用较多的是 Bruce 次极量运动试验方法。试验开始前，需要记录患者的血压、心率和心电图，并建立通畅的静脉通道。运动介入阶段运动负荷递增。当达到预期最大心率的 85% 时，立即注射心肌灌注显像剂，并在最大负荷下继续运动 2 min。当冠状动脉存在一定程度的狭窄（非重度狭窄）时，患者在静止状态下可以不发生心肌缺血；但当运动负荷增加伴随心肌耗氧量增加时，冠状动脉血流量不能满足相应需求，因而引起心肌缺氧、缺血，心电图上出现异常改变。

1. 运动平板试验方案

目前运动平板试验最常用的方案是 Bruce 方案及改良的 Bruce 方案。Bruce 是目前最常用的方案，其一级能耗为 5 METs，相当于 17.5 mL/(kg · min) 氧耗。Bruce 方案氧气耗量值及做功递增量较大，多数运动 3 ~ 4 级即已达到目标心率。心功能较差的患者建议选择改良的 Bruce 方案。难以判断个体状态时，运动强度宜从小开始。

当熟练掌握运动平板试验后，运动平板的方案可以根据患者的初步测试进行个体化的调整。总目标是使患者既能够在测试中有足够的运动强度作为心血管系统的负荷，又能使患者避免运动时间过长而造成骨骼肌疲劳，因此整个测试的时间应该控制在 8 ~ 12 min，运动能力较差的患者应控制在 6 ~ 8 min 内。根据患者的运动时间和运动强度来设计平板的逐渐递增负荷。

2. 六分钟步行试验方案

心力衰竭患者功能状态和心力衰竭严重程度可以通过徒步运动试验（六分钟步行试验，6MWT）进行评估。在该试验中，受试者以他们所能承受的最快速度行走，行走持续时间为 6 min，记录行走距离。该方案相较于经典、更剧烈的运动试验能更好地反映患者平时日常生活中的运动量。

Bittner 结合患者的具体疾病状况，将六分钟步行测试的结果分为 4 级，级别越低，心肺功能越差。

一级：步行距离小于 300 m。

二级：步行距离 300 ~ 374.9 m。

三级：步行距离 375 ~ 449.5 m。

四级：步行距离大于 450 m。

需要注意的是，六分钟步行试验的结果受到多种因素的影响，例如年龄、身高、体重和性别等。因此，目前更推荐使用六分钟步行距离绝对值的变化进行比较。测评运动能力的试验需要操作者有很好的技术，且执行严格操作规范，尽量控制试验过程本身导致的差异。

二、运动负荷试验的适应证

1. 运动平板试验的适应证

运动平板试验可用于协助医生诊断心脏疾病、筛选无症状的心脏病患者、评估冠状动脉狭窄的严重程度、确定心脏手术的适应证、了解心脏病患者的日常活动能力，以及观察药物治疗或手术治疗的效果。通过运动平板试验，医生可以对患者的心脏功能和运动耐量进行全面的评估，从而制订出更为精确的治疗计划。此外，运动平板试验也能够检测出潜在的心脏病发病风险，有助于及时采取预防措施，对保持身体健康具有重要意义。

2. 六分钟步行试验的适应证

六分钟步行试验可用于评价心血管或呼吸系统疾病患者的运动能力、医疗干预疗效以及预后评估。随着心肺康复工作的推广及普及，也作为给予患者治疗、用药、运动康复的指标。近年来，六分钟步行试验的适应证范围也在不断扩大。六分钟步行试验可以在患者入院、住院过程中以及出院前，对其病情发生变化的情况进行评估，主要用于以下疾病病情和治疗的评估：高血压、冠心病、心肌病、肺动脉高压、心力衰竭、慢性阻塞性肺疾病、支气管哮喘等。

三、运动负荷试验的禁忌证

1. 运动平板试验的禁忌证

大多数心血管医生应该知道，运动平板试验是具有一定危险性的试验，其急性事件的发生率高于心脏运动康复的实施过程，因此把握运动平板试验的禁忌证及可能出现的危险因素非常重要。

绝对禁忌证主要包括急性心肌梗死（2 d 以内），高危的不稳定型心绞痛，未控制的伴有临床症状的心力衰竭，未控制的伴有临床症状的心律失常，急性心肌炎或心包炎，急性主动脉夹层，急性肺栓塞或肺梗死，严重主动脉狭窄，急性疾病（感染、甲亢、严重贫血），残疾（妨碍运动安全和准确测试）。

相对禁忌证主要包括电解质紊乱，严重的贫血，心动过速或过缓，高度房室传导阻滞，中度狭窄的瓣膜型心脏病，精神上和身体上异常不能运动，冠状动脉左主干中、重度狭窄，肥厚型心肌病或其他形式的流出道梗阻。

2. 六分钟步行试验的禁忌证

绝对禁忌证是近 1 个月出现过不稳定型心绞痛或心肌梗死、心力衰竭恶化、急性深静脉血栓形成、肺栓塞、心肌炎症、心内膜炎。

相对禁忌证是静息心率大于 120 次/min，收缩压大于 180 mmHg，舒张压大于 100 mmHg、不受控制的动脉高血压。

四、试验操作及注意事项

（一）运动平板试验操作及注意事项

1. 试验操作

首先患者要进行一次普通心电图检查。检查前一日停服 β 受体阻滞剂如美托洛尔（美多心安）、阿替洛尔（氨酰心安）及比索洛尔（康可）等，钙离子拮抗剂如硝苯地平（心痛定）等，以及硝酸酯类等药物。检查时医师在患者胸部贴上电极，连好机器，受检者站在平板上，两手扶杆，开始运动。运动试验分极量、次极量运动，一般做次极量运动试验。运动量是由改变平板转速和坡度而逐渐增加，达到所要求的心率次数（根据年龄计算）。每级运动时间为 3 min，运动中连续进行心电监护，每 3 min 记录一次心电图、测量一次血压。运动结束后还需每隔 2 min 记录心电图，测量血压 3～4 次。运动中如果有胸痛发作，出现呼吸困难、头痛、头晕、步态不稳、运动失调及极度疲劳，应及时告诉医师。

2. 注意事项

（1）保持充分的皮肤暴露并进行适当处理 确保皮肤充分裸露且处于良好状态。如果在电极安装区域有较多的胸毛，需要将其修剪，使用细纱布轻轻擦拭电极安装区域的皮肤，以去除角质层，最后用酒精擦拭皮肤，直到皮肤微微泛红。

（2）确保电极准确安装 电极安装位置正确至关重要，可以最大限度地减少运动过程中的干扰。通常，肢体导联采用 Mason-Likar 改进肢体导联系统，这个导联系统已被美国心脏协会认可。

（3）进行基准测量 在开始运动试验之前，需要进行 12 导联心电图的基准测量。只有在确保患者没有 ST 段急性抬高、没有心绞痛症状，并且血压保持在正常范围内的情况下，才能着手进行运动试验。这些准备步骤有助于确保测试的安全性和可行性。

（二）六分钟步行试验操作及注意事项

1. 试验操作

测试人员需要在平坦的地面画出一条 30.5 m 的直线，两端各置一座椅，供测试人员和受试者使用。受试者需要沿直线尽自己所能快速行走，直到 6 min 停止，以测试人员喊“停”的最后一步为止。

在正式步行测试前，需要先让受试者进行 2 次预步行，每次间隔 1 h，然后再进行 2 次步行。如果 4 次步行距离的差异小于 10%，则以 4 次的均值作为最终结果；否则，还需增加 1 次步行。行走时，受试者需沿直线尽快步行，在行走过程中要避免出现快速转身和走环形路线的情况。在试验期间测试人员需要坐在一端终点计时。尽量不对受试者进行语言性鼓励，若要鼓励可定时使用固定、平稳的鼓励性语言。对于同一受试者，应采用一致的方法。试验前后，测试人员需要记录受试者的血压、心率和呼吸次数。有条件时，可同步检测血氧饱和度。试验中，需准备硝酸甘油等抢救药品以备不时之需。试验环境应安静、通风良好且温度适宜。

在受试者抵达实验场地的前 10 min，需要在起点附近准备好一把椅子供其休息。开始前，测试人员需要核实受试者是否有禁忌证，并确保其穿着适宜的服装和鞋子。实时测量并记录受试者的血压、脉搏、血氧饱和度等数据，并填写相应的表格，使用 Borg 评分量表（表 2-8）对受试者的呼吸困难症状做出评价。

表 2-8 Borg 评分量表

分级	呼吸困难程度	分级	呼吸困难程度
0	全无感觉	5	严重
0.5	非常非常微弱,仅仅可察觉	6	5~7 之间
1	非常轻微	7	非常严重
2	轻微	8	7~9 之间
3	中等	9	非常非常严重,接近顶点
4	有点严重	10	达到顶点

注:本表引自医学名词审定委员会、呼吸病学名词审定分委员会编《呼吸病学名词》,科学出版社,2018。

2. 语言指导

在患者进行步行测试时,可用以下语言进行指导。

(1)在进行这项测试时,首要目标是在 6 min 内尽可能地走更远的距离。请在这条过道上来回行走。请尽力走,但不要快跑或慢跑。

(2)试验时可能会感到呼吸急促,或者感到非常疲劳。如果需要,可以减慢步伐,甚至停下来稍作休息。在休息的过程中,可以依靠墙壁,但需要注意的是,一旦感觉体力恢复后,就需要加紧时间继续向前走。

(3)测试活动范围主要在这两个锥形路标之间,在经过路标的时候无须犹豫。

(4)在开始测试前,我们需要确认您是否已经准备好。

(5)我们将记录您来回走的次数。请牢记,测试的最终目标是判断您在 6 min 内走出的最终距离。

(6)在测试过程中,我将带领您到测试起点。需要强调的是,在测试期间,我将一直站在起点线附近,无须跟随您行走。当您准备好后,我们将开始计时。每当您回到起点线时,我会记录下您的折返次数,并确保您能看到这些记录,就像短跑比赛中裁判按下秒表一样。

(7)在测试期间,我将为您提供口头指导,并确保计时器和我的时间同步。一旦开始行走测试,我会每分钟用鼓励的话语提醒您坚持下去。

测试开始时,可以对患者说:"准备好了吗?我们马上开始测试。"

在测试开始 1 min 后,可以对患者说:"您做得不错,还有 5 min 要完成。"

当测试时长还剩余 4 min 时,可以这样对患者说:"很好,请继续坚持,您还有 4 min 要走。"

当测试时长还剩余 3 min 时,可以鼓励患者说:"非常棒,您已经完成一半的时长了。"

当测试时长还剩余 2 min 时,可以这样对患者说:"不错,请您再坚持一会儿,还有 2 min 就结束了。"

当测试时长仅剩余 1 min 时，可以表示肯定地告诉患者："您做得不错，只剩最后的 1 min 了。"

注意：在整个测试过程中，要避免使用任何语言或肢体语言来明示或暗示患者加快步行速度。

当计时器计时到达 6 min 时，可以说："停！"然后走到患者身边。如果患者在测试过程中显得非常疲劳，可以提供轮椅以便他们坐下。在患者停下的位置，可以放置一个物体或标记，以标识测试的终点。

如果患者未能在 6 min 内完成测试，或者患者选择提前结束测试（或者测试人员认为不宜继续进行测试），可以将轮椅推至患者面前，让他们坐下，并记录下中止测试的时间、步行距离以及中止测试的原因，这些信息都要记录在工作表上。

在测试结束后，鼓励患者分享他们在测试中的表现，同时，在患者休息的同时，记录下他们行走后的 Borg 呼吸困难评分和疲劳程度。还要询问患者是否有限制他们行走距离的状况以及是否有不适感。

3. 注意事项

（1）患者试验经验　虽然大多数试验中一次试验经验的影响可以忽略不计，但仍然需要考虑到这种潜在影响。在完成一次试验后，至少需要等待 1 h 才能进行第二次试验。六分钟步行距离治疗前距离最长的结果应作为治疗前的基础水平。患者往往具有较强的求胜欲望，通过多次试验，他们可以提高动作协调性、找到最佳步幅并克服焦虑，从而使结果有所增加，但这种增加不会持久。

（2）技术人员试验技巧和经验　对于试验结果的取得，技术人员或家属的鼓励非常重要。可采用规范化的语言来激励患者。若未使用规范化的语言，则有可能导致结果出现偏差。我们规定每分钟规范化用语鼓励患者一次。尽管有研究显示，要求患者以最快的速度行走可增大六分钟步行距离，但是部分心脏病患者可能会因此加重心脏负担，较早出现疲劳症状，甚至出现危险，因此并不建议这样进行试验。

（3）吸氧方式和剂量　在步行时吸氧并计划进行多次试验的情况下，每次都需要以恒定的方式吸入相同流量的氧气。如果后期试验由于呼吸功能减退而不得不增加供氧量，则需要在记录表中对此进行标注，并且在分析结果时要考虑到这一点。同时，还需要记录供氧设备的类型，例如患者携带液态氧或推拉氧气瓶，或是间歇性供氧、连续供氧，或者由技术人员携带氧气源跟随患者（不提倡）。在氧气供应发生变化之后，应等待至少 10 min 再进行脉搏测量。已经有多项研究指出，对于患有慢性阻塞性肺疾病和肺间质病的患者来说，吸氧后可以增加六分钟步行距离。然而，重症呼吸功能不全的患者如果携带便携式氧气装置但不使用它吸氧，平均结果会降低 14%；如果运动时使用它吸氧，则能使平均结果提高 20% ~35%。

第三章　心脏运动健康管理运动处方

制定运动处方是体医融合的纽带，可以将患者、主治医生、家属、护理人员、康复治疗师等多主体凝聚在一起。实施运动处方是检验健康管理效果和心功能恢复的黄金手段，患者本身在实践中也能感知到自身变化。本章主要介绍运动处方的制定、参与运动处方制定的主体和具体运动锻炼内容，其中包括患者主观评价的方法、工具，适合我国居民的运动锻炼形式和训练计划，这些内容可以指导患者跟随体验、学习。

第一节　运动处方的制定

一、运动处方的概念

20 世纪 50 年代美国生理学家 Peter Karpovich 提出了“运动处方”这一名词。1969 年世界卫生组织正式采用这一术语。2018 年正式颁布的《ACSM 运动测试与运动处方指南》第十版将运动处方定义为：“运动处方包括运动频率、运动强度、运动时间、运动方式、运动总量及运动进阶等要素，是为不同年龄、不同体适能水平以及存在或不存在心脏病危险因素或心脏病人群制定的，用于促进健康及防治慢病的运动锻炼指导方案。”明确了运动处方的六大核心要素（FITTVP）：运动频率（frequency，F）、运动强度（intensity，I）、运动时间（time，T）、运动方式（type，T）、运动总量（volume，V）及运动进阶（progression，P）。我国较早推荐运动处方的著作是 1978 年由体育院系教材编审委员会《运动医学》编写组编写、人民体育出版社出版的《运动医学》，它把运动处方定义为“用处方的形式规定体疗病人和健身活动参加者锻炼的内容和运动量的方法”。2016 年，国家运动处方库建设课题组将国际认定的运动处方理论和应用的前沿成果与国内运动处方应用推广的现实情况相结合，并给予最新定义：运动处方是由专业运动理疗师根据运动需求者的健康情况、体质检查结果、运动风险评估等进行综合测评，给予制定适宜的、合规的、正确的运动强度、运动频率、运动时间、运动方式、运动总量及进阶情况，最终形成目标明确、系统性个性化健康促进及疾病防治的运动指导方案。

一般而言,运动处方指的是以提高心肺功能为主要目的的一种方法。但在实际应用上,运动处方也可以用于一些慢性疾病的康复治疗、肢体功能的锻炼、矫正操锻炼等,以"处方"的形式给予需求者定量的个性化运动方案,也就是我们常说的体育疗法。

依照人们进行体育运动的目的,大致可以将运动处方分为两大类。第一大类是以治疗为导向的运动处方,主要是集中于治疗某些慢性疾病和康复阶段患者(如冠心病、糖尿病、高血压、代谢综合征、心脑血管疾病等),使体育疗法更加科学化、合理化、定量化、系统化与个性化。第二大类是以预防为导向的运动处方,常用于长期从事脑力工作和久坐办公室者、身体较为健康的中老年人群,使他们更加合理有效地进行运动健身,防止身体产生慢性疾病的损害,同时可以防止身体过度劳损与过早衰老。

除此之外,运动处方还可以按照不同器官、不同系统进行分类,根据机体参与锻炼的范围可分为局部锻炼与全身性锻炼等。健身人群可以按照自身需求选择适合的运动处方与运动形式,从而更有利于提高科学健身水平与健身效果。

二、制定运动处方的根据

运动处方是针对个人身体情况所制定的个性化、科学化、定量化的体育锻炼形式,其主要特点是个性化,根据个人不同情况针对性地制定运动处方,避免不合理的运动伤害身体,更好地达到防病治病的目的。运动处方的种类多种多样,运动的健身功能只是其中一项,其定位为:根据从事运动锻炼爱好者的身心特点,以处方形式确认体育运动的主要内容、锻炼频率、运动时间、运动强度、运动负荷等,致力于提高身体素质、增强体质,促进健康,提高生活质量水平等。其特点是:不受性别、年龄、体质的影响;具有针对性、计划明确、容易坚持。锻炼者身体状况及健康测试应安排在运动处方制定之前,首先需要对进行体育锻炼的人群进行系统的体质健康测试,再进行心肺功能的相关测试,方便了解自身体力活动水平。目前大多数采用库珀 12 min 跑的方式来检测心肺功能,然后根据自身各项目检测结果,结合年龄、性别、体质状况、运动兴趣、运动经历等制定个性化运动方案。同时,根据锻炼人群的特点,确定运动处方的锻炼目标和运动项目。还可以根据锻炼人群的身体素质设置不同等级的运动处方,如初阶、中阶、高阶。体育运动属于成就性活动形式,需要设置一系列行为导向目标。目标的设置可以激发人的内在动力,引导人们积极完成所设目标。目标可分为短期目标、中期目标、长期目标,进行体育运动所设置的目标应具体、明确、可量化,这样才能更好地完成所设目标。根据体力测试所得数据进行评分,结合所得分数进行单项素质均衡发展,力求达到机体全面发展。体育运动项目的选择和确定应根据每个人的年龄、性别、身体素质、健康状况等均衡考虑。

三、制定运动处方的原则

1. 安全性原则

安全性是指在科学运动方式改善心血管疾病的同时,也可规避因不适当运动强度、运动形式所带来的心血管危险事件(如猝死、心绞痛发作等)、代谢紊乱、失眠多梦以及肌肉韧带损伤等。因此,身患心血管疾病的患者在进行运动治疗时要严格掌握身体状况。因为对于心血管病患者来说,运动时的活动量往往大于日常体力活动,所以运动前首先需要咨询医护人员或专业运动康复师,根据测得各项生理指标如血压、心率、体力活动水平、用药和合并症情况,进行运动前的心肺运动测试,以规避因运动不当所带来的心血管急性事件发生或者已有症状的加重。此外,制定运动处方时应当考虑患者当前的运动能力水平与体力活动水平,做好充分的热身活动,运动后及时进行放松活动,放松肌肉韧带,避免产生运动性疲劳、肌肉骨关节损伤或心血管急性事件的发生,保证运动过程中的安全性。安排合适的运动时间,以避免一些特殊情况的发生,并防止运动过度造成肝肾损伤。对患者的评估有困难或难以把握时,应该谨慎地从少到多、从低到高,密切观察其实施过程。

2. 科学性原则

心血管疾病患者的运动必须讲究科学性,以有氧训练为主,可以适当辅助以力量训练。对于肥胖的心血管疾病患者建议以消耗能量为目的,取长时间、低中强度的有氧耐力运动;而骨骼肌萎缩的患者以重建骨骼肌为主,采取抗阻训练。运动间隔时间不宜超过3 d。心血管疾病患者每周至少进行150 min中等强度有氧运动(50% ~70%的最大心率)或75 min的高强度有氧运动。对无禁忌证的心血管疾病患者鼓励每周进行3次耐力运动。运动方式应根据患者自身实际情况和喜好选择,强调多样性和趣味性。体育运动项目的选择要充分考虑患者的年龄特点、病情进展、社会资源、经济状况、文化背景以及体质等因素,并将有益的体力活动融入日常生活中,从而更有利于心血管疾病患者开始和维持运动治疗。心血管疾病患者进行运动训练应该持之以恒、坚持不懈并且维持终身。

3. 个体化原则

个体化的运动治疗方案应根据患者的病情进展情况、病情严重程度以及合并症特征,并综合考虑患者的经济状况、文化背景、运动经历、运动环境、年龄等多方因素而制定,符合患者个人特点。因每位患者的生活方式、致病因素、运动风格有所不同,所以运动处方的制定必须遵循个体化原则。

个体化的内容包括:基础心脏病,心脏功能,运动负荷试验的数据,运动时的血流动力学反应,有无心肌缺血或缺血阈值,个人运动经验及体育能力,个人进行体育运动的条件等。心脏病患者如果存在下列状况，在进行体育运动过程中一定要特别注意（绝对禁忌证或者是相对禁忌证）：并发各种急性感染的情况下，尤其是高热或者发热时，不能进行运动，应该在温度降低，或者恢复正常体温后，根据身体情况再决定是否进行运动；合并未控制的高血压症，当血压超过 180/120 mmHg 时，应在进行药物治疗并且血压稳定在正常范围内后再进行运动；合并严重心功能不全者，稍微运动一下就感觉到胸闷气短，并且可能在活动后症状加重，应在药物治疗待症状稳定后再进行运动；严重糖尿病合并肾病，应咨询医师后再选择合适的运动；合并有重症眼底病变，进行眼科检查发现有眼底出血的患者，应当到医院咨询专业医生的建议后再进行锻炼。此外要询问和调查患者日常的活动方式和运动习惯，掌握患者运动能力和日常活动的类型，再决定运动量和运动种类，并制定出相应的运动处方。可供选择的运动形式包括有氧慢跑、健身气功（五禽戏、八段锦、太极拳等），同时还可以进行一些球类运动包括乒乓球、羽毛球、网球运动，这些都是有效的运动方式，可根据患者的兴趣爱好及环境条件加以选择。

4. 专业人员指导原则

专业人员包括心血管医师、康复医师、运动治疗师等。心血管病患者进行运动治疗首先应由运动医学或康复学专业人员进行效益/风险评估。了解现病史、家族史以及现有主要并发症情况，调查患者的个人生活习惯、饮食营养状况及状态、日常生活热量消耗情况，据此判断是否适合进行运动治疗；在此基础上进行运动耐力测试和心电图运动负荷试验来详细确定运动处方方案，其中涵盖锻炼强度、锻炼频率、锻炼时间、锻炼类型和运动注意事项。为此，作为运动治疗的专业指导人员必须具有心血管知识、基础疾病知识、运动生物化学、运动医务监督、运动营养、运动解剖、运动生理等知识结构和应用技能，才能确保运动治疗的有效性和安全性。

四、常见运动处方模型

常用的运动处方有两种：一种是体育保健师或体育保健医生给锻炼者制订适合自身条件的运动计划，就像医生针对不同患者开具不同药物一样；另外一种是锻炼人员根据自身实际情况个性化制订运动方案，旨在提高身体功能素质。

无论哪一种处方，都应包括如下内容。

（1）对于机体运动能力和身体状况的检测结果及总体评价。

（2）确认练习的具体内容，即讲明运动锻炼应采用的方式，以及动作要点和要求。

（3）确认练习的具体强度，这是制定运动处方的重中之重，制定时要根据锻炼者的身体健康状况、身体运动功能、年龄等因素来确定。

（4）确定每次锻炼的时间，每天锻炼时间也要根据身体能力和运动项目的特点来考虑。日本学者提出"在制定运动处方时，运动时间最短是五分钟，最长是一个小时"。

（5）确定运动频度，即每周应活动天数。如若自身条件允许，每日活动量制定为 1~2

次为佳。运动处方执行的基本要求是,每周活动量不能少于2次,因为运动量太小无法达到运动效果。

(6)提出运动注意事项,可指出禁止参与的运动类型,锻炼者在进行运动时要观察基础生理指标,如出现异常现象,应立即停止运动。

五、不同人群运动处方的制定

运动处方是指医生、康复治疗师根据患者年龄、性别、心肺功能状态、运动器官的功能水平以及身体健康状况、锻炼经历等,以处方的形式制定的一套完整的、科学的、系统的和符合不同条件的运动计划。一套完整的运动处方包括有氧训练、力量训练、柔韧性训练及平衡功能训练4个部分。一次运动康复总时间为60~90 min,其具体内容包括锻炼方法、锻炼时长、锻炼频率、锻炼强度以及注意事项等。

根据锻炼者不同的身体条件、身体状况及锻炼目标,运动处方可以分为两种,一种是针对普通人群的预防性运动处方,一种是针对患者的治疗性运动处方。

(一)普通人群预防性运动处方的制定

对于健康型青年和成年人,他们的体力、精力处于人生全过程中最充沛的阶段,最好选择球类、健美操、武术、游泳以及《国家体育锻炼标准》规定的项目等。

针对健康型的中老年群体,应注重改善其心血管功能水平,要坚持进行有氧体育锻炼,可以选择的运动形式有慢跑、骑自行车、游泳、爬山、网球、羽毛球、健美操、太极拳、八段锦、五禽戏、易筋经等。其运动强度的把握至关重要,运动强度一定要坚持适度原则,安全有效是制定和执行运动处方的关键。

心率作为定量化的生理指标常常使用在衡量运动强度方面。研究显示,运动时心率在120次/min以下时,身体的生理指标如血压、脉搏、血液、尿蛋白、心电图等指标均无明显变化,所以其健身价值不突出。当运动负荷强度使机体心率达到140次/min时,心脏的每搏输出量几乎接近最佳状态,健身效果显著。当运动负荷强度达到150次/min时,每搏输出量最大,强身健体的效果也最好;当运动心率达到160~170次/min时,虽然此时机体并无明显不良反应,但是也并未出现更好的健身效果;当运动心率达到180次/min时,体内的免疫球蛋白开始减少,这时机体极易感染疾病,并容易造成运动损伤与运动性疲劳。所以通常把运动心率达到120~150次/min定义为运动锻炼效果的最佳区间。但在实际应用时,要根据锻炼者的年龄特点、性别、身体素质等对此区间心率做出适当调整,使运动效果达到最佳状态。对于心脏病患者而言,不能因为刻意要求心率而导致身体出现异常状态,患者首次进行低强度的有氧运动如太极拳、五禽戏、八段锦等,结束之后心率可能并不会达到所谓的140次/min,但通过运动时的调息,体内气血得以稳固,身体开始朝着有益的方向发展,这对于患者而言便是良好的开始。

(二)心血管疾病患者治疗性运动处方的制定

作为心脏病患者,除了改变饮食习惯、保持心情舒畅之外,加强体育锻炼也是改善心脏病症状的有效方法,因为引起心脏病的一个很重要的原因是运动不足导致身体代谢异常,出现三高(血压、血糖、血脂高),从而损害了心脏的血管。心脏病患者只有在心肌缺血急性发作期,或者合并急性心力衰竭、急性感染和其他一些急性病的时候需要静养,而过了急性期之后就需要逐步恢复运动。因此,心脏病患者绝大多数情况下需要在医院心脏康复中心专业人员的指导下运动。由于我国对心血管疾病患者的长期管理相对落后,患者出院之后,没有医生对患者进行长期的心脏运动康复指导,导致患者反复住院装支架、做搭桥,甚至“二进宫”“三进宫”,这不仅极大浪费医疗资源,也给患者本人及其家庭造成了极大的负担。

心脏康复的五大处方包括药物处方、运动处方、营养处方、心理处方和戒烟,其中最为重要的就是运动处方。安全、有效、科学的运动处方不仅可以提高患者的运动能力,还能改善症状和心功能,预防心血管再次发生狭窄和堵塞的风险。目前我国心血管医生还缺乏对患者运动指导的经验,导致我国心脏病患者的运动常处于两极分化状态,大部分患者不敢运动,极少部分患者又出现运动过量。如何为患者开具合理的运动处方让其合适地运动,值得临床医生学习和重视。

1. 心血管疾病患者运动风险的排除

心血管疾病患者,尤其是心脏血管狭窄比较严重或者以前做过心脏支架植入的患者,有一个检测项目叫运动心肺功能检查,它可以检测运动时的心电图、氧气代谢的数据、运动时的血压变化等。如果一个人在运动时出现严重的心肌缺血、严重的心律失常或者运动时血压过度升高,这样的人运动时风险会比较大,通常建议经过治疗后再开始运动。一般来说,排除了运动风险,严格按照医生制定的运动处方进行运动,基本上是比较安全的。

心脏病患者开始运动时最好在医院心脏康复中心进行,因为每个人的体能需要评估,比如运动能力(也就是心肺耐力)、关节柔韧性、平衡能力等。经全面的评估后医生才会给患者制定出个体化的运动处方,避免运动风险、运动损伤以及保证运动的有效性。此外,一般心脏病患者在开始运动时容易出现胸闷、心悸、气喘,这种症状到底是心脏病本身引起还是患者运动开始时不适应引起,需要专业人员的观察鉴别。如果患者开始在家运动时出现这样的症状,往往不能自我识别,最后导致患者各种忧虑而不能坚持运动。

2. 心脏病患者运动注意事项

进行运动锻炼前需要进行充足的热身活动,一般而言热身时间要控制在 5 ~ 10 min,可以进行各关节活动操或慢跑等,充分的热身活动可以减少身体遭受运动损伤概率,提高机体活动耐受性;每次体育运动结束后不能立即停止运动,要进行 5 min 的小强度运动或放松运动，避免因突然停止运动造成血压下降的情况；在运动途中需要时刻关注自身变化，观察运动时是否出现胸闷、胸痛、心慌气短、头晕目眩等情况，如若出现上述情况必须马上停止运动或减轻运动强度，根据自身情况选择是否继续运动，及时咨询医护人员；合并有高血压的患者，一定要将血压控制在正常范围后再开始运动，不然在运动过程中血压升高会加大心脑血管疾病发作的概率。

一般来说，在专业人员指导下运动1～2个月后，心肺功能检查指标里的最大摄氧量会提高。此外也可以通过同等运动强度下进行自我感觉粗略判断，比如，患者在运动康复前走上3楼就气喘、腿酸，而在运动康复后走上5～6楼才会出现气喘、腿酸，这样就表示运动康复后体能得到一定的增强。

3. 运动处方中不同运动形式的作用

（1）有氧运动　有氧运动是心血管疾病患者康复的重要基础，有氧运动可以减少全身脂肪堆积，控制血压、血糖、血脂，减轻全身的低度炎症，改善血管内皮功能，从根源上控制引起冠心病动脉粥样硬化的病因。

此外，通过有氧运动可以改善心脏病的症状、改善体能、提高耐受缺血的运动强度（比如原来爬3楼时出现心肌缺血导致的胸闷胸痛，经过运动康复后也许爬到5层楼才会出现）。有氧运动不仅能改善心脏病的缺血症状，还能控制引起心脏病的病因。有氧运动的形式有骑自行车、有氧慢跑、八段锦、健身操、游泳等，还可以选择网球、羽毛球、乒乓球、门球、保龄球等球类活动。每周最好进行3次以上的中等强度有氧运动，每次有氧运动的时间尽量能坚持30 min以上，体能差的可以从15～20 min开始。此外，有氧运动联合力量训练可更大限度地提高运动能力，改善全身功能。

（2）抗阻运动　抗阻运动又叫力量训练，比如采用哑铃、弹力带、俯卧撑、平板支撑以及一些器械所进行的力量训练等，是目前我国老年人锻炼项目里严重缺乏的项目。抗阻运动和有氧运动的良好结合，可以提高基础代谢率、改善运动耐力、刺激骨质形成、改善血糖血脂代谢等。女性和肌肉逐渐衰减的老年人合理进行力量训练获益更大，通常建议每周练习2～3次。

（3）柔韧性训练　柔韧性训练（如养心瑜伽）重视“静心”，即模仿对人体有益的自然姿势，使患者在练习中身心舒畅、平静内心。其练习的强度低，却能全方位地放松身体进而达到心理放松的目的，适合老年心脏病患者。养心瑜伽能改善老年心脏病患者的柔韧性，提高心功能。养心瑜伽注重对呼吸的控制，在呼吸过程中人体的呼吸肌和膈肌全程参与活动。通过规律的呼吸，调节血管内皮的张力，加快胸腔内脏器血流，降低肌肉活动度，使外周血管紧张度降低，改善大动脉血流，解除微循环痉挛状态，进而改善心肌缺血，延缓冠状动脉粥样硬化的发展。养心瑜伽中的仰卧腿部伸展和站山式动作一方面可加快全身血液循环，从而增加冠状动脉的血液供应，改变每搏输出量，增加心脏容量负荷，继而改善心肺适能；另一方面，通过锻炼可增强局部肌肉的代谢能力，使骨骼肌Ⅰ型和Ⅱ型的肌纤维横断面积增加，进而提高骨骼肌的质量，维持患者机体功能，强化肌肉力量，从而改善柔韧适能。

（4）平衡功能训练　平衡功能训练可以有效降低患者跌倒的风险。临床认为老年患者跌倒发生与下肢肌力、躯体平衡关系密切。若能在出院前进行下肢肌力与平衡测试，掌握患者下肢肌力及平衡状况，并依据测试结果开展下肢肌力及平衡功能训练，则有助于提高患者灵活性、协调性，预防跌倒的发生。

4. 具体运动方案的实施

（1）下肢肌力训练

1）股四头肌训练　指导患者身体坐直，膝关节呈 90°、双足平放在地面，膝关节伸展、踝关节跖屈，脚趾屈曲，坚持 5～10 s 放下。两侧交替进行。

2）直腿抬高　指导患者仰卧平躺，一侧下肢伸直，脚尖向上勾起抬腿，脚后跟离床面 20 cm，保持膝关节伸直，持续 10 s 放下。双侧交替进行。

3）桥式运动　仰卧状态下弯曲双膝，上背与双足下压，将盆骨及臀部上抬，伸直髋关节，双膝保持平行，空中维持 5～10 s 后身体缓慢放下，之后可依据训练状况逐渐由双桥过渡至单桥运动。上述训练每组重复 10 次，每天训练 2 组。

（2）下肢平衡恢复训练

1）单腿站立　指导患者借助桌椅为支撑进行训练，保持足尖朝前单腿站立 10 s，之后逐渐改为无支撑站立。

2）足跟足尖站立　站立于桌椅旁，以其为支撑正视前方，足跟和足尖连成直线维持 10 s，之后快速回归正常站立并更换另一足在前，依据训练情况逐渐过渡至无支撑。上述训练每组重复 10 次，每天训练 2 组。

一般来说，运动强度越低越安全，但是如果运动强度太低，运动时消耗的能量就比较少，所需要的运动时间就会延长，提高心肺功能的效果就会下降。所以评估运动时不仅要考虑安全性问题，运动效果同样需要考虑。

评估运动强度的方法有很多种，一般用运动时的心率（也就是每分钟心跳次数）或者运动时踩自行车的强度（也就是功率）来计算。不同年龄阶段、不同体能状态、是否服用减慢心率的药物都会影响到每个人运动处方制定时心率的范围，所以最好由心脏康复医生来制定运动处方。

心脏病患者在家锻炼时建议使用运动手表、运动手环或者心率带来监测运动前、运动中、运动后的心率。一般安静状态下的心率在 60 次/min 左右比较理想。运动时心率范围以医生制定的个体化处方为准，还需要结合个人当天的身体情况，比如自我感觉比较疲劳时可适当减轻运动强度。

六、运动处方各主体的职责

1. 政府的职责

政府可以为心脏康复患者制定相关政策和法规,为心脏康复提供政策支持和法律保障;提供资金支持,用于建设心脏康复运动设施和培训专业人员;组织宣传活动,提高公众对心脏康复的认识和重视程度;加强对心脏康复患者的监管措施,在不同区域设置可供休息的场所,确保心脏康复运动的质量和安全性。

2. 社会的职责

从社会的角度出发,可以提供心脏康复运动场所和设施,如健身房、运动场等;定期组织宣传,并在社区开展心脏康复教育活动,增强对心脏康复运动的宣传和推广,提高大众对改善心脏康复体育活动的认知度和参与度;组织志愿者参与心脏康复活动,为患者提供陪伴和支持;组织心脏康复运动相关活动,如健身培训班、康复运动比赛等。

3. 医生的职责

医生首先要对患者进行身体功能上的测试,评估其身体指标,评估患者心脏康复运动需求和适应性。详细制定个性化的心脏康复运动处方,处方内容包括锻炼的时长、每周锻炼的频率以及每次运动量的大小等;监测患者的运动效果和身体状况,根据其适应特点及时调整运动处方;提供心理支持和健康教育,帮助患者树立正确的康复运动观念;及时调整患者的运动恐惧心理,帮助患者克服不敢运动的认知障碍。

4. 社会体育指导员的职责

首先根据患者的身体状况,设计和指导心脏康复运动课程,包括热身、运动和放松环节;观察患者的运动姿势和基本动作,确保运动的正确性和安全性;提供专业的运动指导和建议,帮助患者合理安排运动时间和强度;选择民族传统体育运动项目时,应考虑动作的难易程度,细心教授;协助医生监测患者的运动效果和身体状况。

5. 患者及家属的职责

患者及其家属应当积极参与心脏康复运动,在医生和社会体育指导员的建议下,家属可以先进行动作的练习,及时指导并鼓励、监督患者进行运动;注意运动安全,遵守运动处方的安排,避免过度运动或者不适当的运动;家属应陪伴患者定期复诊,接受医生的检查和评估,及时调整运动方案;积极参与康复运动社交活动,与其他患者交流和分享运动方面的经验;患者家属应当建立良好的运动氛围,鼓励和支持患者执行运动方案。

第二节　有氧运动处方

有氧运动是指人体在氧气供应充分的环境下进行体育运动的形式,即在整个运动过程中人体需要氧气量与摄取氧气量的需求几乎接近,可以达到生理上的平衡状态。有氧运动一般是指强度较小,节奏缓和,运动后心脏跳动没有剧烈变化、呼吸较为平缓的运动形式。此类运动形式进行时间一般较长,持续运动时间会在 30 min 以上,例如慢跑、太极拳、五禽戏等。

一、有氧运动的益处

心脏病患者很适合做有氧运动,有氧运动不但可以帮助患者锻炼耐力、节奏感、促进肌肉收缩,而且运动是低水平运动强度,具有节奏慢、简单、适应性强等特点,中老年患者群体也可以很快适应有氧运动节奏。有研究表明,血脂异常会导致多种心脑血管疾病,心脏病患者的冠状动脉病变严重程度即与血脂异常有关。有氧运动可使胆固醇水平降低,使心脏病死亡率和致残率同步降低。目前,有氧运动用于治疗高脂血症合并冠心病已得到广泛认可,健步走、慢跑更适合中老年人作为长期运动项目。

概括起来讲,有氧运动主要有以下几方面的益处。

1. 增强心肺功能

有氧运动可以让患者呼吸慢慢加深,能提高肺活量,帮助心脏病患者提高吸氧能力。

2. 改善心脏功能

心脏病患者长期坚持有氧运动,心脏将会变得更加强壮,而且每次跳动输送的血液量也会增加,改善心脏血液供应能力。

3. 延缓心脏衰老

随着年龄慢慢增长,心脏衰老是不可避免的,但是通过长期坚持有氧运动可以起到延缓心脏衰老的作用。

4. 增加心肌力量

进行有氧运动,心脏跳动速度加快,且心脏的泵血能力增加,心肌力量也会相应得到加强和改善。

二、有氧运动的形式

1. 八段锦

八段锦是在中医学理论基础上，融合了阴阳学说、经络学说而创建的一种导引保健养生功。此功法动静结合、身心互动，具有提高人体平衡协调能力、防病治病、畅达脏腑的作用。文献记载，八段锦最早出现在南宋洪迈所撰写的《夷坚志·乙》中，并流传至今。2003 年国家体育总局健身气功管理中心正式推行此套功法，作为人民群众日常健身的选择。

八段锦一共八式动作，分别为“两手托天理三焦，左右开弓似射雕，调理脾胃须单举，五劳七伤往后瞧，摇头摆尾去心火，两手攀足固肾腰，攒拳怒目增气力，背后七颠百病消”。其练习特点是轻柔缓慢、阴阳平衡、动静相兼、心情放松、意念集中于一点。八段锦属于中低强度的有氧运动，强度适中，较为安全，并且对练习环境没有过多要求，可在室内进行也可在室外进行，各式动作也较为简单易学，适合中老年群体进行习练，便于推广。

八段锦可以舒展筋骨，充分拉伸并疏通经络。练习的同时要注重呼吸的配合，随着身体的起伏，呼吸的配合起到按摩胸腔器官的功能，从而达到防病治病、强筋健骨的效果。如“摇头摆尾去心火”和“两手托天理三焦”这两式动作，通过四肢躯体缓慢、柔和的运动，来达到伸筋拔骨、宣畅气血的作用。另外，习练时可以牵拉多处肌群，对四肢、颈椎、腰腹、躯干等全身重要部位进行充分拉伸锻炼，起到引导气血、保健肌理的效果，对机体进行全面调理。锻炼筋骨的同时对五脏起到升发阳气的积极作用，有效缓解冠心病患者心悸、胸闷的身体症状；同时对患者的心理精神状态也有着良好的改善作用，患者练习八段锦后焦虑、抑郁水平明显下降，睡眠质量显著提高。

2. 散步

散步是理想的锻炼方式之一，尤其是中老年人。散步能够促进全身的血液循环，加强心肌收缩力，促进心排血量，是适合于心脏病人康复的运动方式。散步的益处很多，但是也要因人而异，不同体质应该采用不同的散步方式。心脏病患者由于心脏功能受损，心肺功能不全，所以散步的步速不宜过快，避免诱发心绞痛，步行的速度最好控制在 80～110 步/min。心脏病患者还要注意最好选择下午或晚饭后散步，不要选择早晨，因为早上是心脏病恶性事件发生率较高时段。

散步前，全身应自然放松，调匀呼吸，然后再从容散步。若身体拘束紧张，动作必僵滞而不协调，影响肌肉和关节活动，达不到锻炼的目的。在散步时，步履宜轻松，闲庭信步，周身气血方可调达平和、百脉流通。散步时宜从容和缓，百事不思，不要匆忙。悠闲的情绪、愉快的心情，不仅能提高散步的兴趣，也是散步养生的一个重要方面。散步须注意循序渐进、量力而行，做到形劳而不倦，否则过劳耗气伤形，达不到散步的目的。

3. 太极拳

太极拳是我国著名传统功法之一，距今已有上千年的历史。太极拳动作轻柔缓慢，身体放松，心平气和，思想意念集中于一点，练习太极拳可以使大脑皮质的抑制与兴奋功能机制得到平衡，进而提高防病治病的功效。太极拳动静相兼、刚柔并济、张弛有度、开合升降，符合中医阴阳学说，即阴阳平衡、相互转化、阴阳消长的观念，“阴平阳秘精神乃治”，达到医疗保健的作用。太极拳练习时要求动作与呼吸相配合，使意念引导动作，动作流畅自然，达到呼吸与动作浑然一体的境界。

心脏病患者进行太极拳的锻炼，有利于提高心肌收缩力量，增加冠状动脉血流灌注，改善心率变异性，甚至能够改善心脏泵血功能。不仅如此，长期练习太极拳还可以起到调节肺腑功能的效果，加强循环与呼吸系统之间的相互配合，整体改善心肺功能。

研究显示，在上午时段进行体育锻炼会增加心血管危险事件的发生，原因是上午时段人体交感神经较为活跃，血压升高，心率加快，从而引起心肌细胞活动的不稳定性。运动时间最好安排在下午或者傍晚，做一些简单的活动，例如慢跑、有氧操、球类运动等。锻炼时尽量结伴而行，以便相互照应，保障安全。

4. 五禽戏

五禽戏相传是由东汉后期著名医家华佗根据虎、鹿、熊、猿、鸟 5 种动物的形态动作所创编。经过两千年的演变流传，五禽戏分出了众多流派，但万变不离其宗。五禽戏可以从肢体、呼吸、意念三方面达到调身、调息、调心的目的。研究发现，五禽戏锻炼可使安静时心率和每搏输出量显著增加，对最大摄氧量也有一定程度改善。练习五禽戏可以改善中老年人心功能指标，增加心肌收缩力，有效改善血管弹性，促进血液循环。岳海侠等研究发现，老年人练习五禽戏后身体素质明显提高，心脏泵血功能明显改善。据调查，患有抑郁和焦虑障碍的人群高血压的发生率会增加 2 倍，卒中、心绞痛和心肌梗死的危险程度增加 6 倍，死亡率增加 2 倍以上。邱添莹在应用 SSRIs 药物的基础上进行临床研究，以五禽戏对轻中度抑郁症患者进行干预，将相关抑郁量表作为观察指标，分别从他评和自评的角度观察五禽戏对轻中度抑郁症患者抑郁症状的影响及其对由抑郁导致的睡眠障碍的影响，进行临床评价。结果表明，五禽戏既能改善患者抑郁症精神病理学症状及患者的自觉症状，又能有效地改善由抑郁导致的睡眠障碍。由此可知，通过五禽戏的练习可以缓解并改善心血管疾病诱发的焦虑抑郁。

三、有氧运动处方实施方案

(一)运动方式

根据不同人员的特点，可以采用多种形式相结合的运动方式，包括平衡训练、有氧运动和抗阻训练等。

Deng 等实施了一项有监督的有氧运动，结果证明了早期心肺运动试验训练在老年冠心病经皮冠状动脉介入治疗（PCI）术后患者群体中的安全性和有效性。立陶宛的一项研究对老年心脏手术术后患者进行运动康复训练，对照组实施常规运动训练计划，包括功率自行车训练、有氧健身操和呼吸锻炼，以有氧训练为主，干预组在对照组的基础上，增加了额外的抗阻训练和平衡训练。结果显示，抗阻训练可有效改善老年人衰弱状态和肌肉质量。但少有研究探讨单纯抗阻训练和平衡训练对老年心脏病患者心脏运动康复的影响。心肺运动试验、跑步机、功率自行车等运动方式，虽能准确评估患者的运动强度以达到最佳的运动康复效果，但人力、物力消耗多，且受时间和空间限制，不利于患者长期坚持和在社区环境中推广。董良杰等将八段锦应用于老年心脏病 PCI 术后患者，结果显示，干预组康复效果显著。

中医运动疗法（如太极拳、八段锦、五禽戏等）是平衡和抗阻训练等多种运动形式相结合的有氧运动，其在心脏病患者中的疗效与安全性已得到了验证。它要求患者双腿略弯曲并支撑身体，整个练习过程中身体和两腿之间的重心不断转换，且其动作简单、柔和缓慢、动静相兼，适宜老年群体练习。

综上，中医运动疗法在心脏病患者中的应用和疗效评价可能是未来运动康复领域研究的热点。

（二）运动频率

较为合理的运动频率是每周运动 3 ~ 5 d，每天 1 ~ 2 h。体力较弱的患者，可以先从每周 1 ~ 2 次，每次 30 min 开始，根据身体适应程度逐渐增加运动强度。身体条件较好的患者，如果运动强度或者运动频率较小，对身体的改善作用不会很明显，所以每周运动频率可以≥2 次。

（三）运动时间

对于提高心肺功能和最大摄氧量的耐力训练，运动时间应与运动强度成反比。强度越大，提高心肺功能的耐力训练时间越短。进行较长时间的小强度运动收到的效果可能与进行较短时间高强度的运动效果相同。目前推荐 20 ~ 60 min 的有氧运动，但不包括热身活动与结束时的整理运动。因为频率的关系，如果耐力运动超过 45 min，就会增加关节损伤的概率。为了避免急性运动损伤，应该在数周到 1 个月的周期运动后逐渐增加频率、时间和运动强度。

（四）运动强度

心脏病患者适宜的运动强度有低强度和中等强度。大多数研究通过最大摄氧量（$VO_{2\,max}$）、最大心率（HR_{max}）和 Borg 主观疲劳程度量表等指标来评估运动强度，同时判断运动过程中患者身体状况是否耐受、运动强度有无过度。

健康成人 30% ~60% $VO_{2\,max}$、40% ~75% HR_{max}、Borg 主观疲劳程度量表 11 ~14 分及 30% ~69% 静力性最大抗阻训练最大负荷的运动强度为低至中等。Chen 等对年龄为(65±10)岁的慢性心力衰竭患者进行 1 ~2 周的八段锦训练,依据心肺运动试验结果可得,八段锦的运动强度为 44% $VO_{2\,max}$、67% HR_{max},将它归类为中等强度运动。此外,步行训练、太极拳训练和养生瑜伽等都属于中等强度运动,在老年心脏病患者中应用广泛,并取得了良好的康复效果。

陈影等对居家老年心脏病患者实施心肺康复运动,有氧操强度设定依据 Borg 自感疲劳量表评分在 11 ~14 分之间;进行抗阻训练时,要求患者单次重复最大负荷的运动强度≥60%,患者可依据实际情况适当提高强度,但不应超过 70%,结果证实该运动强度是安全有效的。

心脏病患者初始运动训练需要在医学监护下进行,医护人员指导患者掌握运动训练的预警信号,包括胸部不适、头晕或头痛、心律失常、心率加快、气喘等,以保证运动过程中的安全。

心率储备法:通过运动平板心电图或心肺运动试验得到实测的最大心率。

目标心率=(最大心率-静息心率)×(0.5-0.7)+静息心率。

在运动实施过程中应遵守以下指标:

RPE(主观体力感觉)<12(轻度):最大心率 40% ~60%。

RPE 12 ~13(中度):最大心率 60% ~75%。

RPE 14 ~16(重度):最大心率 75% ~90%。

RPE 是一种非常有用且效果显著的测试工具,尤其是对那些在测量脉搏时感觉不适的人群,如心律失常(心房颤动等)以及需要使用药物来控制心率的患者(如 β 受体阻滞剂、钙离子通道拮抗剂)。RPE 可以在不干扰有氧运动的同时进行有效精准的测评。

(五)运动场所

目前实施的心脏病患者运动康复场所以医院、心脏康复中心和居家为主。

美国心脏协会声明,对于临床病情稳定的低、中度风险或不能参加传统医疗机构监督的心脏康复计划的患者,居家心脏运动康复可能是一个合理的选择。但居家运动康复模式缺乏直接监督,可能会导致心脏病患者的运动效率下降。Snoek 等针对老年心脏病患者开展远程居家运动康复,通过电话进行定期的动机性访谈,以促使患者达到运动训练的目标,结果证实运动 6 个月的患者,完成率为 89%,整个研究过程中心脏不良事件发生率低且与干预无关。

老年人电子信息素养低、理解能力和接受能力差等,可能是开展老年心脏病患者居家运动康复的阻碍因素。有研究表明,老年患者及其主要照顾者对居家运动康复相关信息和技术的需求程度较高。这提示专业人员进行居家运动干预时,要重视对患者及其主要照护人员电子信息素养的教育。同时,主要照护者的参与有助于保证心脏病患者居家康复的安全性,提高运动自我效能感。

四、有氧运动处方参考示例

(一)低等强度有氧耐力运动方案

活动目的:提高机体有氧运动的水平,降低患心脑血管疾病的危险性,减轻体重和体脂率。

运动类型:有氧慢跑与健身走。

运动强度:低。

目标心率:最大心率的40% ~60% 。

主观体力感觉(RPE):<12(轻度)。

摄氧量:最大摄氧量的35% ~45% 。

运动时长:30 ~60 min。

运动频率:每周3 ~4 次。

(二)中等强度有氧耐力运动方案

运动目的:提高机体的有氧运动能力,增强呼吸系统、循环系统功能,减少患心血管疾病概率,降低体脂率与体重。

运动类型:有氧慢跑或者健身走。

运动强度:中等。

目标心率:最大心率的60% ~75% 。

主观体力感觉(RPE):12 ~13(中度)。

摄氧量:最大摄氧量的46% ~63% 。

运动时间:30 ~60 min。

运动频率:每周4 ~5 次。

(三)高强度间歇运动方案

运动目的:提高有氧和无氧运动能力,增强循环呼吸功能,提高患者心肺功能。

运动类型:中等速度慢跑或者骑功率自行车。

运动强度:高。

目标心率:最大心率的75% ~90% 。

主观体力感觉(RPE):14 ~16(重度)。

摄氧量:最大摄氧量的64% ~90% 。

运动时间:2 ~5 min,3 ~6 组,每组之间间隔1 ~2 min,间隔期可以休息,也可以把强度降低。

运动频率:每周2 ~3 次。

（四）间歇性超高强度运动方案

运动目的：重建骨骼肌，协调骨骼肌功能，减轻疲劳感。

运动项目：功率自行车或者运动平板。

运动强度：高。

目标心率：最大心率的90%～95%。

主观体力感觉（RPE）：14～16（重度）。

摄氧量：最大摄氧量或运动测试最大功率的90%～95%。

间歇高强度：5个循环30 s/90 s节律（30 s负荷，90 s停顿）；转速80～100 r/min；强度为最大或接近最大功率（从运动评估得到）。

恢复10 min；功率0～25 W；转速60 r/min。

运动频率：每周3～5次。

第三节　力量训练运动处方

力量训练是通过多次多组有节奏的负重练习达到改善肌肉群力量、耐力和形状目的的运动方式。

一、力量训练的原则

所谓力量，实质上就是对抗阻力的能力。因此，发展力量素质最有效的方法就是抗阻训练。

1. 超负荷原则

发展机体力量最普遍也是最重要的原则就是超负荷原则。超负荷是指体育运动的负荷量要不断超越已适应的负荷量。当肌肉对某个负荷适应以后，在此基础上适当增加负荷（超负荷），以引起肌肉对这个增高的负荷产生新的反应和适应。当运动负荷不断增加时，就会不断对肌肉产生更大的刺激，肌肉就会产生新的生理性适应，长此以往肌肉力量就会不断得到加强。由此可见，所谓超负荷训练，实质上就是一个不断增加负荷刺激，以期引起肌肉不断反应和适应的循环过程。

训练负荷常用RM（repetition maximum，能够重复试举一定次数的负荷重量）表示，不同的训练负荷可发展不同类型的力量。1～5 RM时，训练负荷较大、重复次数较少，动作速度较慢，可有效发展绝对力量。6～10 RM时，负荷适中，动作速度较快，可有效发展速度性、爆发性力量。11～15 RM时，负荷较小、重复次数较多，可有效发展速度耐力。而

30 RM 时,负荷很小、重复次数很多,可有效发展耐力性力量。

2. 专门化原则

专门化原则就是指在进行负重(抗阻)训练时一定要与专门动作紧密结合,分析该动作所用的主要肌群以及该肌群完成动作的方向、用力程度和用力类型等。在安排力量训练时,既要注意选择合适的动作,也要注意选择适当的训练负荷,只有两者科学地结合,才能更加安全、有效地发展力量素质。

二、力量训练的种类

针对心血管疾病患者的康复,AHA、ACSM 等研究机构发布的几项指南已经详细讲述了力量练习应用于实际的相关意见。初期进行力量抗阻训练的核心是给骨骼和肌肉一定的适应时间,防止骨骼肌肉产生疲劳,减少肌肉过度疼痛和劳损的概率。一开始进行力量训练时要将强度设置在一个适宜的水平,范围设置的标准是患者在没有进行体育锻炼的前提下也可以达到的范围,且可重复,这对于冠心病患者尤其重要。对于冠心病患者来说,在进行力量练习时,练习的强度要相应降低一点,重复的次数可以适当增加,进行一次训练其中应包含 8 ~10 项综合性练习,尽量在 15 min 内做完,同时最好在做完有氧运动后进行练习。近年来,运动器械的发展使市面上出现较多经济实惠、质量较好的力量锻炼器械,例如弹力带、哑铃、捆绑式沙袋等,使得锻炼效果更加有益。

三、力量训练运动处方实施方案

(一)训练步骤

第一步,热身运动,包含全身大肌群的静态或动态牵伸,如肩部肌群、肱二头肌、肱三头肌、股四头肌、腘绳肌、腓肠肌、比目鱼肌、腰腹肌群,每次 15 ~30 s。

第二步,全身大肌群抗阻力量训练,如坐姿上肢前推、肱二头肌屈伸抗阻训练、肱三头肌屈伸抗阻训练、下肢负重屈伸抗阻练习、腹肌练习、俯卧腿弯举抗阻练习、坐位下肢屈伸抗阻练习、腓肠肌训练等。

第三步,整理运动,包含全身大肌群的静态或动态牵伸,如肩部肌群、肱二头肌、肱三头肌、股四头肌、腘绳肌、腓肠肌、比目鱼肌、腰腹肌群,每次 15 ~30 s。

(二)训练顺序

每一个技术动作都是诸多肌群在神经支配下相互配合完成的。在不同的动作时相下,用力肌群会发生相应的变化。因此,进行力量素质练习时要安排多种组合形式的动作练习,并且应由多块肌肉共同完成,在安排训练时需要注意不同肌肉群的训练次序。正常情况下一般安排大肌群训练在前,小肌群训练在后。因为小肌群相较于大肌群更容易疲劳,若小肌群训练安排在前,其疲劳后会在一定程度上影响其他肌群的训练;多关节肌群训练在前,单关节肌群训练在后;在单独训练某一块肌肉时,高强度练习在前,低强度练习在后。

（三）训练频率

要有效地发展肌肉力量,不仅要注意训练强度、用力类型等,还要注意训练的频率。训练频率的安排要符合肌肉力量增长的规律,即下次力量练习尽量安排在前一次训练引起肌肉力量提高效果的高峰期内。如果训练频度过大,在前一次训练引起的肌肉疲劳尚未得到充分消除时进行下一次训练,容易造成疲劳累积以致训练效果下降。如果训练频率过小,则前次训练所引起的肌肉力量增长效应已经消退,也难以取得理想的训练效果。

所谓核心力量是指最接近身体重心区域的力量。这一区域是整体发力的核心部位,主要由腰-骨盆-髋关节深浅层的稳定肌群和动力肌群组成。核心力量担负着稳定脊柱、固定骨盆、维持躯干正确姿势,以及提高身体控制力、平衡力的作用,对上下肢协同用力起着承上启下的枢纽作用。核心力量存在于所有运动项目以及日常生活和劳动中,在运动中对身体姿势、动作技术的完成具有稳定和支持的功能,在位移过程中对保持人体的平衡也发挥着重要作用。因此在力量训练安排中,无论进行一般力量练习还是专门动作力量训练,均应注意保持核心力量的训练。

（四）训练后的放松活动

一般情况下进行力量训练后要进行充分的拉伸,因为力量练习后肌肉组织会有充血反应,充分的拉伸可以有效地使血液循环起来。

充分的拉伸放松活动可以排出运动中产生的乳酸堆积。进行力量练习后肌肉内会产生部分乳酸堆积,尤其是长时间不运动的人群,肌力下降,训练后的第二天身体会产生肌肉酸痛感,产生原因一部分是延迟性酸痛,另一部分就是乳酸堆积。在力量训练后进行适当的拉伸放松活动可以加速乳酸排出体外,减轻肌肉酸痛感。

训练后肌肉拉伸可以提高肌肉劳损点。经常参加体育锻炼的人不易出现肌肉疲劳,尤其是在进行力量练习时,经常锻炼的人与不经常锻炼的人差别是非常明显的,经常锻炼的人可以让目标肌肉完全达到力竭状态,以更好地刺激肌肉力量的增长,而不经常锻炼的人则做几组就会出现疲劳感觉。

训练后充分进行拉伸可以减少肌肉粘连情况。部分人群训练后肌肉组织会产生粘连现象,若不进行拉伸,会产生肌肉疼痛或肌肉僵硬,不利于发展肌肉力量。

训练后进行充分的拉伸可以增加身体柔韧程度。多数健身人群都知道,拉伸可以使韧带、肌肉更加富有弹性,使身体柔韧性更好。

训练后的拉伸可以放松肌肉筋膜,可以使肌肉组织更充分地吸收营养物质,提高肌肉组织的生长速度。

训练后充分的拉伸可以有效避免运动损伤的发生,这也是我们运动后进行拉伸活动的主要原因之一。运动开始前进行充分热身可有效避免肌肉损伤的发生,运动后充分拉伸可有效缓解肌肉疲劳,为下一次训练做好准备。

(五)训练注意事项

(1)在有氧运动完成后进行,要保证有充分的热身。

(2)使用重量器材或仪器前,要知道如何操作。

(3)进行低速或中速有节律的运动。

(4)全关节的运动,通常在用力时呼气。

(5)避免屏气动作。

(6)上肢和下肢运动交替进行,以保证运动中有充分的休息。

(7)由于训练效果的特异性,抗阻训练应包含所有大肌群的运动。

(8)降低阻力的水平,增加重复的次数。

(9)近期冠状动脉搭桥的患者应避免上肢>50%最大收缩力量的抗阻运动,直至8~12周胸骨完全愈合。

(10)需测定不同肌群的1次最大举重量(1RM),然后上肢以1RM的30%~40%开始,下肢以1RM的50%~60%开始。

四、力量训练运动处方参考示例

当出现肌力下降的情况时,可以通过肌力训练来增强患者的肌力,通常会根据个体情况以及不同的肌肉部位开出相应的运动处方。心血管疾病患者康复应当选择合适的运动负荷,每次锻炼应包括8~10项综合性的训练,在15~20 min内完成,组间休息1~2 min。

(一)肱二头肌屈伸抗阻训练

运动目的:增强手臂肌肉力量,防止日常活动减少后产生的肌力下降和肌肉萎缩,降低心血管疾病的风险,提高生活质量。

运动形式:身体自然站立位,起始位双手自然下垂,手握合适重量(<1RM的50%)的哑铃,缓慢匀速屈肘至90°,再缓慢放下。

运动强度:(10~15)次×1组。

运动时间:2 min。

运动频度:每周3次。

(二)俯卧腿弯举抗阻训练

运动目的:增强大腿部位肌肉力量,防止日常活动减少后产生的肌力下降与肌肉萎缩,降低心血管疾病风险,提高生活质量。

运动形式:俯卧位,选择合适负荷(1RM的40%)的弹力带,一端固定在床头,一端固定在踝关节附近，缓慢匀速屈膝至 90°，再缓慢放下。

运动强度：(10～15)次×1 组。

运动时间：2 min。

运动频度：每周 2 次。

(三)上腹肌抗阻训练

运动目的：增强腹部肌肉力量，防止日常活动减少后产生的肌力下降与肌肉萎缩，降低心血管疾病风险，提高生活质量。

运动形式：仰卧位，选择合适负荷(1RM 的 40%)的哑铃，双手上举握住哑铃保持，缓慢匀速卷腹至上半身与床面呈 30°，再缓慢放下。

运动强度：(10～15)次×1 组。

运动时间：2 min。

运动频度：每周 2 次。

(四)腓肠肌抗阻训练

运动目的：增强小腿后群肌肉力量，防止日常活动减少后产生的肌力下降与肌肉萎缩，降低心血管疾病风险，提高生活质量。

运动形式：坐位，选择合适负荷(1RM 的 40%)的弹力带，一端手部固定，一端固定在脚掌，缓慢匀速做跖屈动作，即用脚掌踩弹力带，再缓慢放松。

运动强度：(10～15)次×1 组。

运动时间：2 min。

运动频度：每周 2 次。

(五)桥式运动肌耐力训练

运动目的：增强腰背肌肉耐力，防止日常活动减少后产生的肌耐力下降与肌肉萎缩，降低心血管疾病风险，提高生活质量。

运动形式：仰卧位，双腿屈曲 90°，然后伸髋、抬臀，并保持。抬臀的高度根据自己实际情况，如需增加负荷，可在腹部放置合适重量的沙袋，多次重复。

运动强度：(30～50)次×1 组。

运动时间：3 min。

运动频度：每周 2 次。

(六)踩踏功率自行车肌耐力训练

运动目的：增强腿部肌肉耐力，防止日常活动减少后产生的肌耐力下降与肌肉萎缩，降低心血管疾病风险，提高生活质量。

运动形式：坐位，上身躯干挺直，双手握紧扶手，匀速踩踏功率自行车。根据自己的实际情况，如需增加负荷，可再稍微加大功率车阻力。

运动强度：心率 90～100 次/min。

运动时间：10 min。

运动频度：每周 2 次。

（七）半蹲肌耐力训练

运动目的：增强腿部肌肉耐力，防止日常活动减少后产生的肌耐力下降与肌肉萎缩，降低心血管疾病风险，提高生活质量。

运动形式：站立位，上身躯干挺直，背靠墙，匀速下蹲至膝关节合适角度再恢复直立位，多次重复。需根据自己实际情况增加负荷，增加下蹲深度即增加负荷。

运动强度：（30～50）次×1 组。

运动时间：3 min。

运动频度：每周 2 次。

（八）站立推墙肌耐力训练

运动目的：增强手臂及肩背部肌肉耐力，防止日常活动减少后产生的肌耐力下降与肌肉萎缩，降低心血管疾病风险，提高生活质量。

运动形式：面对墙壁站立位，上身躯干挺直，双手前举至肩高度放置墙壁，匀速屈曲手臂再恢复伸直位，多次重复。根据自己实际情况增加负荷，双手前举，降低高度即增加负荷。

运动强度：（30～50）次×1 组。

运动时间：3 min。

运动频度：每周 2 次。

第四节 柔韧性运动处方

柔韧性在运动素质中扮演重要的角色。柔韧性涉及人体诸多关节、肌肉、韧带、肌腱、筋膜等软组织的活动限度和伸展能力。它不仅可以改善身体的灵活性和活动范围，还可以减少运动中的受伤风险。

柔韧性训练通常是由拉伸活动组成的，包括动力拉伸法和静态拉伸法。动力拉伸法主要是通过多次重复某一动作，有节奏地对软组织进行拉伸，而静态拉伸法则是通过缓慢地抬高腿部或是俯身拉伸肩部，保持静止不动的状态，使自身肌肉和软组织得到充分的拉伸，以达到刺激软组织拉长的目的。压腿和转腰等常见的动作都属于简单的柔韧性训练。

一、柔韧性训练的益处

柔韧性训练带来的好处不容忽视。不论是体育学、运动康复还是医学都有相关研究证实,经常进行柔韧性训练以及日常活动结束后进行拉伸的人,其自身的整体协调性、日常生活中的灵活性都会有较为明显的提升。这些人的特点就是不容易患颈椎病、腰椎间盘突出症,并且有研究证实柔韧性训练对于肩周炎、腰腿疼痛都会有一定的缓解作用。柔韧性训练可以让身体在受力变形后,不容易出现损伤。相关研究表明,柔韧性对于预防中老年人跌倒,保持生活质量有着重要意义。有氧运动结合力量训练、柔韧性运动及日常活动可以减少药物依赖性,降低医疗成本,提高生活质量。

二、柔韧性的生理基础

柔韧性是身体运动素质的重要指标之一,它取决于多种因素,其中最重要的是运动器官的构造。这些器官包括关节的骨结构、关节周围组织和跨关节的韧带、肌腱、肌肉及皮肤的伸展性。此外,柔韧性还与支配骨骼肌的神经系统功能状态、骨骼肌的收缩能力和不同肌群间的协调和放松能力有关。

1.关节结构特征

关节的结构决定关节活动的方向和幅度,它是由遗传因素决定的。例如,膝关节仅能屈伸并能在微屈的条件下有少许旋内、旋外活动。柔韧性的发展只能限制在关节结构允许的范围内,否则会引起关节损伤。在关节结构允许的范围内,其活动幅度可有一定程度的增加。例如10 min跑后,膝关节软骨会增厚,这是因为运动时关节软骨受到交替挤压和减压,促使关节液渗入软骨,从而增加了关节软骨的弹性,扩大了关节的活动范围。

2.关节软组织伸展性

关节周围的软组织,其伸展性与关节活动范围有一定的关系。这种伸展性有一个特点,那就是其不仅与性别有关,还和年龄有关。通常情况来讲,一般女性关节软组织的伸展性要优于男性,儿童和青少年的关节伸展性要优于成人。除此之外,肌肉和结缔组织的伸展性还与肌肉本体感受器官有关。当肌肉被动牵张时,肌梭和腱器官都会受到刺激,肌梭的传入冲动会使该肌肉收缩增强,而腱器官的传入冲动则会使该肌肉放松。训练可能会使其兴奋阈值发生适应性变化,使肌梭兴奋阈值升高,腱器官的兴奋阈值降低,伸展性加大。此外,训练还可以改变关节囊、韧带等结缔组织内分布的痛觉末梢,使其兴奋阈值升高,从而增加肌肉和结缔组织的伸展性。

3.关节周围组织体积

身体脂肪含量和关节周围组织的体积对关节活动有重要影响。举例来说,腹部位置的脂肪增厚会导致自身坐位体前屈的活动幅度有所下降,大腿后侧骨后肌群变得肥大则会影响小腿向后折叠的幅度。运动训练会使肌肉肥大,因此,在进行训练时,为解决关节活动幅度和肌肉体积增加之间的矛盾,需要有针对性地进行柔韧训练。

4. 中枢神经协调性和肌肉力量

关节活动幅度不仅取决于主动肌的收缩作用,而且受对抗肌放松能力的限制。因此,改善肌群内的协调性,特别是原动肌和对抗肌之间的协调性,对提高柔韧性非常重要。当然,原动肌的收缩能力,也会直接影响其克服对抗肌、关节囊和韧带等结缔组织形成的阻力。

三、柔韧性的评定方法

对柔韧性的评定有简易测量法和精确测量法。

(一)简易测量法

简易评定方法很多,仅能大致评价柔韧性的优劣、关节活动是否基本正常。

1. 直立体前屈测验

评定体前屈、骨盆前倾、髋关节屈曲的活动幅度和下肢的柔韧性。受试者双膝、双脚并拢,双膝伸直保持直立,上体逐渐向前弯腰,不能抬脚跟,尽量做最大范围内的动作。双手只能触及踝关节以上高度为差,指腹能够触及脚尖为正常,掌根能触及地面为优秀。

2. 颈部柔韧测验

颈部柔韧测验用于评估颈椎关节和周围软组织柔韧性。在进行该测验时,受试者保持坐姿,背部贴靠在椅背上,尽可能地完成低头、抬头、左右转头以及左右侧倾等动作。理想的幅度要求为:低头时下颌能够贴近胸部,抬头时能够看到后上方天花板,侧倾时耳朵可接近肩部(但不能耸肩),转头时下颌能够转至肩头的方向(90°)。在测量过程中,需要固定测验者的躯干,可以让测验者坐在一个有垂直靠背的椅子上,令其臀部尽量向后,两肩靠在椅背上,上肢放在体侧,同时两脚固定在椅子腿上。通过这种方式,可以更准确地评估颈部的柔韧水平。

3. 旋肩测验

评定肩关节及周围软组织的柔韧性。受试者两臂在胸前充分伸直,横握棍,直臂由前向后旋臂,测量两手拇指之间的距离。评定方法是用两拇指之间握棍的距离减去肩宽作为旋肩指数。该指数越小,肩带柔韧性越好。

4. 背伸测验

评定腰背肌肉和韧带的柔韧性。受试者俯卧,双手抱颈。测试者压住受试者的臀部,让受试者尽量抬高头部,测量下颌距地面的高度。数值越大,说明腰部的柔韧性越好。

5. 髋关节柔韧测验

评定下肢柔韧性。受试者取仰卧位，抬起一侧下肢，膝关节伸直。如果被评定的下肢能达到垂直位，说明下肢的柔韧性正常。

6. 膝关节柔韧测验

膝关节柔韧测验用于评定伸膝能力。在进行这个测验时，受试者应保持俯卧的体位，并将双脚伸出床外。在这个姿势下，观察受试者的小腿远端是否可以平放于床边。如果可以，则伸膝功能正常。膝关节有功能障碍者，可进一步观察两足跟是否同高，足跟较高的一侧膝关节有伸膝功能障碍。

7. 小腿内外旋测验

评定小腿及踝关节周围肌肉、韧带的柔韧性。受试者双膝固定伸直，双脚拇指平行并拢，尽量使双脚跟向外分开，测量两脚之间后夹角的大小。

8. 踝关节柔韧测验

测试小腿三头肌和跟腱的伸展能力。受试者面向墙站立，脚跟着地，上体前倾，要求下颌、前胸靠墙，双手扶墙，两膝必须伸直，脚跟不能离地，测量下颌距离地面的高度，减去脚尖至墙壁的距离，得到一个差。这个差越小，说明受试者的屈踝功能越好。此外，还可以通过受试者取坐位，两腿伸直，踝关节尽量跖屈、背屈，来观察踝关节的活动幅度。如果受试者在赤足或穿平底鞋全蹲的情况下，无法将足跟平放在地面上，说明踝关节背屈柔韧性不足。

（二）精确测量法

通过精确评定关节活动的角度，可定量地表示柔韧性的好坏。目前所用仪器有坐位体前屈测试仪、量角器和等速测力系统等。

1. 坐位体前屈测试法

坐位体前屈是指测试者以坐姿状态，双腿并直，手臂尽量向前伸展，双手放在双足踝骨上方，通过身体自然动作下弯，看测试者最终能向前弯曲的角度。通过这项测试可以测量人的脊椎和腿部肌肉的柔韧度，是许多运动及体能专家常用来检测人的身体柔韧度和状态的测量方法。

2. 量角器测量法

用量角器测定关节活动幅度可得到精确的数据，便于前后对比。现有的量角器有“传统”量角器、重力量角器、电子量角器等。不同的量角器构造不同，测量方法有一定差异，测量的精确度也有区别。

3. 等速测力系统测定法

等速测力系统具有测定关节活动幅度的功能。测试前，设定被测关节的中立位为零度。测试结果不但可以显示关节活动幅度的角度大小，还可以精确地测出解剖学的生理角度。

四、柔韧性运动处方实施方案

（一）训练原则

在进行柔韧性练习时，应以关节结构为依据，确保不超过关节解剖结构允许的范围，以免发生关节损伤。此外，柔韧练习应与准备活动相结合，因准备活动可使体温升高，降低肌肉黏滞性，提高肌肉的伸展性。

注意在训练过程中要持之以恒，循序渐进。训练要适度，要注意全面协调发展，防止过分发展柔韧性，引起关节韧带变形和损伤。柔韧性锻炼能扩大关节韧带的活动范围，提高身体的灵活性和协调性，从而在意外事件发生时有可能避免和减轻损伤。对于心血管疾病患者来说，柔韧性锻炼可以使僵硬的肌肉得到松弛，防止肌肉痉挛，减轻肌肉疲劳。此外，在经过柔韧性锻炼后，不仅可以加强肌肉、韧带的营养供应，延缓其衰老，还可以延缓血管壁的弹性下降和皮肤松弛。

（二）训练方法

在柔韧性训练中，可以采用不同的方法来发展个体的柔韧性，比如主动运动、被动运动、阻力运动以及助力运动等。在通过主动运动来发展柔韧性的过程中，可以借助一些器械或者道具，如体操馆中的肋木、弹力带以及瑜伽垫、毛巾等。为了增强训练效果，一般可用人工或器械进行助力。被动运动一般适用于康复训练。在日常的运动实践中，还有很多方法可以提高人体的柔韧性，这里主要介绍牵张练习和本体感受神经肌肉促进法。

1. 牵张练习

牵张练习，也称为伸展练习，是体育课、运动训练和健身锻炼的准备活动中最常用的方法之一。

（1）动力性牵张练习　动力性牵张练习是一种通过反复的冲击动作牵拉肌肉的方法。每次冲击都会引起肌肉的反射性收缩，并且冲击的力量越大，反射性收缩的强度也越大。在实际应用时要注意控制冲击的力量，如果冲击的力量（或有他人给予助力）过大，很容易造成肌肉拉伤。

（2）静力性牵张练习　在静力性牵张练习中，肌肉被缓慢牵拉，当肌肉产生明显的牵拉感时，停止继续拉长，保持这个状态 10～30 s 后放松。

静力性牵张练习的优点是可以避免牵张反射的副作用，效果明显、用时短，可独立完成并且不易导致肌肉损伤。具体方法包括扶竿控腿、成桥静止、利用肋木屈体压腿和肋木上屈体抱腿等。

2. 本体感觉神经肌肉易化法练习

本体感觉神经肌肉易化法(proprioceptive neuromuscular facilitation,PNF)也称为本体感觉神经肌肉促进法。PNF练习通常在助手的帮助下进行。首先,通过助手的帮助,使肢体达到关节活动的最大限度,然后进行肌肉最大强度的等长收缩,来对抗助手给予的阻力,保持10 s左右,然后放松。接下来,再次进行肌肉最大强度的等长收缩,各次之间基本没有间隔时间,重复3~5次。开始练习时,关节活动范围每次都会有明显的增大,但之后提高的幅度会逐渐减小,可重复练习10次左右。PNF练习能够有效地提高身体柔韧性,并且不易引起肌肉损伤。

五、柔韧性运动处方参考示例

(一)增强肩部柔韧性的训练

运动目的:增强肩部柔韧性,防止日常活动中产生肩部肌肉拉伤。

运动形式:站立位,俯身找到一个固定的物体,面对该物体,手扶一定高度,上体前俯,做一次压肩动作。

运动强度:(5~8)次×(2~3)组。

运动时间:每次柔韧性训练总时间15 min。

运动频度:3~4次/周。

(二)增强腰部柔韧性的训练

运动目的:增强腰部柔韧性,防止日常活动中产生腰部肌肉拉伤。

运动形式:受试者坐位,两手臂向上伸直,抬头挺胸,同时身体做屈曲运动,尽量让胸部靠近大腿位置,两手臂保持伸直状态,坚持15~30 s。

运动强度:(5~8)次×(2~3)组。

运动时间:每次柔韧性训练总时间15 min。

运动频度:3~4次/周。

(三)增强腿部柔韧性的训练

运动目的:增强腿部柔韧性,防止日常活动中产生腿部肌肉拉伤。

运动形式:自然站立,找到肋木或高的支撑物,抬起一侧脚,将脚跟放在肋木上面,脚背绷直,同时两脚伸直、立腰、收髋,上半身向下俯压并保持静力拉伸,左右腿交替完成动作。

运动强度:(5~8)次×(2~3)组。

运动时间:每次柔韧性训练总时间15 min。

运动频度:3~4次/周。

第五节 协调性运动处方

协调性是人体在各种突变的情况下,能够迅速正确地改变身体运动的能力,是人体运动的基本素质之一。良好的协调性需要身体各部位的配合,肌肉、关节的灵活性锻炼对提高身体协调性是最有效的办法。

一、协调性训练方法

常用的方法有游泳、慢跑、跳跃等,可以改善身体的灵活性。其中最常用的是跳跃运动,包括跳绳、纵跳、前后跳、转体跳等。还可以进行瑜伽训练。瑜伽训练的动作对提高人体的柔韧性、协调性非常有帮助,但是要注意时间不要太长、动作幅度不要太大、动作也不要太多,更重要的是注重动作质量,这样就能提高人体协调性。

跳跃是通过上下肢的协调配合产生较大的蹬地爆发力,是体育运动中最为常见的一种运动形式。在跳跃过程中,人可以看作是由上下肢构成的一个完整的体系,从理论层面上来讲,上下肢的运动遵循动量守恒定律,也就是上肢产生的向上运动有利于下肢产生更多向下运动的动量,因此,摆臂在一定程度上可以增加跳跃动作的高度。

跳绳是一项很好的运动。跳绳不仅可以加快人体全身的血液循环、提高练习者的心肺和呼吸系统功能,使胃肠蠕动和新陈代谢的速度加快,而且还可以使身体各部位的肌肉得到锻炼,增加骨密度。跳绳通过手、脚、腕、肩部的相互配合,可以促进机体左半脑和右半脑的“协同进步”,同时还能保持并提高身体的平衡能力,使协调性、灵敏度、自身的节奏感、身体耐力以及爆发力得到一定的提高。跳绳通过两脚不断与地面的接触和碰撞,足反射区受到刺激反馈给下垂体,增强了脑细胞的活力,同时让人体的思维及反应能力、想象力得到进一步的升华。

在进行跳绳运动之前,通常需要做一些拉伸活动,特别是针对肩膀、手臂、手腕、脚踝等相关的部位,避免因直接运动导致的扭伤以及挫伤。在跳绳过程中,应循序渐进,从开始的慢速逐渐增加速度,再到结束前的放缓速度。跳绳通常只使用前脚掌着地,因为随着脚后跟着地次数的增多,会产生很多隐患,比如大脑、脚踝以及脊柱都有可能受到不同程度的损伤。同时,在跳绳过程中,应尽量微微弯曲膝盖,缓和脚着地时膝盖、脚踝所受到的冲击力。跳绳运动对于地面也有一定的要求,地面要平坦,最好铺上地毯或软垫,不适合在较为松动的土地上跳绳,因为不断跳跃加上绳子的摩擦会导致尘土飞扬,污染人体的呼吸道,对眼睛也会产生一定的损害。跳绳虽然不受时间限制,但最好避开饮食前后的半个小时。

事实上,不仅跳跃运动,上下肢协调发力产生的运动效应,在步行、跑动过程中也有不可或缺的作用。对人体步态的研究显示,限制手臂的摆动会增加步行时人体的能量消耗,手摆动不仅可以减少下肢的能量消耗,还可以增强人体的步态稳定性。Pontzer 等认为,无论是行走还是慢跑的过程中,上肢的摆动都是一个被动运动的过程,由于躯干和手臂作为一个弹性链接,手臂在下肢运动的过程中充当一个阻尼器的作用,从而减少躯干和头部的旋转,为下半身的运动提供一定的动力。

通过一些科学的训练方法可以提高身体的协调性。

二、协调性训练注意事项

(1)协调功能训练适用于协调功能出现部分障碍的患者。

(2)若患者具有严重的心律失常、心力衰竭、严重感染或严重痉挛等情况,则不适合进行协调功能训练。

(3)在训练之前和训练过程中要注意协调功能的评定。通过评定协调功能,可以更好地了解所存在的问题,并据此制定或改进相应的训练方案。

(4)协调功能的训练不能孤立进行,应该与其他训练项目,如肌力训练、平衡功能训练相互配合。

三、协调性运动处方实施方案

(一)眼手协调性训练

眼手协调性训练是一种重要的运动训练方法,可以帮助练习者提高眼睛和手部之间的协调能力。这种训练方法要求练习者坐在一个可以调节高度的椅子上,确保髋、膝、踝关节处于约90°屈曲位,并且双脚可以完全平放在地面上。为了减少躯干的运动范围,可以使用一根宽带子将练习者的腹部固定在椅背上。练习者需要将双手平放在桌面的手形图标上,同时将压力感受器放在优势手下方。在练习者面前的视频显示装置上,会显示一个球形视觉目标,其上缘与练习者眼睛的高度平齐,距离桌面 36 cm,而手形图标上的食指位置距离显示器 10 cm。每个球形目标会随机出现在显示器的 3 个不同位置:左侧、中间和右侧。每个位置会随机出现 5 个球。练习者的任务是用优势手的食指迅速而准确地触碰显示器上的球形目标,每次触碰完成后,要将手放回桌面上的手形图标处。这项训练会测量 3 个指标:反应时间、动作完成时间和准确性。其中,反应时间是从屏幕上出现球形信号到练习者的手离开桌面上的压力感受器的时间,动作完成时间是从练习者手离开压力感受器到触碰到球形目标的时间,准确性则是指练习者指尖触碰位置与球形目标中心的绝对距离。

坐式太极运动是一种不需要练习者分散注意力去控制下肢的运动方式,而只需要关注上肢的动作。特别是注重眼手的协调性,通过意识来控制关节位置和动作方向的准确性。肢体的本体感觉对于运动协调具有重要作用,良好的本体感觉可以增强眼手协调性。坐式太极运动的重点在于强调上肢和躯干的动作,因此可以提高参与者的运动控制能力,特别是上肢的运动控制能力,从而进一步提高手眼协调能力。这种训练方法对于改善运动功能和生活质量具有重要意义。

(二)腿部协调性训练

跑步是基本的运动形式之一,也是一种具有较高自由度的多关节运动。在跑步着地期,为了完成动作,确定精确的足部位置、多个关节之间的运动协调是至关重要的。关节或环节之间缺乏协调可能会干扰运动过程,增加受伤风险或降低运动效率。

运动目的:增强腿部协调性、改善运动功能,降低日常生活中受伤的可能性,提高反应能力,发展平衡能力及协调能力。

运动形式:交替屈髋(仰卧于床上,膝关节伸直,左右侧交替屈髋 90°,逐渐加快速度)。

运动强度:(10~20)次×(2~3)组。

运动时间:每次协调训练总时间 15 min。

运动频率:3~4 次/周。

(三)全身协调性训练

1. 平衡能力训练

运动形式:踮脚走直线。

运动强度:(3~5)min×(2~3)组。

运动时间:每次协调训练总时间 15 min。

运动频率:3~4 次/周。

运动方法:踮起脚尖,踩着家里地板直线来回走动即可。

2. 肢体配合训练

运动形式:开合跳。

运动强度:(3~5)min×(2~3)组。

运动时间:每次协调训练总时间 15 min。

运动频率:3~4 次/周。

运动方法:两脚跳开同时双手在头顶伸直击掌,双脚跳拢时双手放下。可加大难度做开合跳前进。

3. 节奏能力训练

运动形式:拍手游戏。

运动强度:(3~5)min×(2~3)组。

运动时间：每次协调训练总时间15 min。

运动频率：3~4次/周。

运动方法：两人交叉相互拍手。

4. 肢体活动范围训练

运动形式：单腿坐位体前屈。

运动强度：(3~5) min×(2~3)组。

运动时间：每次协调训练总时间15 min。

运动频率：3~4次/周。

运动方法：坐在垫子上，一条腿伸直向前，另一条腿屈膝放在一侧。首先保持膝关节伸直，上体屈伸，双手并拢，掌心向下，尽量前冲。

5. 手脚协调性训练

运动形式：蛙泳。

运动强度：(10~25) min×(2~3)组。

运动时间：除了热身活动，保持每次在20 min左右。

运动频率：2~3次/周。

运动方法：锻炼手脚的协调性。手脚交替运动，始终保持规律呼吸，保持有氧运动。

第六节 平衡性运动处方

平衡能力是指人体保持稳定状态时对于外界干扰的适应能力。

一、平衡能力的评估方法

评估人体平衡能力的方法有多种，常用的有观察法、量表法和试验法。

1. 观察法

观察法是一种常用的测评方法，主要包括闭目直立检查法、强化Romberg检查法、单腿直立检查法和过指试验。闭目直立检查法是通过要求被测者闭上眼睛并保持直立姿势，观察其是否出现摇晃或失衡的情况。强化Romberg检查法是在闭目直立检查法的基础上，通过加入一些干扰因素，如头部转动或体位变化，来评估被测者的平衡能力。单腿直立检查法则要求被测者将一只脚抬起，保持单腿直立姿势，观察其能否保持平衡。过指试验是通过要求被测者用手指触摸鼻尖，评估其手眼协调和平衡能力。

2. 量表法

量表法是通过使用各种量表来评估人体平衡能力。常用的量表包括Berg平衡量表、

Tinetti 步态和平衡量表、活动平衡信心量表、动态步态指数、功能性步态评价、计时起立-行走测验、Fugl-Meyer 平衡量表和 Lindmark 平衡量表等。这些量表通过一系列问题或任务，评估被测者在平衡方面的表现，从而得出平衡能力的评估结果。

3. 试验法

试验法是一种更为科学和客观的测评方法，包括静态、动态测评法。静态平衡能力测评方法主要包括闭眼单脚站立测试、闭眼单脚成金鸡独立姿势和踏木测试等。这些测试要求被测者在闭眼或特殊姿势下保持平衡，通过观察其表现来评估平衡能力。评价中维持某动作的时间越长，静态平衡能力越好。动态平衡能力的测评方法则主要包括功能性前伸试验、平衡木测试、闭眼原地踏步测试、8 点星形偏移平衡测试、稳定极限测试、垂直 X 书写测试、Wolfson 姿势性应力试验、巴宾斯基-魏尔二氏试验、视觉反馈姿势描记和动态平衡测试系统等。这些测试要求被测者在动态环境下保持平衡，通过观察其表现和记录相关数据来评估平衡能力。

这里仅选取适用于心血管疾病患者，并且在临床上易行的测试方法进行简要介绍。

（1）静态平衡测试　包括以下 4 种状态。

1）双足站立睁眼　双足并拢站立，眼睛睁开，保持身体的平衡性。

2）双足站立闭眼　双足并拢站立，闭上眼睛，通过减少感觉的输入，保持动作平衡来增强平衡能力。

3）线性步睁眼　左脚在前、右脚在后，右脚尖抵左脚跟站立呈一条直线，睁眼测试。

4）“金鸡独立”（闭眼单脚站立）　是一种常见的平衡训练方法。这项练习可以通过测量人体在没有任何可视参照物的情况下，仅依靠大脑前庭器官的平衡感受器和全身肌肉的协调运动来维持身体重心在单脚支撑面上的时间，以反映平衡能力的强弱。特别适合中老年人进行，因为它可以有效地评估他们的身体素质和平衡能力。

测试时，受试者自然站立，当听到“请站好，请抬起一只脚”口令后，抬起任意一只脚，使脚抬离地面 15～20 cm，双腿略分开，不能相碰。同时，双手应自然下垂于身体两侧，仪器开始自动计时。当受试者支撑脚移动或抬起脚着地时，仪器自动结束，自动进入第二次测试。测试两次，取最好成绩，记录以秒为单位。一般认为 60 s 以上为良好，30～60 s 为一般，30 s 以下为差。

（2）功能性前伸试验　这个测试要求测试者穿着平底鞋，双脚靠墙站立，墙上有一个带有刻度的标尺，标尺与肩膀同高。首先，测试者身体矢状面与墙面平行站立，双脚内侧缘相距 10 cm，双臂前平举，记录指尖与标尺的位置（O）。然后，测试者向前屈身，尽量向前伸展双臂，当达到平衡的临界点时，记录指尖对应的标尺位置（A），OA 的水平距离即为向前伸展的最远距离。同样的站立姿势，双臂后平举，身体向后伸展，记录向后伸展的最远距离。接下来，保持身体矢状面与墙面垂直站立，双臂向左、右侧平举，身体向左、右侧屈曲，记录向左、右侧伸展的最远距离。对于前、后、左、右 4 个方向的测试，每个方向均进行3次，取平均值作为该方向上的最远伸展距离。评估自动态平衡能力时，将前、后、左、右4个方向上的最远伸展距离的平均值作为分析参数，平均值越大，表示平衡能力越好。

二、平衡能力的训练方法

锻炼身体平衡能力有3种方法，分别为静力锻炼、健身球锻炼和慢运动。其中静力锻炼枯燥乏味，慢运动也需要足够的耐心，只有健身球最为常见，也能快速产生效果。

1. 健身球

当趴在健身球上的时候，就需要被动地来掌握平衡。因为健身球比较软，在难度方面并不大，而且也不容易受伤，可以尝试着保持这个动作在上面趴1 min，逐渐适应之后再慢慢地增加时间和难度。可以先尝试着用双手和双膝着地，趴到健身球上面保持这个姿势，在时间上每次坚持5～10 min，每天做3～5组即可。等到适应之后再开始一点点地放开双手，将身体直立起来，用两膝夹住健身球。以上这些姿势并没有太大难度，最主要的是集中注意力，一点点地纠正重心保持身体平衡，即使摔下来也不会受伤。

当练到一定程度之后，可以试着在有安全保障的条件下，例如在身边放一些海绵垫子，然后双脚直立站在健身球上。这个动作非常危险，稍有不慎就会摔倒，所以必须保证海绵垫子面积足够大，当健身球有所转动的时候，依然能保护测试者。除此之外，也可以尝试着将健身球固定在原地，等到适应之后再开始练习。

2. 静力锻炼和慢运动

静力锻炼和慢运动的危险系数要低很多。静力锻炼大多指平板支撑和扎马步，而慢运动则是以太极拳为主。这两种运动见效慢，还需要有足够的毅力去坚持。切记：不可以一边扎马步一边玩手机，那样对身体的危害反倒更大。在练习太极拳的时候也要量力而为，找到正确的动作要领，否则会伤及膝盖。

三、平衡性运动处方实施方案

（一）站立平衡能力训练

站立平衡能力训练的目的是增强站立平衡能力，改善运动功能，降低日常生活中跌倒的风险。

“金鸡独立”的练习方法：练习者保持站立的姿势，两臂向两侧自然伸直。然后抬起左腿向上弯曲，尽量到肚脐位置，并坚持5 s，连续重复5次。完成之后，轮换右腿进行相同的动作。熟悉该动作后，微闭双眼，再做这个动作，在无任何参照物的状态下，仅靠大脑前庭器官的平衡感受器来保持平衡，逐渐延长独立动作时间。

(二)坐位平衡能力训练

坐位平衡训练是一种重要的康复方法,可以帮助患者提高坐姿的平衡能力。在进行坐位平衡训练之前,首先需要让患者意识到正确的坐姿感觉,或者通过镜子来纠正坐位的姿势,接下来训练的重点是从有倚靠到无倚靠的坐姿转变,即让患者从坐在靠椅上到坐在凳子上。要学会在坐位姿势做前后左右改变重心的动作,加强患者的承重练习和左右交替抬臀负重练习。

一般情况下,如果患者自己还有活动能力,患者坐起后,可以让其坐在床边自己用手握住床栏杆,由家人扶持其肩部,然后逐渐减少家人的辅助,让患者自己尽量保持坐位。

当患者自己坐稳时,由治疗者用手交替从不同角度、用不等的力度(从小力度开始,注意安全,不要让患者身体晃动过大或跌倒)推其肩或髋部,让患者保持稳定的姿势,借以提高患者坐位平衡能力和持久性。另外,还可以在家人的保护下进行自我平衡训练,用双手或单手接、打气球。

在患者的床旁护理过程中,重视卧床阶段的肢体摆放和护理。患者在早期常常需要一定的卧床时间,长期卧床可能会导致肌肉的萎缩、关节的僵硬变形以及骨质疏松等问题,甚至可能影响到患者的功能恢复。因此,一旦患者的病情稳定下来,应该尽量减少他们的卧床时间,以防止肢体功能的退化。

在患者卧床期间,保持正确的姿势是非常重要的。这不仅可以帮助患者减轻不适感,还可以促进血液循环,改善呼吸功能。加强床上运动和护理,推荐侧卧位,并定时翻身和拍背。至少每 2 h 翻身 1 次,避免肢体长时间压迫,减少肌肉和关节的不适。

运动目的:增强坐位平衡能力,改善运动功能,并降低日常生活中跌倒的可能性。

运动形式:坐在床边或凳子上(无扶手和靠背),双脚分开踏在地面上。双臂向两侧平举或交叉抱于胸前。躯干先向左侧运动,保持 2 s 后恢复原位,然后向右侧运动,交替进行;或者先向前运动,再向后运动,交替进行。如果能够顺利完成这个练习,可以增加难度,使双脚悬空,重复躯干前后和左右运动的动作。

运动强度:(10 ~20)次×(2 ~3)组。

运动时间:每次平衡性训练总时间 15 min。

运动频率:3 ~4 次/周。

(三)动态平衡能力训练

动态平衡能力是指通过控制人体重心位置维持稳定支撑的能力,它对于预防跌倒和执行日常功能性任务具有重要的作用。在康复过程中,应该通过一系列的训练方法来提高患者的动态平衡能力,例如进行太极拳、八段锦平衡练习、步态训练和肌肉强化等。这些训练方法不仅可以帮助患者恢复正常的肢体功能,还可以提高他们的生活质量和自理能力。

1. 太极拳训练

太极拳训练的重点在于改善心脏病患者的身体控制能力与下肢运动功能。可选择二十四式太极拳中的起式、左右野马分鬃、左右倒卷肱、云手、海底针和如封似闭这 6 个动作作为训练内容。这些训练动作要求患者保持较长时间的屈膝半蹲状态,并且都包括横移步的要素,其中左右野马分鬃包括前进步的要素,而左右倒卷肱包括后退步的要素。这些动作的训练特点是要求低重心,这有助于增加下肢各部分肌群的力量,加强膝盖和踝关节的稳定性,从而提高患者的姿势控制能力。这种针对性训练对于改善患者在测试中的重心转移能力和双脚重量分布的对称性具有显著效果。

左右野马分鬃、倒卷肱、云手、海底针以及如封似闭这些动作都有身体重心在横向面的不断转换。在这些动作的训练过程中,强调患者将注意力放在患侧腿之间的重心转移和负重上。倒卷肱动作不仅包括横向的重心转移,还有身体由前至后的重心转移。太极拳训练最重要的根基是下肢的稳定性,而太极拳桩、无极桩正是发展下肢耐力及稳定性的锻炼方法。步法的形成并非单一下肢关节的运动,而是下肢各个关节产生联动,强化了患者的髋关节和踝关节,提高了姿势平衡功能。

从整体来看,这 6 个动作,在左右方向上的重心转移最为频繁,在向后方向上的重心转移较少,只出现在左右倒卷肱的退步中。在向前方向上的重心转移最少,只出现在左右野马分鬃的前移步中,对于向前方的重心转移控制能力较少强化。

这些训练动作,可以有效改善心脏病患者的姿势控制能力和下肢运动功能。其训练特点有助于增加患者下肢肌群的力量,加强关节的稳定性,并提高姿势平衡功能。但是要注意不同方向上的重心转移能力的差异,进一步加强对向前方重心转移控制能力的训练,以达到更好的效果。

运动强度:(3 ~4)min×(2 ~3)组。

运动时间:每次平衡性训练总时间 15 min。

运动频率:3 ~4 次/周。

2. 八段锦、健身走

八段锦、健身走是两种常见的运动方式,被广泛应用于提高平衡能力和姿态控制能力。平衡能力是维持身体姿态的能力,对于身体的健康和功能至关重要。近年来的研究表明,通过 3 个月的八段锦干预训练,可以显著提高动态平衡能力,改善关节灵活性和机体协调性。健身走也被证明在一定程度上可以提高静态平衡能力,延缓衰减速度,并预防跌倒的发生。

研究发现,八段锦运动可以控制人体的稳定状态,提高受试者的静态平衡能力和改善姿态控制能力。此外,八段锦还能改善在前后方向、侧向和多向上的稳定性,并提高运动协调性。另外,有研究显示八段锦运动可以通过提高静态平衡能力和步态稳定性,进而预防跌倒的发生。

总的来说,八段锦和健身走都是有效的运动方式,可以提高平衡能力和姿态控制能力。研究结果显示,八段锦在改善人体前后方向稳定性、侧向稳定性以及多向稳定性上的效果更加显著。因此,对于希望改善平衡能力和预防跌倒的人群来说,八段锦和健身走都是值得推荐的运动方式。

需要注意的是,个体的身体状况和健康状况可能会影响运动效果。在进行八段锦和健身走训练之前,建议咨询专业的健康指导和医生建议,以确保运动的安全性和适应性。此外,持续的锻炼和定期的评估也是保持良好平衡能力和姿态控制能力的关键。

运动强度:(10~20)次×(2~3)组。

运动时间:每次平衡性训练总时间 15 min。

运动频率:3~4 次/周。

(四)关节活动度训练

对卧床患者进行关节活动度的练习,有助于保护关节功能,改善肌肉和软组织状态,诱发主动运动,为后续的功能恢复打下基础。关节活动度训练可以分为完全被动活动、部分辅助被动活动和主动活动。在临床实践中,通常是从被动活动方式逐渐发展到主动活动,并按照从近端关节到远端关节的顺序进行训练。关节活动度的练习应该每天进行两次,每个关节 10 次。训练医生应该采用轻柔、缓慢的手法,在活动时固定一个关节端,活动另一个关节端,并且应该在正常关节活动范围内进行,以避免引起疼痛。

第七节 运动处方实施注意事项及特殊人群的运动设计

一、运动处方实施注意事项

在运动处方的实施过程中,需要特别注意一些事项。首先,应该根据个体的情况来安排每一次训练课,确保其个性化。其次,要注意收集和整理运动资料,监控运动量,并且进行医务监督,以确保运动处方的有效实施。

(一)训练课的安排

在运动处方的实施过程中,每一次训练课都应该包括 3 个部分:准备活动、基本活动和整理活动。

1. 准备活动

准备活动是指在进行正式运动之前,进行的一些热身活动。它在运动处方中起着至关重要的作用。其主要目的是让身体从静止状态逐渐转入工作状态,逐渐适应高强度的运动训练，以避免意外情况的发生，如心血管和呼吸系统突然承受过大的运动负荷，可能会造成不必要的损伤以及肌肉、韧带和关节等运动器官的损伤。

在实施运动处方时，准备活动通常包括一些运动强度较小的有氧运动和伸展性体操，如步行、慢跑、徒手操和太极拳等。这些活动有助于身体逐渐适应运动的强度，减少运动时的风险。

准备活动的时间可以根据不同的锻炼阶段进行调整。在开始锻炼的早期阶段，准备活动的时间通常为 10 ~ 15 min；而在锻炼的中后期，准备活动的时间可以减少到 5 ~ 10 min。这样的调整可以根据个人的身体状况和锻炼计划来确定。

2. 基本活动

基本活动是指正式的体育活动，应根据个体的情况来选择适合的运动项目和强度。基本活动是运动处方的核心内容，也是实现康复或健身目标的主要途径。基本活动部分包括运动的频率、强度、时间、方式以及总量和进度等，这些应根据具体的运动处方来制定和实施。

设计运动处方时可考虑传统体育活动。很多传统体育活动，如五禽戏、八段锦和太极拳对改善患者身体素质，提高其生活质量都有较大的帮助，在一定程度上可以降低患者的再入院率和死亡率，因此运动处方的设计可以充分考虑具有同样作用的传统体育活动。

(1)云手(二十四式)太极操　在术后第一天，建议患者绝对卧床，并向他们介绍太极拳的优势和预期效果。在术后的 2 ~ 7 d 内，可教授患者云手(二十四式)太极操。应根据目标心率法和 Borg 评分法来控制运动强度，即静息心率增加 20 次/min，Borg 评分低于 12 分。运动要在医护人员的监护下进行，须严密监测患者的心率、心律、血压等指标。一旦出现胸痛、胸闷、头晕、气喘、面色苍白、发绀、脉压减少、心电图 ST 段压低超过 1 mm 等不良事件，要立即停止运动，并根据患者的具体情况，相应调整运动程序和运动量。

在患者出院时，应进行健康教育，并向他们发放云手太极操视频光盘和运动手册。每次太极运动的时间为 45 min，每周进行 3 次，连续运动 8 周。运动强度为最大心率的 60%，Borg 评分在 12 ~ 16 分。如果在运动过程中出现不良事件，应立即停止运动，坐下或躺下。如果休息 1 ~ 2 min 后胸痛仍未缓解，应舌下含服硝酸甘油。如果仍然不能缓解，应呼叫 120 就医。患者每次进行太极运动时都应记录相应的信息，包括运动时间、运动前后的心率、血压和自觉感受。

(2)坐式八段锦　坐式八段锦是一种常用的运动康复方法，适用于一些病情不允许立即开始锻炼的患者。根据医生的建议，可以适当推迟至 48 h 后开始。训练时间为每天的 8:30—16:30。每套动作大约需要 12 min，每次做两遍，中间休息 5 min，整个过程大约需要半小时。

在进行康复运动之前，需要明确患者在过去 8 h 内没有出现新发心绞痛、未控制的严重心律失常以及失代偿期的心力衰竭表现，并且在静息状态下，收缩压应低于160 mmHg，舒张压应低于100 mmHg。

运动后以及中途休息期间，需要对患者的生命体征进行监测。如果发现生命体征不稳定或者患者主观体力感觉（RPE）超过16分，则应停止运动。

坐式八段锦包括以下几个招式。

预备式：闭目冥心坐，握固静思神。闭上眼睛，双手握拳，分别放在大腿两侧。头部保持正直，颈部挺直，肩膀放松，胸部挺起，背部挺直。摒弃一切杂念，进行自然呼吸，呼吸要均匀缓慢。

第一段：叩齿三十六，两手抱昆仑。叩齿36次。然后将双手十指交叉，抱于颈后，两手掌心掩住耳朵。接着用鼻吸呼9次，呼吸要非常微细，不要发出任何声响。

第二段：左右鸣天鼓，二十四度闻。将双手移到后脑的玉枕穴处，将食指叠放在中指上，然后用力弹击玉枕穴。左右各24次后，放下双手，仍然握拳放在腿上。在进行这个动作时，需要进行悠长绵细的呼吸，将真气引导入丹田。

第三段：微摆撼天柱，赤龙搅水津。要求放松全身，低头扭颈向左右交替侧视两肩，并左右摇摆24次。这个动作可以放松颈部和肩膀的肌肉，增加颈部的灵活性。

第四段：鼓漱三十六，神水满口匀；一口分三咽，龙行虎自奔。要求用舌头撞动口腔上下左右，使津液满口。然后，鼓漱36次，并分3次将津液咽下。这个动作有助于刺激唾液的分泌，促进消化和口腔健康。

第五段：闭气搓手热，背摩后精门；尽此一口气，想火烧脐轮。用鼻子吸满气后闭气，双手互搓至发热，缓慢呼气36次。再以鼻吸气，并将气息送至丹田，闭气片刻再缓缓呼出。这个动作有助于提高呼吸系统的功能，并促进身体的放松和集中注意力。

第六段：左右辘轳转，两脚放舒伸。要以轻柔的方式转动左右臂，每个臂部连肩处转动36圈。完成后，握拳冥想。这个动作可以帮助放松肩膀和臂部的肌肉，同时提高上肢的灵活性。

第七段：叉手双虚托，低头攀足频。首先，双手十指交叉，翻掌向上，缓缓举过头顶，同时两手臂伸直，仿佛在做伸懒腰的动作。腰身也随之伸展，然后慢慢落下，掌心翻转向下，放于头顶，全身放松。这个动作需要重复上托9次。将两手十指放开，掌心相对，两臂向前伸，上体前俯，由两旁挽入，扳住足心，使头与尾闾穴平行。然后慢慢展直上体，重复这个动作12次。

第八段：以候神水至，再漱再吞津，如此三度毕，神水九次吞。首先，在咽下时，会发出汩汩声，这有助于调匀百脉。接下来，用舌头搅动口腔上下、左右，使津液充满口腔，然后鼓漱36次，分3次缓缓咽下。同时，两目内视，以将咽下的津液送入下至丹田。这个动作需要连续做两次。

收势：河车搬运讫，发火烧全身。心想脐下丹田中，似有热气如火，闭气如忍大便状,将热气运至谷道,即大便处,升上腰间,背脊后颈,脑后头顶止。又闭气,从额上两太阳、耳根前、两面颊,降至喉下,心窝肚脐下丹田止,心想全身是火,通身皆热。

建议患者在出院后继续坚持训练,医务人员每周进行电话随访,了解患者的情况并提供必要的指导。此外,出院后1个月、3个月和6个月需要到门诊复查相关指标。

(3)正念训练　正念训练包括身体扫描、正念呼吸、正念冥想、正念瑜伽和正念行禅等几个方面。

1)身体扫描　患者平卧并彻底放松,保持缓慢平和的呼吸频率。在音频的引导下,将注意力依次集中在身体的不同部位,从脚部开始,过渡到腰部,逐渐到头部。客观地觉察这些部位,认同体内感受,并减轻紧张、焦虑情绪以及心理压力。

2)正念呼吸　平躺并保持全身放松,感受随着呼吸节律通过鼻端的气流。当出现情绪不适或杂念时,告知患者要客观地觉察它们的存在,而不进行主观评价。告诉患者这种身体感受和思想游移是正常的,将注意力转移到腹部随着呼吸上下起伏的感觉上。

3)正念冥想　患者在安静的环境中静坐,通过冥想来感知脑海中出现的思维、想法以及自身情绪的改变等,感受不同思维、心绪的出现以及消失的过程。告知患者侧重于客观觉察与安心接纳自身的情绪变化,不进行批评和排斥,当出现负性情绪时,可让患者做出合理的反应。

4)正念瑜伽　在瑜伽训练中,应指导患者将觉知带入思维、情绪、呼吸、姿势和运动中。这样他们可以感知呼吸的变化以及身体的放松感受,并且能够客观地识别脑海中产生的事件和想法。

5)正念行禅　还应该指导患者在日常生活中随时进行正念练习,比如在行走时将注意力放在脚上,体会每个微小动作时的内心感受,在进食时体会味觉和情绪的变化等,将正念融入生活的细节中。

每次训练围绕一个主题进行,训练时间为30~60 min,每周1次。根据个人情况,可以将身体扫描和正念呼吸安排在晚上睡觉前进行。

3. 整理活动

整理活动是指在运动结束后,进行一些放松活动,以帮助身体恢复。在进行锻炼时,要安排一定内容和时间的整理活动,避免因突然停止运动而引起的一些症状,如头晕、恶心和重力性休克。常用的整理活动包括散步、放松体操和自我按摩等,一般时间为5 min。这些整理活动有助于平稳地结束运动,减少对身体的不良影响。

(二)运动处方资料的收集与管理

运动处方资料的收集与管理目前分为5个主要部分:个人状况调查、患者健康体适能评价、运动体适能干预、干预效果评估、体适能教育及指导。这些部分在运动处方的制定和管理过程中起着重要的作用。

1. 个人状况调查

个人状况调查通过软件和互联网的形式收集个人的基本信息、疾病危险性调查、运动和饮食习惯等客观信息。这些信息对于健康体适能的管理和评估非常重要，可以帮助我们更好地了解个体的健康状况和需求。

2. 健康体适能评价

健康体适能评价是根据个人信息制定运动试验方案，并选择合适的测评设备。通过对心肺功能、肌肉耐力、柔韧性、身体成分、骨密度、人体能量等健康体适能及相关指标的测评，我们可以得到个性化的评价。这些评价结果对于制定个体化的运动处方非常重要，可以帮助我们更好地了解个体的体能水平和潜在健康风险。

3. 运动体适能干预

运动体适能干预是根据个体的评价结果制定针对性的运动处方和干预计划。这些干预措施可以包括有氧运动、力量训练、柔韧性训练等，旨在提高个体的体能水平和促进身心健康。

4. 干预效果评估

干预效果评估是对运动处方的实施效果进行评估和监测。通过定期的评估和监测，我们可以了解个体在运动处方下的改善情况，并根据评估结果进行调整和优化。

5. 体适能教育及指导

体适能教育及指导是对个体进行相关知识和技能的教育和指导，形式是多样的，可以当面交流，通过报刊、互联网交流等。通过教育和指导，可以帮助个体更好地理解和掌握运动处方的内容和目标，以便更好地实施和维持健康的生活方式。

实际运行中的健康体适能管理机构，对于不同患者应该有各自的特点。这些机构可以是移动式的，也可以是固定的，它们之间存在一些区别。有些机构以患者健康体适能评价为主，与健康体适能干预机构合作；还有些机构以健康体适能干预为主，借助临床医院和运动医学研究机构的合作来完成患者的运动疗效评价等。

（三）运动处方实施过程中的运动监控和医务监督

1. 运动强度监控

监控运动强度常用的方法有主观疲劳感觉量表（RPE）和靶心率等。这些方法可以帮助医务人员了解患者在运动中的感受和身体状况，从而更好地指导他们的运动方案。

2. 运动中的医务监督

在运动处方的实施过程中，医务人员应该对治疗性运动处方进行监督。要密切关注患者的运动情况，确保他们按照处方进行运动，并及时调整处方以适应患者的身体状况和需求。这种医务监督的目的是确保患者在运动中能够达到预期的治疗效果，同时避免因运动不当而引发其他健康问题。具体注意事项如下：

（1）执行运动处方时，应检测患者运动前、运动中和运动后的血压和心率水平。

（2）在运动开始前的 30～60 min 调节水分和糖分的摄入，如血糖<5.55 mmol/L 应适当补充糖水或甜饮料。

（3）应注意前一天的运动和休息状态以及心绞痛的发作次数。

（4）应注意所服用的药物对心血管的影响。

3. 心理状态监督

负性情绪与冠心病患者身体健康改善状况密切相关。王杏芬等对老年冠心病 PCI 术后患者进行运动康复联合心理治疗干预，分为常规药物治疗组、运动训练组和运动联合心理治疗组，采用汉密尔顿焦虑量表、汉密尔顿抑郁量表评估患者 12 周后焦虑、抑郁等心理的改善情况。研究结果显示，运动训练可以改善患者焦虑和抑郁水平，而运动联合心理治疗改善效果比单纯运动训练更为显著。此外，运动恐惧和对心脏运动康复的危险性认知是多数患者拒绝参与心脏康复的重要原因。传统运动训练需要患者尽力达到一定的心率和运动强度，而太极拳等中医运动疗法的动作简单、柔和，并专注呼吸训练，一定程度上能显著克服患者的运动恐惧，且它对老年冠心病患者的抑郁症状有较为明显的缓解作用。科学且成熟的研究方法对老年心脏病患者康复效果改善显著，同时辅以必要的心理指导和健康教育，可提高患者运动自我效能和运动康复依从性。

4. 生活质量监督

健康相关生活质量是心脏病患者运动康复的重要评价指标之一，常用的评估工具有简明健康量表、西雅图心绞痛量表等。刘晓燕等对老年心脏病合并糖尿病的冠状动脉旁路移植术术后患者进行长达 12 个月的运动干预及随访，结果发现，观察组患者简明健康量表各维度得分均显著高于对照组（$P<0.05$）。陈日宇等将养生瑜伽应用于老年冠心病患者，结果显示 12 周时西雅图心绞痛量表得分显著改善（$P<0.05$）。可能由于运动锻炼可增强老年患者活动耐受性、改善身体功能及负性情绪，这些综合因素促进了患者生活质量的提升。关注生活质量，是以人的整体为中心的护理理念的重要表现，未来研究应继续进行患者出院后心脏运动康复的延续护理，并探讨不同疾病和身体功能状态下运动康复与生活质量的关系。

二、常见心血管等慢性病人群的运动设计

（一）护理模式及理论

1. 知信行理论

知信行理论中“知”是基础、“信”是动力、“行”是目标，三者之间的关系环环相扣，层层递进，知信行三者充分结合并执行可有效改善患者的健康意识与健康行为。基于知信行研究理论，对患者进行健康知识讲座与教育，使患者充分了解疾病的致病因素、预防措

施等相关知识，以及为患者制订合适的饮食措施、营养方案、治疗手段等，此过程即为知信行理论中的知；在知的基础上，经过与患者的深入交谈，了解患者对于诊治疾病的态度、信心等，帮助患者积极树立康复治疗的健康信念，如可以通过每日对患者进行鼓励、督促、指导等，加强患者对于治疗的依从性，进而增强患者自身的自护能力，此阶段即为信；前两者的根本目的最终要落实在行，行就是行动，指的是要在日常的生活、餐食、睡眠、运动等方方面面为患者制订详细、科学、有效的计划方案，并要求患者务必按照计划严格执行，高质量完成，以此提高患者的自我效能感。在常规护理的基础上增加知信行理论模式可以提高患者的自我效能感与自护能力，同时提高患者康复自信心，改善康复行为，结果要优于单纯采取常规护理模式。

2. 健康信念模式

健康信念模式指的是经过较为系统的教育活动，使患者可以自发、自愿地采取一些有利于身体健康的行为，并可以促进其家庭成员共同参与到健康行为的一种积极康复行为模式。对于居家康复，可用健康信念模式进行干预。

(1)家庭随访　对患者要每周进行一次家庭随访，以便了解患者的居住环境以及家庭状况，及时调整因家庭因素对患者产生的负面情绪以及应对措施；对患者的居住环境进行改善，让患者可以充分利用家庭现有条件进行运动练习，并对患者的自护技能进行纠正与指导，同时嘱咐患者家属，要在日常生活中有意识地培养患者的自我生活能力，帮助患者提高生活质量。

(2)心理护理　正处于康复期的患者因为机体出现不同程度功能障碍而产生特殊心理，因此要对患者的心理状态、思维意识、行为方式等采取针对性的有效干预措施。在随访的过程中要采用家属、社区、单位、政府、社会共同关心关注患者的方式，充分给予患者鼓励、理解与关心，使患者在整个康复与治疗过程中一直处于温馨的环境中。

(3)集体康复指导　在进行集体康复指导时要有专门工作人员负责联系患者及家属，充分激发患者参与体育运动康复的积极性与参与度，现场也要有医护人员和运动健康管理师、运动康复治疗师细心指导，纠正错误动作。指导内容主要包括运动处方的执行、日常膳食营养的搭配、日常心脏护理的要点及注意事项、安全用药等。

(4)随访配套管理　要在日常进行随访的区域设置随访专栏，并定时更新，内容主要包括向患者及家属讲解如何用药、膳食营养、冠心病风险因素、如何预防冠心病、如何进行安全运动、运动注意事项等，并经常性组织医院专家进行健康知识讲座；组织运动康复师为患者纠正不正确运动姿势等，帮助患者建立正确、积极的健康意识以及主动运动、主动健康行为，提高患者心脏康复运动依从性，激励患者养成健康生活方式。

3. 自我效能理论

自我效能是指个人对特定任务的主动执行能力以及获得预期结果的信心。因为患者可能存在肢体疼痛、躯体疲劳、跌倒等恐惧心理，降低了患者运动参与的自信心与积极性,导致运动中断、运动停止,严重者甚至被动运动出现极不配合现象,严重阻碍运动康复活动的进行。研究证明,增强患者的自我效能感可以改善患者的运动恐惧心理,提高患者参加心脏运动康复的积极性,同时治疗手段的配合度更高,进而提高患者的生活质量。自我效能干预计划主要包括以下 4 个方面的内容。

(1)行为成就 行为成就指的是个体在完成目标任务时的成功或者失败的经验。成功的结果会给人带来积极的经验,具有提高自我效能感的作用;失败的结果会给予人失败的结果,则会使人们的自我效能感降低。因此康复人员在对患者制订运动计划时要根据成为成就原则为患者逐步制订阶段性的计划,要逐一递增,循序渐进,不可操之过急,使患者完成每个小目标时获得成功体验,不断增强其自我效能感,这样更有利于患者完成整个康复计划。

(2)替代体验 替代体验是指患者先通过观察与自身水平相似人群练习的成功经验,从而获得鼓舞,收获自信,相信自己通过练习或者努力也可以获得成功,从而提高自身的自我效能感,促进心脏康复运动计划的实施。如果患者看到他人的失败经验,同样会自我带入,从而降低运动参与性与积极性。因此医护人员应多请已经坚持运动并已经取得较大进步的患者分享自己成功的经验与体会,发挥榜样作用,这样可以对其他患者起到较好的激励作用。

(3)言语劝说 在改变他人认知和态度以提高自我效能感方面,可以通过向患者展开健康知识教育、科普,再加上解释与引导等手段。最主要的就是,先和患者建立一个良好的信任关系,只有在信任的基础上,患者才会听取相关建议和方法,在过程中可以采用积极的语言来鼓励患者,帮助他们缓解不良情绪和压力。同时,在灌输改善生活方式、注重饮食习惯观念的同时,向患者讲解坚持运动锻炼的重要性,充分肯定患者为恢复身体功能所做的努力,并充分调动其自身的潜能。

(4)生理和心理反应 观察个体在活动中所经历的痛苦和情绪表现,以判断其康复信心,是一种有效的方法。成功的喜悦和失败的悲伤都会对个体的自我效能感产生影响。因此,康复人员应该及时向患者解释由疾病引起的一系列生理和心理症状,并帮助他们认识到功能训练可能导致的疲劳和疼痛症状,并传授相应的应对技巧。个体干预和群体干预是两种常见的干预方式,每次干预的时间通常为 15 ~ 30 min,每周进行 1 次,总共持续 12 周。

个体干预是指康复人员每周通过微信对患者进行随访。通过这种方式,康复人员可以了解患者近期的功能锻炼情况,以及他们在生理和心理方面的反应。此外,康复人员还可以了解患者是否实现了制定的周目标。在个体干预中,康复人员还可以安排适当的自我效能干预,以帮助患者增强信心和积极性。

群体干预是指康复人员在“心脏病患者居家功能锻炼交流群”中提供功能锻炼的知识和技能,包括但并不限于健身气功等民族传统体育锻炼手段,并分享一些成功的案例。

康复人员鼓励该群的患者将自己成功完成某项技能的过程拍摄成视频，并上传到群里与其他患者分享成功的经验。康复人员也要及时回复和疏导患者在锻炼过程中遇到的问题，以避免负面情绪和言论在群里传播。

(二)心血管疾病等慢性病人群不同康复时期的运动安排

1. 一期康复(住院期康复)

(1)运动目标　促进患者功能恢复，改善其心理状态，帮助患者恢复体力及正常生活。通过进行适当的运动，尽可能确保患者在出院时生活基本自理，避免久卧而带来一些不良影响(例如运动水平下降、惧怕运动、高血压等)。缩短住院时间的同时，为二期康复奠定基础。

(2)运动方案　运动方案应该循序渐进。可以从床上的被动运动开始，包括在家属的帮助下进行翻身、坐起，逐步过渡到自己在床上坐起、将双脚悬吊于床边、在家属的帮助下站立、依靠自己站立、自己行走并上厕所，最终达到在病室内步行以及可以缓慢爬楼梯等训练的程度。在这个阶段，运动的强度应该控制在低强度，以确保患者的安全和适应性。

(3)注意事项

1)运动方案应循序渐进。病情较重、预后较差的患者运动进展应缓慢；病情较轻、预后较好的患者运动进程可适度加快。一般来说，一旦患者脱离急性危险期，病情稳定，即可开始运动康复治疗。所谓病情稳定是指：①过去 8 h 内无新发或再发胸痛；②心肌损伤标志物(肌酸激酶同工酶和肌钙蛋白)水平无进一步升高；③无明显心力衰竭失代偿征兆(静息时呼吸困难伴肺部湿啰音)；④过去 8 h 内无新发严重心律失常或心电图改变。

2)运动康复应在心电监护下进行。

3)开胸手术术后，应进行呼吸训练，练习用力咳嗽，预防肺部感染。

2. 二期康复(出院早期门诊康复)

大多数患者在出院后 1 周内就可开始执行有医务监督的运动项目，在某些情况下基于医学的必要性可推迟到 12 周或更长时间。PCI 术后，只要患者穿刺部位伤口愈合，有氧运动几乎可立即开始实施。

(1)运动目标　进一步稳定和改善心血管状态，促进心脏的有益重构，合理用药，控制危险因素，增进体能，帮助患者重返工作岗位和回归社会及家庭。

(2)运动方案

第一步，准备活动，即热身运动。一般进行低强度的有氧运动，时间保持在 5 ~ 10 min 即可，如步行、竞走、健身气功等，目的是拉伸并激活肌肉的活性、提高不同关节的活动度和心血管的适应性，避免因机体突然承受较大强度的运动负荷导致心血管事件及运动损伤。

第二步，训练阶段，包含有氧运动、抗阻运动、柔韧性运动、平衡功能等各种运动方式。其中以有氧运动为主，抗阻运动、柔韧性训练为辅。

第三步，放松运动，一般需要进行 5 ~ 10 min 的慢节奏有氧运动、拉伸运动或柔韧性训练。这样做的目的是促进运动系统的血液缓慢回到心脏，避免运动结束后，突然停止锻炼，高负荷的心脏压力骤降而导致心血管事件。

3. 三期康复（院外长期康复）

这个阶段也被称为家庭或社区康复期。在三期康复阶段，主要是为心血管事件 1 年后的患者提供必要的预防措施和康复服务，帮助患者回归社区和家庭生活。

（1）运动目标　帮助患者恢复到能够重新工作和进行日常活动的程度。

（2）运动方案　为了减少心脏病发作或其他心血管疾病的风险，需要进一步加强生活方式的改变，并进行更深入的运动康复。因此，维持已经形成的健康生活方式和运动习惯是这个阶段的关键。此外，运动的指导应该根据个体的情况而异。低危患者进行运动康复时无须医学监护，但中危甚至高危患者进行运动康复时需要医学监护。因此，对于患者的病情分析和评估非常重要。低危患者和部分中危患者可以进行三期康复，而高危患者和部分中危患者应该转到上级医院继续康复。在这个阶段，纠正危险因素和提供心理社会支持仍然是必要的。

第四章　心脏运动健康管理营养处方

营养干预在心脏康复中具有重要意义。了解运动过程中营养供给的过程和需求，掌握必要的营养测量工具和知识，充分认识营养不良和营养过剩对心血管的危害，掌握一定的营养促进策略，制定并实施心脏运动健康管理中的营养处方，有助于促进心脏的康复。

第一节　营养状态与心血管疾病的关系

一、营养不良对心血管的影响

心血管疾病患者中营养不良普遍存在。心血管疾病患者的饮食存在较大的地域差异性，患者凭借饮食惯性很容易出现营养摄入不均衡、营养不良等问题。

（一）营养不良和炎症与慢性心力衰竭相关

慢性心力衰竭患者体内促炎症细胞因子水平升高。人类及动物的观察性及实验性研究已证实心血管疾病不同阶段的进展及发病机制与体内持续存在的炎症相关。Akihiro Nakagomi 等的研究发现，用控制营养状态（CONUT）评分筛查的营养不良与肿瘤坏死因子（TNF）-α、C 反应蛋白（CRP）水平均显著正相关，CONUT 评分≥3 及 TNF-α 升高均与心力衰竭患者不良预后相关。也有研究发现在 CHF（充血性心力衰竭）患者中，血浆 CRP 水平与 TNF-α 呈正相关，增加的血浆 CRP 可能导致患者血浆中 TNF-α 的产生。因此，营养不良可能通过促进炎症细胞因子的产生而影响心血管疾病的进展。

（二）营养不良和炎症反应促进动脉粥样硬化的发展

动脉粥样硬化进展过程中涉及炎症，而长期慢性炎症会加重营养不良的发生。近年来，营养不良-炎症-动脉粥样硬化综合征的概念被提出，营养不良和炎症形成恶性循环，导致动脉粥样硬化的进一步发展，最终增加心血管疾病的死亡率。动脉粥样硬化是一种血管内皮上的斑块结构，由脂质和免疫细胞在血管壁中累积而成。如果某些外在或内在的因素导致这些斑块不稳定，它们就会破裂，阻塞血液输送，从而剥夺心脏和大脑等组织的供氧，进而引发心脏病或中风等心脑血管疾病。血清白蛋白水平与动脉粥样硬化斑块反应、晚期蛋白质氧化产物呈显著负相关，表明血清白蛋白具有抗氧化作用，进一步说明血清白蛋白水平降低可促进动脉粥样硬化形成。

Ishizawa 等的研究发现，相比低百分位的血清白蛋白水平，高百分位的血清白蛋白水平与颈动脉斑块及颈动脉内膜中层厚度（CIMT）减小具有相关性。在 Akihiro Nakagomi 等的研究中，左、右颈内动脉平均内膜中层厚度（mCIMT）表示的颈动脉粥样硬化程度与应用 CONUT 评分发现的营养不良呈显著正相关，并且血清白蛋白水平与 mCIMT 呈显著负相关，表明营养不良尤其是低血清白蛋白水平可能与慢性心力衰竭患者颈动脉粥样硬化进展相关。

二、营养过剩对心血管疾病危险因素的影响

肥胖对心血管疾病有着明显的影响。肥胖是指体重超过正常范围的情况，通常由摄入的能量超过了消耗的能量所导致。肥胖对心血管疾病危险因素的影响如下。

（一）肥胖与糖尿病

肥胖是导致 2 型糖尿病发病的危险因素。胰岛素抵抗和胰岛素分泌缺陷是 2 型糖尿病发病过程中两个主要的病理生理环节。无论前瞻性还是横断面研究均证实，肥胖是导致 2 型糖尿病发病最危险的因素之一。中心性肥胖者胰岛素抵抗更为严重。研究发现，内脏脂肪独立于体重指数（BMI）与高胰岛素血症、胰岛素抵抗呈正相关。有糖尿病家族史者与无者相比有明显的腹部肥胖倾向。2 型糖尿病患者中约有 2/3 的患者超重或肥胖。有研究表明，肥胖患者减重 15% 或更多可诱导疾病缓解，更有利于血糖控制，这是任何其他降糖措施难以达到的效果。美国健康专业研究通过对 51 529 例年龄 45～75 岁的男性随访 5 年发现，BMI 和糖尿病发病危险存在强烈正相关。统计学分析在调整了年龄、家族史、吸烟习惯的影响后，发现 BMI 为 25～26.9 kg/m^2 的男性较 BMI<23 kg/m^2 者发生糖尿病的危险高 2.2 倍，而这种危险随着体重增加显著上升。我国 2007 年全国糖尿病流行病调查汇总分析显示，伴随 BMI 的升高，2 型糖尿病的患病率呈现明显增高的趋势。多因素分析亦显示，超重及肥胖是糖尿病发生的独立危险因素。

（二）肥胖与高血压

一般而言，肥胖的人出现高血压的概率会比较高。肥胖导致高血压的主要机制包括：①肥胖对血流动力学的直接影响。肥胖者身体中的脂肪含量比较高，脂肪逐渐堆积，进入血液中导致高血脂。高血脂影响血管壁，使血管变得狭窄，进而血管中血液的流动速度就会变得十分缓慢，然后影响到血压，导致高血压的出现。②更多的胰岛素抵抗、

高胰岛素血症、炎症及氧化应激等使血管内皮细胞功能障碍,交感神经张力增高,水钠潴留,最终导致血管收缩,外周血管阻力增加,血压升高。

(三)肥胖与糖脂代谢紊乱

肥胖患者多伴有胰岛素抵抗,其血脂异常的特点是:甘油三酯(TG)升高,极低密度脂蛋白-胆固醇(VLAD-C)升高,易形成小而密的低密度脂蛋白胆固醇(LDL-C),高密度脂蛋白胆固醇(HDL-C)水平降低。

葡萄糖和脂肪为人体能量供给的主要来源,在生命活动中居于关键地位。随着生活水平的提高及生活方式的改变,越来越多的人出现了糖脂代谢紊乱。糖脂代谢紊乱以糖、脂代谢紊乱为特征,由遗传、环境、精神、饮食等多种因素参与致病,以神经内分泌失调、胰岛素抵抗、氧化应激、慢性炎性反应、肠道菌群失调为核心致病因素,以高血糖、血脂失调、脂肪肝、超重、高血压、动脉粥样硬化等单一或合并出现为主要临床表现。

通俗来讲,我们所熟悉的糖尿病、高脂血症、脂肪肝、高血压、肥胖等疾病均为糖脂代谢紊乱所导致。这些疾病会引起全身多系统损害,导致眼、肾、神经、心脏、血管等组织器官慢性进行性病变、功能减退甚至衰竭。

糖脂代谢紊乱性疾病是全球性疾病,近年来年轻化趋势日益显著,成为国家经济社会发展的重大公共卫生问题。

(四)肥胖与阻塞性睡眠呼吸暂停综合征

肥胖是引起肺泡低通气的经典原因。阻塞性睡眠呼吸暂停综合征(OSAS)在严重肥胖的患者身上被首先发现,当时称之为“匹克威克”综合征。研究表明,肥胖人群 OSAS 及睡眠障碍的发生率显著提高,在众多治疗 OSAS 的方法中,减重是一直被推崇的治疗手段。

阻塞性睡眠呼吸暂停综合征,顾名思义,就是在睡眠中反复出现呼吸暂停,是一种比较常见的睡眠呼吸障碍。患有睡眠呼吸暂停综合征的人中,大多有相似的体型特征,那就是普遍超重甚至肥胖。肥胖是引起睡眠呼吸暂停最常见的原因,有 50% ~70% 的发生与肥胖有关,这一比例远高于正常体重人群中的发生率。

现有研究证实,睡眠障碍可能会影响体内胃饥饿素和瘦素之间的动态平衡,从而使个体能量消耗减少、食欲增加,最终导致体重增加,这对肥胖者来说无疑是雪上加霜。所以,肥胖可以引起睡眠呼吸暂停,反过来睡眠呼吸暂停又会加重肥胖,也就是说二者互为影响、互为加重,形成恶性循环。

(五)肥胖与强直性脊柱炎

强直性脊柱炎(AS)是一种以炎性腰背痛为典型特征的慢性炎症性关节病,可严重影响患者生活,为患者带来沉重的负担。AS 是心血管病(CVD)的主要病理改变,其形成是多种代谢相关危险因素共同作用的结果,胰岛素抵抗仍然是始动环节:内皮细胞功能受损，高凝状态糖代谢紊乱导致的终末糖基化产物形成，LDL-C 氧化修饰被巨噬细胞吞噬形成“泡沫”细胞沉积于血管内皮下层，进而产生脂质条纹和粥样斑块。过量的胰岛素作为一种特异的平滑肌细胞生长因子加速了 AS 的发生。肥胖患者更多的胰岛素抵抗，更多的糖脂代谢紊乱以及高肿瘤坏死因子 α（TNF-α）血症、瘦素抵抗等也与 AS 形成密切相关。

第二节　营养在心脏康复中的作用及价值

营养是指机体从外界吸取需要的物质来维持生长发育等生命活动的作用。膳食是指人类从环境摄取食物，经过消化吸收和代谢，用以供给能量，构成和修补身体组织，以及调节生理功能的整体过程。而合理膳食是为人体提供符合卫生要求的平衡膳食，使膳食的质和量都能适应人体的生理、生活、劳动及一切活动的需要。

一、合理膳食在心脏康复中的意义

膳食是人类生存的必需，合理膳食能够提供全面、均衡的营养。各种食物中所含的营养成分不完全相同，任何一种天然食物都不能提供人体所需要的全部营养素。只有食物多样，才能满足人体的各种营养需求，达到营养平衡、促进健康的目的。

合理膳食在心脏康复中非常重要，因为它可以帮助患者控制体重、降低血压和胆固醇水平，减少心脏病发作的风险。

自 2004 年以来，很多重要研究为营养膳食可预防心血管疾病提供了理论依据，大量的科学证据证实了营养与心脏康复相关，但是合理膳食的总原则一直未曾改变。有学者将“谨慎”膳食模式概括为“摄入更多的蔬菜、水果、豆类、谷类、鱼类和禽肉”，该模式的特征与“摄入较多的牛羊肉、加工肉类食品、精米、糖果、甜点”的西方模式大不相同。结果表明，食用更多（超过中间值）的蔬菜、豆类、水果、坚果类、谷类和鱼类食品，以及少量（低于中间值）的肉类、猪肉和牛奶，得到的健康评分较高。最初被证明“可有效改善高血压”的 DASH（dietary approaches to stop hypertension）饮食，也逐渐表现出对其他心血管疾病高危因素的益处。所谓 DASH 饮食，是指预防高血压的饮食方法，其特点就是多摄入蔬菜、水果、低脂奶制品，减少饱和脂肪酸、脂肪和钠的总摄入量。

二、心脏病患者的营养供给

美国心脏协会在膳食营养指南中提出，心脏病患者应注重热量的均衡，避免饮食过量。心脏病患者也可以享受食物,但要尽量少食。

应该增加的食物:蔬菜水果;谷物食物,至少一半是全谷物;无脂或低脂(1%)牛奶。

应该减少的食物:高钠食物,如汤、面包和冷冻肉类等;含糖饮料,可用水代替;高脂食物;等等。

这些营养推荐方案表明,理想的膳食是以植物为基础的,具有营养高、能量低的特点。这些推荐方案并没有抛弃过去的营养学知识,而是将其细化、改变了所关注的侧重点。当前和今后一段时期,肥胖依然是与营养相关的最大健康问题。大多数人都需要减少食物的摄入量,强烈建议减少糖的摄入,包括淀粉糖、玉米糖浆、葡萄糖、乳糖、麦芽糖和果糖等一系列糖,蜂蜜、糖浆、枫糖和分离砂糖等糖的主要来源,以及浓缩果汁之类。

研究表明,过度肥胖与糖尿病、心脏病及其他慢性疾病密切相关,已成为公共卫生的首要问题。

1998 年,针对肥胖的评估和治疗,美国国立卫生研究院给出相关建议,建议实行限制能量摄入的饮食方式,主要以"低脂"营养饮食的方式来减轻体重。低脂饮食法被成功地应用在糖尿病预防计划(DPP)的试验中,达到了应有的效果,并具有里程碑式的意义,近 60 项糖尿病预防的研究及其他证据都证明了低脂饮食的有效性。然而,也有些研究数据表明,低脂肪饮食的优越性是有限的,另一种替代性假说认为低碳水化合物饮食可能是一项有效的策略,直到 2003 年,支持该项假说的数据仍然有限。超过 12 项美国联邦基金资助的试验研究证实,在比较以低脂与低碳水化合物为主的减重方式之后,基本认定低碳水化合物饮食对减重的作用至少与低脂饮食是一样有效的。由于监测的代谢参数不同,研究者在这两种减重方式哪种更有效的问题上仍存在分歧。这些研究同时还得出了另一个结论:减重在 6 个月时达到顶峰,随后出现不同程度的反弹。研究对象最初超重 15 ~ 100 lb(磅,1 lb = 0.453 6 kg),12 ~ 24 个月后他们的体重平均下降了 5 ~ 10 lb。尽管这些随机分配组的体重均略微下降,但整体膳食研究对象中还是存在较大的个体差异。

低脂,并不是降低所有脂肪。随着不同种类的脂肪代谢所产生的影响逐渐明晰,持续了 50 多年的低脂原则受到质疑。已有证据表明,由饱和脂肪酸提供的能量每下降 1%,低密度脂蛋白胆固醇(LDL-C)就下降 1.62×10^{-4} mol/L。相反,发现不饱和脂肪酸(单、多)对血脂有益,可降低饱和与反式脂肪引起的相关心血管疾病发病率。有研究证实,海洋生物中提取的 ω-3 脂肪可降低三酰甘油,有效降低心血管疾病发病率和病死率。目前明确的是,不是所有的膳食脂肪都应该被降低。然而,如何通俗、有效地向患者解释所有不同种类的脂肪及它们的不同作用,这有一定难度。更不用说,为了获得最佳的脂肪摄入均衡,应该选择或避免什么样的食物。有证据显示,限制饱和脂肪酸和反式脂肪、增加非饱和脂肪酸(多、单)的摄入,这种做法是比较稳妥的。尽量安排注册营养师专门从事心血管疾病预防,可以帮助患者认识和了解膳食脂肪的作用。

三、心脏康复运动中的营养需求

心脏病患者需要通过合理膳食获得全面均衡的营养。在进行心脏康复运动时,更要满足相应的营养需求。

1. 合理的膳食营养应为心脏病患者提供适宜的能量

任何形式的运动均以能量消耗为基础,但人体内可快速动用的能源储备有限,如果无充足可利用的能源物质,即体内糖原水平极低时,就不能满足运动中需要不断合成ATP的要求。因此,运动中应注意摄取含糖类丰富的食物,以保证体内有充足的肌糖原和肝糖原储备,保证运动中ATP合成的需要。

2. 合理的膳食营养应为心脏病患者提供充分的维生素和微量元素

能源物质在体内储存或分解需要一系列辅酶的催化,维生素和微量元素多数是辅酶的组成成分或激活剂,提供充分的维生素和微量营养元素,可促进心脏病患者体内代谢,并提高抗氧化能力,满足运动中水分和电解质的生理需要,有利于改善运动能力,增进健康。而这些营养素的缺乏会降低运动能力,影响健康。

3. 合理的膳食营养应为心脏病患者防止运动损伤提供物质保证

肌纤维中能源物质(糖原)的水平与运动外伤的发生有直接的联系。有研究显示,当快收缩肌纤维中糖原耗尽时,人体会发生疲劳,控制和纠正运动动作的能力受损害,运动外伤的发生也随之增加。体内糖原储备充足,有利于预防外伤。

4. 合理的膳食营养应有助于心脏病患者在运动后的恢复

心脏病患者运动后身体功能的恢复在于恢复身体的能量供应及其储备(包括肌肉和肝糖原)、代谢能力(包括有关酶的浓度,维生素和微量元素)、体液(包括体内的血容量和微循环体容量)、元素平衡(如铁、锌、钾、镁等)及细胞膜的完整性。代谢能力的恢复主要靠合理营养措施才能实现。

5. 合理膳食营养可延缓心脏病患者运动性疲劳的发生或减轻其程度

引起心脏病患者运动性疲劳的常见原因有脱水引起体温调节障碍所致的体温增高、酸性代谢产物堆积、电解质平衡失调造成的代谢紊乱、能源储备耗竭等。合理的营养措施,可保持良好的身体功能状态,延缓疲劳的发生或减轻疲劳的程度。

四、营养处方各主体的责任

1. 政府的职责

政府针对心脏康复的患者可以制定相关政策和法规,为心脏康复提供政策支持和法律保障;投入一定资金,建设和改善心脏康复设施和资源,为心脏康复患者提供更有利的社保措施;组织宣传活动,提高公众对心脏康复的认识和重视程度;建设监管机构,监督和评估心脏康复服务的质量，确保患者得到有效的康复治疗。

2. 社会的职责

提供心脏康复相关的支持和服务，如开设心理咨询等门诊、康复辅助设备的支持等；定期组织宣传，并在社区开展心脏康复教育活动，提高公众对心脏康复的认识和意识；组织志愿者参与心脏康复活动，为患者提供陪伴和支持。

3. 医生的职责

在心脏康复营养的各主体中，医生应处于安全监测与健康监督的地位。医生长期工作在临床一线，是心脏康复的设计者、实施者和检验者，对各人群所需营养特点、获取饮食方式有着丰富的经验。医生可以根据患者的心脏康复需求和状况，制订个性化的康复计划；监测患者的心脏康复指标，如血压、心率、血脂等，根据其检测指数的高低，来及时调整饮食计划；通过开展知识讲座，向大众群体提供心脏康复相关的医学知识和指导，包括心脏病的风险因素、预防措施等；监督患者的药物治疗情况，观察其身体状况，并根据需要及时调整；与营养师合作，共同制订患者的饮食计划，并提供相关建议。

4. 营养师的职责

在心脏康复营养的各主体中，营养师起着至关重要的作用，其在设计营养处方、饮食计划上都有丰富的经验。首先，营养师会评估患者的饮食习惯和营养状况，确保为患者制订合适的饮食计划；同时，可以开设门诊提供营养咨询和指导，包括怎样合理搭配饮食以及饮食禁忌等；监测患者营养元素的摄入情况，如能量、糖、蛋白质、脂肪、纤维素等，采取相应的均衡措施；教授患者如何在心脏康复期间正确选择和准备食物，以及如何控制饮食中的盐、糖等；与医生合作，根据患者的状况调整饮食计划，并提供必要的营养补充建议。

5. 患者及其家属的职责

在心脏康复营养的各主体中，患者及其家属起着核心的作用，因为在其心脏康复的过程中，仅有手术的时间待在医院，大多数时间则是由其家人陪伴。对此，患者应该遵循医生和营养师的指导，积极参与心脏康复计划；保持良好的饮食习惯，减少高脂肪、高盐、高糖等不健康食物的摄入；患者及其家属应当监督患者控制体重，保持在适当的体重范围；患者在居家心脏康复期间应当定期监测血压、血糖、血脂等指标，并及时向医生和营养师进行反馈；根据医生和营养师设计的饮食计划，并根据医生的建议进行适量的运动，及时反馈康复过程中的问题与进展状况。

第三节　心脏运动健康与膳食营养

一、心血管疾病的膳食营养因素

（一）膳食结构与心血管疾病

膳食结构与心血管疾病的发生发展有着密切关系。膳食结构是指膳食中各类食物的数量及其在膳食中所占的比重。一个国家的膳食结构受社会经济发展状况、人口和农业资源、人民消费能力、人体营养需要，以及民族传统饮食习惯等多种因素的制约。我国居民的膳食结构基本上属于以植物性食物为主、动物性食物为辅的发展中国家膳食结构。但自20世纪末有了明显变化，特别是在一些大城市和经济发达省份，动物性食物成倍增长，而主食粮食的消费量逐渐下降。

据王惠君等报道，1989—2000年8省居民平均食物消费量中谷类、根茎类的消费量呈逐年下降的趋势，其中谷类食物下降125 g/d，根茎类下降60 g/d，豆类及豆制品则由78 g/d提高到96 g/d。蔬菜、水果的消费变化不大，基本稳定在300 g/d和10 g/d。而动物性食物的消费量呈现逐年增高的走势，畜肉类和蛋类分别增长了25.6 g/d和14.5 g/d，其增长幅度分别为45.9%和129.2%，水产类和禽肉类分别增长了8 g/d和5 g/d，到2000年禽肉类和水产类平均消费量分别为14.9 g/d和24.6 g/d。奶类的消费量近年有较大的增长，人均达到15 kg/年，这个数字虽然还远远达不到发达国家的水平，但比过去确有较大的变化，况且目前还在不断提高牛奶的生产量，城市居民对饮奶的认识已有很大提高，但农村饮奶者尚属少数。随着动物性食品消费的提高，人民的营养状况虽有了较大的改善，但引发心脑血管疾病的危险因素亦随之增加，如我国大城市及郊区和富裕省份的农村膳食中脂肪的供能比已超过30%，日均胆固醇的摄入量已超过300 mg。有研究证明，我国膳食中饱和脂肪酸、胆固醇和Keys脂质分值对升高血清胆固醇作用的力度并不低于西方膳食，由此导致血清胆固醇的水平上升。20世纪90年代末高胆固醇血症（>5.17 mmol/L）的检出率已达到中年人群的1/3，而我国人群动脉粥样硬化性疾病（包括冠心病和缺血性脑卒中）的发病率约10%，归因于血清总胆固醇的升高，其结果是近10年来冠心病的发病率和死亡率步步上升。

（二）脂肪酸与心血管疾病

在众多的营养因子中，对心血管影响最大的是脂肪，摄入脂肪的量与质，尤其是其脂肪酸的构成，影响甚大。每日每人膳食中脂肪供给的能量如超过一日总能量的30%，冠心病的患病率和死亡率则明显增高。饱和脂肪酸的摄入量与冠心病的发病率和死亡率呈正相关,而不饱和脂肪酸则具有降血脂和防止动脉粥样硬化的作用。

(三)胆固醇与心血管疾病

除了脂肪酸之外,类脂中胆固醇的摄入也与心血管疾病的发生发展密切相关。膳食胆固醇的摄入量与血脂呈正相关,因而增大了患动脉粥样硬化和心脏病的危险性。高饱和脂肪酸和高胆固醇膳食血脂升高明显,以多不饱和脂肪酸代替饱和脂肪酸,则血脂升高不明显。一般情况下,往往是高饱和脂肪酸与高胆固醇同时存在,故应限制胆固醇的摄入量,每日不超过 300 mg。食物中胆固醇含量见表 4-1。对膳食中胆固醇的敏感性,个体之间差异较大,有些人对饮食中的胆固醇并不敏感,而且当摄入大量的胆固醇时会产生一定的反馈效应。

表 4-1 常见食物中的胆固醇含量

食物名称	胆固醇含量/(mg/100 g)
猪肉(肥)	109
猪肉(瘦)	81
猪肝	288
猪肚	165
猪脑	2 571
猪舌	158
猪肾	354
猪大肠	137
猪蹄	192
生腊肉	123
牛肉(肥、瘦)	84
牛脑	2 447
鸡蛋	585
鸡蛋黄粉	2850
鸭肝	341
鸭脑	153
鸭蛋	565
鸭蛋黄	1 576
鸡脑	174
鸡肝	476

续表 4-1

食物名称	胆固醇含量/(mg/100 g)
鸡	113
羊肝	349
牛肚	104
羊肉(肥、瘦)	92
鱼	112
牛油	135
河虾	240
河蟹	267
猪油	93

注:本表数据来源于杨月欣主编《中国食物成分表》,北京大学出版社,2019。

二、心血管疾病的膳食干预

(一)心血管疾病营养治疗总原则

现已证明,心血管疾病主要的危险因素是年龄、性别、高血压、高血脂、吸烟、不平衡膳食、糖尿病、肥胖、缺少运动和精神压力等 10 种。前 2 种(年龄和性别)是不可改变的,后 8 种都与生活方式有关,是可以改变的。其中高血脂、不平衡膳食、糖尿病和肥胖都和膳食营养有关,因此,无论是从心血管疾病的术后恢复还是心血管疾病防治角度来看营养因素都十分重要,而这首先需要从处理膳食营养与心血管疾病的基础关系开始。

心血管疾病营养治疗的总原则是食物多样化,粗细搭配,平衡膳食。

1. 总能量摄入与身体活动要平衡

保持健康体重,BMI 在 18.5 ~24.0 kg/m^2。

2. 低脂肪、低饱和脂肪酸

膳食中脂肪提供的能量不超过总能量的 30%,其中饱和脂肪酸不超过总能量的 10%,每日烹调油用量控制在 20 ~30 g。摄入充足的多不饱和脂肪酸(总能量的 6% ~10%),η-6/η-3 比例达到(4 ~5):1。

适量使用植物油,每人每天 25 g,每周食用鱼类>2 次,每次 150 ~200 g,素食者可以通过摄入亚麻籽油和坚果获取 α-亚麻酸。提倡从自然食物中摄取 η-3 脂肪酸,不主张盲目补充鱼油制剂。

3. 低胆固醇

膳食胆固醇摄入量不应超过 300 mg/d。

4. 限盐

每天食盐不超过 6 g，提倡食用高钾低钠盐（肾功能不全者慎用）。

5. 适当增加钾

每天摄入蔬菜水果获得钾盐，使钾/钠=1，即每天钾摄入量为 70~80 mmoL/L。

6. 足量摄入膳食纤维

每天摄入 25~30 g 膳食纤维，足量摄入新鲜蔬菜（400~500 g/d）和水果（200~400 g/d）。

（二）高血脂、动脉粥样硬化和冠心病的膳食干预

1. 针对目前主要的膳食问题进行干预

降低 LDL-C，降低饱和脂肪酸和反式脂肪酸，降低总能量。鼓励以鱼类或鱼油胶囊的形式摄入 η-3 脂肪酸，适当选择植物固醇补充剂。严格控制饱和脂肪酸和肉类食品，适量控制精制碳水化合物食物（精白米面、糕点、糖果、含糖果汁等），保证蔬菜水果摄入。

2. 中度限制钠盐

盐摄入不超过 6 g/d。适量饮酒应因人而异，并取得医生的同意。不饮酒者，不建议适量饮酒；如有饮酒习惯，建议戒酒。

（三）急性心肌梗死的膳食干预

合理饮食措施对于患者康复及预防并发症发生有重要作用。急性心肌梗死的营养治疗应随病情进行调整。制订营养治疗方案前应了解患者用药和饮食习惯等情况。根据病情和患者接受情况制订营养处方治疗方案，并通过随访适时修订。

急性期 1~3 d 时一般每天低脂流质饮食。根据病情，控制液体量。可进食浓米汤、厚藕粉、枣泥汤、去油肉茸、鸡茸汤、薄面糊等食品，摄入能量以 2 092~3 347 kJ 为宜。

病情好转时可渐改为低脂半流质饮食，全日能量 4 184~6 276 kJ，可食用鱼类、鸡蛋清、瘦肉末、切碎的嫩蔬菜及水果、面条、面片、馄饨、面包、米粉、粥等。禁止食用可能导致肠胀气和浓烈刺激性的食物（如辣椒、豆浆、牛奶、浓茶、咖啡等）。避免过冷过热食物；少食多餐，5~6 餐/d，以减轻心脏负担。

病情稳定后可进食清淡和易消化的食品，营养素组成比例可参考冠心病饮食原则。限制脂类，坚持低脂肪、低胆固醇、高多不饱和脂肪酸饮食原则。

病情稳定逐渐恢复活动后，饮食可逐渐增加或进软食。脂肪限制在 40 g/d 以内，伴有肥胖者应控制能量和碳水化合物。注意维持血液钾、钠平衡，对合并有高血压或心力衰竭者仍应注意限钠摄入。

(四)慢性心力衰竭的膳食干预

1. 补充适当的能量

既要控制体重增长,又要防止发生心脏疾病相关营养不良。心力衰竭患者的能量需求取决于目前的干重(无水肿情况下的体重)、活动受限程度以及心力衰竭的程度。对于肥胖患者,低能量平衡饮食(4 184 ~5 020 kJ/d)可以减少心脏负荷,有利于体重减轻,并确保患者不发生营养不良。严重的心力衰竭患者,应按照临床实际情况需要进行相应的营养治疗。

2. 防止恶病质发生

由于心力衰竭患者增加能量消耗 10% ~20%,且面临疾病原因导致进食受限,约 40% 的患者存在营养不良的风险。根据营养风险评估评分,进行积极的肠内肠外营养支持。

3. 注意水、电解质平衡

根据水钠潴留和血钠水平,适当限钠,给予不超过 3 g 盐的限钠膳食。若使用利尿剂,则适当放宽。由于摄入不足、丢失增加或利尿剂治疗等可出现低钾血症,应摄入含钾高的食物。同时应监测使用利尿剂者镁的缺乏问题,并给予治疗。如因肾功能减退,出现高钾、高镁血症,则应选择含钾、镁低的食物。另外,补充适量的钙在心力衰竭的治疗中有积极意义。心力衰竭时水潴留继发于钠潴留,在限钠的同时多数无须严格限制液体量。但考虑过多液体量可加重循环负担,故主张成人液体量为 1 000 ~1 500 mL/d,包括饮食摄入量和输液量。产能营养物质的体积越小越好,肠内营养管饲的液体配方应达到 6. 3 ~8. 4 kJ 的高能量密度。

4. 低脂膳食

给予 ω-3 多不饱和脂肪酸,食用富含 ω-3 脂肪酸的鱼类和鱼油可以降低高 TG 水平,预防心房颤动,甚至有可能降低心力衰竭病死率。建议每天从海鱼或者鱼油补充剂中摄入 1 g ω-3 脂肪酸。

5. 充足的优质蛋白质

优质蛋白应占总蛋白的 2/3 以上。

6. 适当补充 B 族维生素

由于饮食摄入受限、使用强效利尿剂以及年龄增长,心力衰竭患者存在维生素 B 缺乏的风险。摄入较多的膳食叶酸和维生素 B,可能降低心力衰竭及卒中的死亡风险,同时有可能降低高同型半胱氨酸血症的发生率。少食多餐,食物应易于消化,以软、烂、细为主。戒烟、戒酒。

(五)高血压的膳食干预

高血压是最常见的心血管疾病之一,而高血压患者常伴有多种维生素和矿物质摄入不足的情况。常年膳食结构摄入不合理,导致碳水化合物、脂肪、蛋白质产热比例失调,而维生素、膳食纤维也缺乏。而且,动脉粥样硬化的主要危险因素中就有高血压、高血脂两大因素,动脉粥样硬化又是冠心病的主要原因。维生素和矿物质在心血管疾病及其相关的营养不良的发生、发展过程中具有重要作用。尤其应适当补充以下 5 种营养素,它们在心血管疾病营养支持治疗中起重要作用。

维生素 C,帮助减缓动脉粥样硬化。维生素 C 摄入量多的人群,中风死亡率下降。

维生素 B,或可预防冠心病,降低缺血性心脏病、卒中发生风险。

维生素 D,通过影响钙磷代谢、肾素-血管紧张素系统、免疫系统、内分泌腺等多种途径来调节血压。一项 Meta 研究汇总显示,高水平维生素 D 与高血压呈负相关,可降低约 33% 高血压风险。

钾,适当增加钾摄入量可以起到降低血压的作用。钾降低血压的机制主要涉及抑制钠重吸收、降低钠引起的交感神经兴奋性、促进内皮细胞释放一氧化氮、直接扩血管作用等。

钙,钙摄入量与血压呈负相关。当钙摄入量小于 400 mg/d 时,高血压患病风险急剧升高。

注意膳食均衡,因为维生素和矿物质普遍存在于所有食物中。其中维生素的来源包括:肝脏、蛋类、奶油,富含维生素 A;米糠、粗粮、豆类、芝麻、蔬菜等,富含维生素 B;鲜枣、菜椒等新鲜水果和蔬菜,富含维生素 C;鱼油,富含维生素 D;油料种子、植物油、小麦胚芽、谷类、坚果类,富含维生素 E。矿物质的来源包括:牛奶、豆类等,富含钙;牡蛎、肝脏、瘦肉和蛋,富含锌;海产品、动物内脏类等,富含硒。

二、心脏康复训练与运动营养

(一)增肌训练与运动营养

1. 增肌训练对心脏病患者的作用和影响

增肌训练对心脏病患者的影响因个体情况而异,但一般来说,适度的增肌训练可以给心脏病患者带来一些好处。不过,在开始各种形式的锻炼计划之前,心脏病患者应该咨询医生或专业的健康护理管理者,以确保他们可以安全地进行这种锻炼。

(1)促进心脏健康　适度的增肌训练可以提高心血管健康水平。这包括增强心肌和改善心脏的泵血功能,从而改善心脏的整体工作效率。增肌可以改善心情,有利于减轻抑郁,增肌训练对心理健康有着积极的影响。随着生活节奏的加快、竞争压力的加大,高科技伴随着情感冷漠,人们的心理障碍和抑郁情绪也呈递增趋势。适当的增肌训练能够使人获得乐趣,并获得肌肉增长所产生的自我满足感。现代生理学的研究证实,当人在进行增肌训练时,大脑会产生一种类似吗啡的天然镇痛剂,使人感到舒服、放松,增进食欲和降低疲劳等症状,从而使人充满信心及保持乐观等;增肌训练可以增强心肌收缩力量,改善心肌功能,提高心脏的耐受性。

(2)控制体重 增肌训练可以帮助心脏病患者增加肌肉质量,这有助于增加基础代谢率并减少体脂肪含量。保持适当的体重可以降低心脏负荷,改善心血管健康;增肌训练可以促进人体的新陈代谢能力,改善血液循环,促进机体各器官的代谢功能,尤其改善骨骼肌的质量和做功能力,从而提高机体基础代谢效率。从某种程度上,训练就是骨骼肌的收缩和舒张交替进行,骨骼肌通常在低强度及安静状态下以脂肪酸的氧化分解供能为主,训练时间越长,脂肪消耗越多,从而有利于调节体脂肪比例。经常参加训练者比不经常训练者的静息代谢率高。

(3)控制血压 增肌训练有助于降低高血压。适当的锻炼可以增强血管的弹性,降低血压水平,减轻心脏负担。

(4)调节血脂 增肌训练可以提高胆固醇水平的比例,即提高高密度脂蛋白(HDL)胆固醇,降低低密度脂蛋白(LDL)胆固醇。这有助于改善血脂,并减少心脏疾病的风险。

2. 增肌训练注意事项

(1)咨询医生 在开始增肌训练之前,必须咨询医生或专业的健康护理人员。他们可以评估个体的身体状况,并给出适合的锻炼建议。

(2)渐进式训练 心脏病患者应该采用渐进式的增肌训练计划,逐渐增加负荷和强度。过度劳累可能对心脏产生不利影响。

(3)监测症状 在进行增肌训练期间,心脏病患者应密切关注身体状况和任何不适症状,如胸闷、气短、心悸等。如果出现这些症状,应立即停止锻炼并寻求医疗帮助。

总而言之,对于心脏病患者来说,适度的增肌训练可能对心脏健康有益。然而,确保在医生的指导下进行,并根据个体情况和身体反应进行适当的调整非常重要。

3. 增肌运动的营养补充建议

(1)蛋白质 蛋白质是肌肉增长和修复的关键营养素。心脏病患者可以选择低脂肪的动物蛋白质,如鸡胸肉、鱼肉、瘦牛肉等;也可以选择植物蛋白质,如豆类、豆腐、坚果等。建议每日摄入20～30 g蛋白质。

(2)碳水化合物 碳水化合物是提供能量的主要来源,对于增肌运动也很重要。选择低GI(血糖指数)的碳水化合物,如全谷类食物、蔬菜和水果,可以提供持久的能量,并有助于维持血糖稳定。

(3)脂肪 选择健康的脂肪来源,如橄榄油、鱼油、坚果等。避免高饱和脂肪酸和反式脂肪的食物,如炸薯条、快餐、糕点等。

(4)维生素和矿物质 可以通过多吃水果、蔬菜和全谷类食物来摄入足够的维生素和矿物质。特别注意维生素D、钙和镁的摄入,它们对于骨骼健康和肌肉功能至关重要。

(5)水分 保持足够的水分摄入,对于肌肉增长和身体功能都非常重要。心脏病患者应该保持每天适度饮水,同样也要避免过量饮水。

(6)其他营养补充剂　在增肌运动中,有时可能需要额外的营养补充剂,如蛋白粉、氨基酸等。但在选择和使用补充剂时,最好咨询医生或营养师的建议。

总之,心脏病患者在增肌运动时,应该注重均衡饮食,应根据个人情况咨询医生或专业营养师的建议,制订适合自己的营养计划。

(二)减脂训练与运动营养

减脂训练对心血管疾病患者的作用和影响是非常重要的,它可以对心血管健康产生多方面的积极影响。

1. 减脂训练对心血管疾病患者的作用与影响

(1)降低心血管疾病风险　通过减少体脂含量、改善血脂(降低总胆固醇、低密度脂蛋白胆固醇和甘油三酯,增加高密度脂蛋白胆固醇)、控制血压,以及改善血糖控制,减脂训练可以降低心血管疾病的发病风险。

(2)改善心肌功能　减脂训练可以增强心脏的泵血功能,改善心肌收缩力和心脏的整体工作效率。适度的有氧运动,如慢跑、快走或游泳,可以增加心脏的耐力和健康。

(3)提高血管弹性　减脂训练可以改善血管的弹性和舒张功能。有氧运动和心血管训练有助于扩张血管、促进血液循环,并减轻血管的硬化和粥样斑块形成。

(4)降低血压　适度的有氧运动和减脂训练可以降低血压水平,特别是对高血压患者。减脂训练有助于降低收缩压和舒张压,减轻心脏负荷。

(5)提高心肺耐力　减脂训练可以增强心肺耐力和改善体能水平。有氧运动,如慢跑、跳绳或骑自行车,可以增加心脏和肺部的功能容量,提高身体对运动的适应能力。

(6)改善心情,促进心理健康　减脂训练可以促进身体的内源性激素释放,如内啡肽和多巴胺,从而改善心情、减轻焦虑和抑郁情绪。心理健康的改善对心血管疾病患者的整体康复和生活质量至关重要。

2. 减脂训练的注意事项

(1)咨询医生或专业健康护理人员,以确保锻炼计划适合个体情况。

(2)选择适度的有氧运动和心血管训练,如快走、慢跑、骑自行车或游泳。

(3)渐进式增加运动强度和持续时间,以避免过度劳累和损伤。

(4)监测身体状况和任何不适症状,如胸闷、气短、心悸等。如果出现这些症状,应立即停止锻炼并咨询医生。

(5)维持适当的水平衡状态,避免过度脱水。

(6)结合健康饮食,以支持减脂目标和心血管健康。

总之,减脂训练对心血管疾病患者具有许多积极的作用和影响,包括降低疾病风险、改善心肌功能、提高血管弹性和心肺耐力、促进心理健康。然而,个体存在差异,建议在医生的指导下进行适当的锻炼。

3. 减脂运动的营养补充建议

(1)增加蛋白质摄入　蛋白质是减脂过程中维持肌肉质量的重要营养素。心脏病患者可以选择低脂肪的动物蛋白,如鸡胸肉、鱼类和瘦肉,或者植物蛋白,如豆类、豆腐和脱脂奶制品。

(2)控制碳水化合物摄入　心脏病患者应该限制高糖和高淀粉食物的摄入,如糖果、甜点、白面包、米饭和面条。可以选择全谷物食物,如燕麦、全麦面包和全麦米饭。

(3)增加纤维素摄入　纤维有助于控制血糖和胆固醇水平,减少心脏病风险。心脏病患者可以选择蔬菜、水果、全谷物和豆类等富含纤维素的食物。

(4)补充健康脂肪　心脏病患者应该选择健康的脂肪来源,如橄榄油、亚麻籽油、鱼油和坚果。这些脂肪有助于降低血脂和炎症反应。

(5)补充维生素和矿物质　心脏病患者可能因为限制某些食物而导致维生素和矿物质的摄入不足。可以考虑补充维生素 B、维生素 D、镁和钾等营养素,但应在医生的指导下进行。

(6)补充水分　心脏病患者在进行减脂运动时,需要保持良好的水分摄入,以维持身体的水平衡和运动效果。

第四节　营养状态评估

心血管疾病患者中营养不良的情况普遍存在,心血管疾病本身带来的各种生理变化和心理压力会影响到个体营养状况,尤其是一些急性病症,常继发营养失衡;长期卧床和活动受限也会负面影响营养状态。因此,营养状态的评估与改善在心血管疾病患者的治疗及预后中起到了不可或缺的作用。

伴随营养学的发展与完善,有关营养过剩、营养不良的测量工具也被开发并得以完善,为心血管疾病患者营养状况筛查提供了科学、有效的理论依据及实践指导,也为心脏运动健康管理中营养处方的制定和调整提供了标准和目标。

目前临床医务人员使用较为普遍的营养判断方法有全面营养评估(FNA)和主观全面评定法(SGA)。由于以上两种方法需要专业人士执行,因此在基层医院和社区等地尚未广泛应用。加上对健康的认知不足,导致很多心血管疾病患者营养评估被忽视和遗忘。

一、营养状态评估工具

1. 主观营养状态评估工具

营养状态的全面准确评估需要专家的参与，且主观的答案需要加以限制，因此在实际中存在一定的局限性。欧洲肠外肠内营养学会（ESPEN）将微型营养评定简表（MNA-SF）用于高龄患者的评定。

MNA-SF 包括食物摄取、体重丢失、活动能力、应激或急性疾病、神经精神疾病和体重指数（BMI）六大项目（表 4-2），满分 14 分。评分越低，营养状态越差。

表 4-2　微型营养评定简表（MNA-SF）

营养筛检	分数
1. 既往 3 个月内是否由于食欲下降、消化问题、咀嚼或吞咽困难而减少食量 0＝食量严重减少 1＝食量中度减少 2＝食量没有减少	
2. 近 3 个月体重下降情况 0＝体重下降>3 kg 1＝不知道 2＝体重下降 1～3 kg 3＝无体重下降	
3. 活动能力 0＝需卧床或长期坐着 1＝能不依赖床或椅子，但不能外出 2＝能独立外出	
4. 既往 3 个月有无重大心理变化或急性疾病 0＝有 1＝无	
5. 神经心理问题 0＝严重智力减退或抑郁 1＝轻度智力减退 2＝无问题	
6. 体重指数 BMI（kg/m^2）：体重（kg）/身高（m）^{2} 0＝BMI<19 1＝BMI 为 19～21 2＝BMI 为 21～23 3＝BMI>23	

注：本表出自中华医学会肠外肠内营养学分会《中国成人患者肠外肠内营养临床应用指南（2023 版）》，《中华医学杂志》2023 年第 13 期。

筛检分数,满分14分。12~14分表示正常,无营养不良危险性;8~11分提示可能营养不良;<7分提示营养不良。

MNA-SF是一种主观营养状态评估工具,在国外已得到广泛应用。它既是营养筛选工具,又是评估工具,且不需要进一步的检查。

2. 客观营养状态评估工具

(1)老年营养风险指数评分 老年营养风险指数(GNRI)评分是一种基于血液中的白蛋白和体重与理想体重比值的相关工具。它可以作为一种比较客观的营养状况评价手段,用于评价老年人的营养状况。外周动脉病变属于系统性的动脉粥样硬化的一种。已有文献指出,老年冠心病患者GNRI积分与外周血管病变(PAD)密切相关,且GNRI和C反应蛋白(CRP)水平较高。这也表明,精准评估营养状态、炎症状态及制定合理的有针对性的治疗方案,在减少外周血管疾病发生风险方面具有十分重要的意义。GNRI评分与年龄及B型钠尿肽(BNP)含量呈显著正相关,与控制营养状态(CONUT)评分呈显著负相关。这是由于GNRI分数与体重有关,而患者的体液条件会对其体重产生一定的影响,从而造成对其营养状况的估计偏差。

(2)控制营养状态评分 控制营养状态(CONUT)评分因简易、低廉、较全面而被应用于临床。

相对于全面营养评估(FNA),CONUT评分可作为一种更好的早期诊断手段。因其方法简单,成本低,调查全面,且相对于营养状况主观评价(SGA)、FNA等传统的基于医生经验的客观评价方法,CONUT评分更容易被推广到临床,从而更好地被普及应用。

目前已知,CONUT评分与临床表征型和非表征型慢性心力衰竭(CHF)的转归密切相关,但其具体机制尚不明确。

CONUT评分与心血管疾病患者疾病严重性、再住院率、远期预后相关。一份对145名心脑血管疾病患者进行的回顾性调查显示,心脑血管疾病患者的营养不良很常见,77%的心脑血管疾病患者存在营养不良,15%的心脑血管疾病患者存在严重的营养不良情况。严重营养不良者,其前脑钠离子浓度较高,再次入院的概率较高。Naotsugu Iwakami等对635例心血管疾病患者的回顾性分析结果显示,全因死亡及心源性死亡风险与CONUT得分的增加存在着明显的关联,并且CONUT得分在预测长远死亡风险方面,要高于其他相关已知预测指标,例如血清白蛋白、总胆固醇、体重指数(BMI)。

营养不良是影响心脑血管疾病转归的重要原因之一。对这些患者进行早期诊断和治疗,可以有效地改善他们的生存质量和生存状况。所以,建立一个简单、全面、合理的营养评价方法是十分必要的。CONUT得分与血清白蛋白、总胆固醇、血液淋巴细胞计数有关,与其他营养状况评估方法比较,它具有简单、低成本、较全面等优点,可以为住院患者的营养状况评估提供一个基础,还可以被应用到对长期营养状况进行的监测,从而可以及时地发现营养不良的症状和相关的介入方法。但是,对于心血管疾病患者的营养状况，临床上仍然缺少“金标准”，现有的研究以回顾性调查为主，需要通过前瞻性的研究来寻找适合的筛选指标，以期对临床用药有更好的指导作用。

二、心血管疾病患者营养评估方法

由于患者术后存在分解代谢增强、消耗增加、摄入减少等现象，营养不良风险较一般心脏病住院患者增高，所以对所有接受手术的患者均应进行常规的营养风险筛查及监测评估。

营养风险筛查可采用目前应用较为广泛的 NRS 2002 或 NUTRIC 评分方法。营养风险筛查及评估建议从患者入院后即开始进行。

2002 年欧洲肠外肠内营养学会(ESPEN)针对术后患者推出的营养评价工具《营养风险筛查 2002》(NRS 2002)，简单、易行、实用，不仅能够动态地评估患者有无营养风险，还能够从 4 个方面评定住院患者目前是否处于营养风险中及营养风险的程度如何。对于总评分≥3 分(最高分是 7 分)的住院患者，要求制订营养支持计划；对于总评分暂时<3 分者，暂不进行临床营养支持，但需定时(每周)再次进行 NRS 2002 筛查。

第一步，首次营养监测(表 4-3)。

表 4-3 首次营养监测方法

是否：
1. BMI<20.5 kg/m^2？
2. 过去 3 个月体重有所下降吗？
3. 过去 1 周摄食有所减少吗？
4. 患者有严重疾病吗？(ICU 治疗/大手术等)

表 4-3 中有 4 个问题，其中任何一个问题的答案为“是”，即应进行下一阶段的营养检测。若全部答案均为“否”，则该问卷应在 1 周内重测一次。例如，如果要做胸部大手术，可以做预防性的营养支持，降低出现营养危险的概率。

第二步，最终筛查。

NRS 2002 总评分计算方法是将 3 项评分相加(详见表 4-4)，即营养状态受损评分+疾病严重程度评分+年龄评分。

NRS 对于疾病严重程度的定义是：

1 分：慢性疾病患者因出现并发症而住院治疗，患者虚弱但不需卧床，蛋白质需要量略有增加，可通过口服和补液来弥补。

2 分：患者需要卧床，如胸部大手术后，蛋白质需要量相应增加，但大多数人仍可以通过人工营养得到恢复。

3 分:患者在加强病房中靠机械通气支持,蛋白质需要量增加而且不能被人工营养支持所补充,但通过人工营养可以明显减少蛋白质分解和氮丢失。

表 4-4　NRS 2002 总评分计算方法

项目	程度	评分	评分标准
1. 营养状态受损评分	无	0 分	正常营养状态
	轻度	1 分	3 个月内体重丢失>5%,或食物摄入低于正常需要的 25% ~50%
	中度	2 分	一般情况 2 个月内体重丢失>5%,或食物摄入低于正常需要的 50% ~75%
	重度	3 分	BMI<18.5 且一般状况差,或 1 个月内体重丢失>5%(或 3 个月体重下降 15%),或前 1 周食物摄入比正常需要量低 75% ~100%
2. 疾病严重程度评分	无	0 分	正常营养需求量
	轻度	1 分	需要量轻度提高:髋关节骨折、慢性疾病有急性并发症者(肝硬化*、COPD*、血液透析、糖尿病、一般肿瘤患者)
	中度	2 分	需要量重度增加:腹部大手术*、脑卒中、重度肺炎
	重度	3 分	需要量明显增加:颅脑损伤*、骨髓移植、APACHE>10 的 ICU 患者
3. 年龄评分	年龄超过 70 周岁者总分+1,即年龄调整后总分值		
总分≥3 分:患者处于营养风险区,开始制定营养治疗计划; 总分<3 分:每周进行营养风险复查			

* 表示循证医学验证的疾病。

三、PCI 术后患者的营养状态评价

(一)基础疾病及营养状况评估

主要通过了解患者的病史,进行体格检查、人体测量和实验室监测等方法来进行,一般进行评估的时间为手术前 3 d 及术后 1 ~2 周。其中需要对患者的前白蛋白、白蛋白、白细胞数、淋巴细胞总数、转铁蛋白、CRP、血清胆固醇等指标进行监测记录,另外需要测量患者的身高、体重、上臂肌围、上臂围等人体指标。通过以上各项指标全面了解患者营养状况。

此外,对术后患者还可采用主观全面营养评估法(SGA)结合预后营养指数(PNI)进行营养评估与动态监测,老年患者可采用微型营养评定法(MNA)。

1. 主观全面营养评估法

主观全面营养评估法(SGA)是根据病史和体格检查进行的一种主观评估方法(表 4-5)。

表4-5 营养状态的SGA评估内容和指标

指标	标准		
	正常	中度营养不良	重度营养不良
近6个月体重下降	<5%	5% ~10%	>10%
膳食摄入	>90%需要量	70% ~90%需要量	<70%需要量
消化道症状	无	间歇性	每天有，可超过2周
体力情况	正常	下降	卧床
病变情况	静止	介于静止与活动之间	急性期
皮下脂肪	正常	下降	显著下降
肌肉质块	正常	下降	显著下降
直立性水肿	无	轻微	明显
腹水	无	轻微	明显

注：本表参考美国营养与膳食学院（Academy of Nutrition and Dietetics，AND）录制的PG-SGA操作DVD。

2. 预后营养指数

预后营养指数（PNI）是对4种营养状况评价参数与外科手术患者预后的相关性进行分析统计之后提出来的一种综合性营养评价方法。

PNI（%）= 158-16.6（ALB）-0.78（TSF）-0.20（TFN）-5.80（DHST）。式中ALB为血清白蛋白（单位：g/%）。

评定标准：若PNI<30%，表示发生术后并发症及死亡的可能性均较小；若30%≤PNI<40%，表示存在轻度手术危险性；若40%≤PNI<50%，表示存在中度手术危险性；若PNI≥50%，表示发生术后并发症及死亡的可能性均较大。

3. 微量营养评估

微量营养评估（MNA）具有操作简便、快速等优点，可用于评估患者（尤其是老年人）的营养状态。MNA评估的要素有：①人体测量；②整体评定；③膳食问题；④主观评定等。各项评分相加即得MNA总分。

MNA分级标准：若总分大于24，表示营养状况良好；若总分为17~23.5，表示存在发生营养不良的危险；若总分小于17，表示有明确的营养不良。

4. 血清前白蛋白及血清白蛋白浓度评估

血清前白蛋白（prealbumin，PA）由肝细胞合成，其半衰期很短，仅约1.9 d。因此，测定其在血浆中的浓度对于了解心脏病术后患者蛋白质的营养不良比白蛋白和总蛋白具有更高的敏感性。正常值为200~400 mg/L。

血浆中的白蛋白（ALB）是机体内最重要的一种蛋白质。在保持血浆渗透压、促进体内代谢物质的运输、促进营养吸收等过程中发挥着非常关键的作用。

ALB>35 g/L，表示营养良好；ALB 为 30～35 g/L，表示轻、中度营养不良；ALB<30 g/L，表示重度营养不良。

（二）胃肠道功能评估

目前主要通过临床症状评估患者术后的胃肠道功能，包括呕吐、胃潴留过多、腹泻、胃肠道出血、下消化道麻痹。

1. 呕吐

呕吐是指任何可见的胃肠内容物反流的发生，无论呕吐物的量多少。

2. 胃潴留过多

单次胃内残留物回抽超过 200 mL 定义为胃潴留。如果单次残留超过 500 mL，建议暂停胃内营养，考虑给予幽门后营养。但常规不提倡给予幽门后营养。

3. 腹泻

腹泻是指每日 3 次及以上稀水样便，并且量大于 200～250 g/d（或超过 250 mL/d）。

4. 胃肠道出血

胃肠道出血是指任何进入胃肠道内腔的出血，并经呕吐液、胃内容物或粪便等肉眼可见来证实。

5. 下消化道麻痹

下消化道麻痹是指肠道的蠕动功能受到影响，引起大便无法及时排泄，出现了 3 d 以上的大便不畅以及相关明显体征。

（三）危重症营养风险评分

危重症营养风险评分，详见表 4-6。各项评分相加得到的总分为 NUTRIC 分值，0～4 分为低分，5～9 分为高分。

表 4-6　危重症营养风险评分（NUTRIC 评分量表）（无 IL-6 版）

指标	范围	分数
年龄/岁	<50	0
	50～75	1
	≥75	2
APACHEⅡ 评分	<15	0
	15～20	1
	20～28	2
	≥28	3

续表 4-6

指标	范围	分数
SOFA 评分/分	<6	0
	6～10	1
	≥10	2
并发症/个	0～1	0
	≥2	1
引发器官功能不全/个	0～1	0
	2^+	1
入住 ICU 前住院时间/d	≤1	0
	1^+	1

注：本表出自詹庆元、解立新《中国呼吸危重症患者营养支持治疗专家共识》，《中华医学杂志》2020 年第 8 期。

第五节 营养处方的制定

营养处方是指根据个体的特别需要和合理营养原则为其设计的饮食和(或)膳食补充方案或方法。

一、制定营养处方的总原则

制定营养处方应从以下几个原则着手。

1. 个性化原则

制定营养处方应根据个体的身体状况、年龄、性别、生理状态、体重、身高、生活方式、饮食习惯等因素进行个性化的制定。

2. 科学性原则

制定营养处方应遵循营养学原理，考虑到人体对各种营养素的需要量、吸收利用率、代谢消耗等方面的科学依据。

3. 平衡性原则

制定营养处方应保证各种营养素的平衡供给，避免出现营养过剩或不足的情况。

4. 适度性原则

制定营养处方应根据个体的身体状况和营养需要量，适度调整各种营养素的摄入量，避免出现过度或不足的情况。

5. 实用性原则

制定营养处方应考虑到实际生活中的可行性，考虑个体日常的饮食习惯，避免过于复杂或难以实施的方案。

6. 安全性原则

安全性是最为重要的。制定营养处方时应多方面考虑各营养素的安全性，避免出现营养不足或营养过剩而导致的健康问题。

二、心脏病患者的饮食原则

心脏病患者的饮食原则是低盐低脂。注意，低脂不是无脂饮食。有些患者 PCI 术后变为素食主义、无脂饮食，这种做法是错误的。因为完全不摄入脂肪，反而会增加体内胆固醇的合成，也会造成血脂升高，这种血脂升高是降脂药物很难降低的。正确的做法是根据《中国居民膳食营养指南(2022)》的要求，碳水化合物、水果蔬菜、肉蛋奶等蛋白，以及肥肉、油、坚果等脂肪，按“膳食金字塔”的比例摄入。

1. 严格限制钠盐摄入

未使用利尿剂的患者需要严格限制钠盐的摄入，避免钠盐摄入量过大而加重循环阻力，出现水肿。尤其是心血管疾病患者，每日食盐量应不超过 6 g。

2. 正确饮水

如果患者能够严格限制盐的摄入量，则每日可摄入水的量为 1 000～1 500 mL。冠心病患者由于夜尿增多和进水量减少，早起时血液黏稠度较高，会增加循环阻力，容易导致急性心肌梗死的发作，所以建议患者在每晚临睡前、早起时都饮一杯水，降低血液黏稠度，防止冠心病心绞痛和心肌梗死的发作。

3. 饮食清淡，避免高脂肪食物

高脂肪食物容易引起心绞痛，所以冠心病患者饮食宜以清淡为主，可改变以炒为主的烹饪方式，代为煮、烩等。

4. 多吃蔬菜、水果，保持电解质平衡

各种蔬菜、水果能帮助人们保持电解质平衡，还能保持大便的通畅。其中所含的钙、镁等营养元素还能增强心肌收缩性。

5. 摄入优质蛋白与维生素

避免饱餐、少食甜食，控制并保持体重；饮食均衡，适量摄入蛋白质，如瘦肉、鱼肉、蛋奶等，禁忌服用辛辣刺激性食物；摄入充足维生素，多食新鲜蔬菜水果，可增加豆类及豆制品摄入量。

三、营养干预注意事项

2021 年 11 月 2 日，美国心脏协会（American Heart Association，AHA）发表了《2021 年改善心血管健康的饮食指南》。该指南提出，低质量饮食与心血管疾病的高发病率和高死亡率有着密切联系。该指南重点强调了个人饮食模式的重要性远远大于单个营养素的作用。在此指南中，AHA 重点关注了对心脏健康有益的饮食模式以及食物成分，但是对于心血管疾病患者以及高危人群而言，要想一直坚持遵循这个饮食模式，还是富有挑战性的。

1. 调整摄入和消耗的能量，保持健康体重

在整个生命过程中，保持健康体重，对于降低心血管疾病风险有着重要作用。健康的饮食模式，配合每周至少 150 min 的中等强度体力活动，有助于优化能量平衡。然而，每日能量需求以及热量平衡状况因人而异，受到年龄、体力活动程度、性别、体型等多因素影响。随着年龄的增长，成年人的能量需求量每 10 年减少 0.3 ~ 0.4 kJ（70 ~ 100 cal）。量变引起质变，即使是健康食品，过量摄入也会引起体重的增加，对人体产生一定的危害。因此，长期遵循健康饮食指导，维持能量“收支”平衡，有益于患者控制体重，降低心血管疾病风险。

2. 摄入多种类的蔬菜和水果

大量研究数据证实，富含水果和蔬菜的饮食模式（白菜、土豆除外）对心血管具有保护作用，可有效降低患心血管疾病的风险。深色水果和蔬菜，如桃子、绿叶菠菜等，营养素密度高于浅色蔬果。和果汁/榨汁相比，直接吃蔬果可以摄入更多的膳食纤维，所以尽量选择直接吃水果而非喝果汁。同时，不同水果蔬菜的营养素含量不同，营养价值不同，因此在日常饮食中要多品种地选择蔬果，增加饮食种类的丰富性，平衡膳食。

3. 首选全谷物的食物及制品

全谷物食品，是指产品总重量的 51% 及以上为全谷物的食品。该类食品富含淀粉胚乳、麸皮与胚芽，是膳食纤维的优质来源。有临床试验证据显示，相比于少吃全谷类食物的人群，经常摄入全谷物及其制品可以有效降低心血管疾病风险，如冠心病、中风、代谢综合征等。全谷物对于排便和肠道菌群，同样具有良好影响。

4. 选择健康来源的蛋白质

日常饮食应以植物蛋白为主，如豆类、坚果和豆制品是优质植物蛋白，同时也是优质膳食纤维来源，可作为优选。蛋类属于蛋白质的摄入来源之一，蛋类中含有丰富的优质蛋白质，是人体所需的必需氨基酸的良好来源之一，然而部分研究表明不同个体对膳食中胆固醇的反应差别较大。一项长达 14 年的跟踪调查发现，健康人每天吃 1 个鸡蛋时，蛋类的摄入量和心血管疾病或者脑卒中之间没有必然联系。然而该研究注意到糖尿

病患者摄入的蛋量越多,患心血管疾病的风险就越高。医生健康研究也发现,每周鸡蛋的摄入量不多于6个对心血管疾病和病死率不会产生很大的影响;然而,每周鸡蛋的摄入量在7个及以上则在一定程度上会增加总病死率。这项研究发现,糖尿病患者的蛋类摄入量与脑卒中、心肌梗死和全因病死率呈正相关关系。同时,高坚果类食物的摄入也可以有效降低冠心病、中风的发病率。

5. 增加鱼类及海产品摄入量

一篇前瞻性研究的系统综述研究显示,每周2~3份鱼类及海产品食物的摄入有助于降低全因死亡率和心血管疾病、冠心病、卒中、心力衰竭的风险。其中,起主要作用的是ω-3脂肪酸。因此,每周至少吃两次鱼,少油炸多清蒸,尽量用海产品代替高饱和脂肪酸肉类,对于改善心血管疾病有重要作用。

6. 尽量选择低脂或脱脂乳制品

2020年美国饮食指南顾问委员会提出,低脂乳制品和低全因死亡率、心血管疾病、超重肥胖风险有着密切关联。低脂或脱脂乳品也是DASH饮食(高血压防治计划饮食)的重要组成部分。芬兰一项长达40年的观察性研究结果显示,改变膳食结构,包括将全脂乳品换成低脂或脱脂,将黄油换成植物油,可有效降低血胆固醇含量,对心血管有保护作用。

7. 降低红肉摄入量

饮食中红肉的摄入,不仅会增加心血管疾病的发病率及死亡率,还对BMI和腰围的增加有直接影响,主要与红肉中所含的饱和脂肪酸、血红素铁,以及肠道微生物对左旋肉碱和磷脂酰胆碱的代谢有关。加工肉类包括烟熏、腌制、盐渍或添加其他化学防腐剂的肉类、家禽以及海产品,这类食物中,盐、饱和脂肪酸、胆固醇、多环芳烃、杂环胺等的含量极高,对于健康有不利影响。因此,爱吃肉的人可以首选未加工的精瘦白肉。

8. 使用液态植物油代替热带油和部分氢化脂肪

日常饮食中,用不饱和脂肪酸代替饱和脂肪酸和反式脂肪,可以有效降低血液中低密度脂蛋白(LDL)胆固醇含量,对于心血管健康有益处。不饱和脂肪酸,包括单不饱和脂肪酸和多不饱和脂肪酸两种。而单不饱和脂肪酸来自动物脂肪和部分植物油,如橄榄油、大部分坚果等。

9. 选择低/未加工食物而非精加工食物

食品加工,对于食品的可获得性和营养特性同时有着好和不好的双面影响。在世界范围内,精加工食品制造和销售急剧增长,预计会增长到2024年。然而,大量摄入精加工食品对于健康有着不利影响,增加超重肥胖、心脏代谢紊乱、2型糖尿病、心血管疾病以及全因死亡率的风险。因此,降低膳食中加工食品的含量对健康有益。

10. 减少每日含糖饮料和食品的摄入

使用低能量甜味剂来代替添加糖,可以减少膳食添加糖及能量摄入。但对于甜味剂的使用一直存在争议,临床试验关于甜味剂对于体重影响所得到的结果也并不一致。总之,限制每日膳食中糖的含量,减少对甜食的摄入,对于控制体重有着重要意义。

11. 烹饪和购买食物时尽量少盐或无盐

一项 RCT 试验表明,低钠饮食无论对于高血压患者还是非高血压患者的血压都有降低作用,包括正在接受降压药物治疗的患者,可以有效预防和控制高血压的发生。一项观察性研究也显示,钠摄入量的减少,能减缓与年龄相关的收缩压上升,可降低心血管疾病发病风险。

坚持选择健康食物,遵循理想饮食模式,无论对于心血管疾病的改善,还是贯穿一生的身体健康,均有好处。

四、临床营养干预方法

1. 完全胃肠内营养

完全胃肠内营养是指经口部摄入或经胃管(肠管)滴入饮食。完全胃肠内营养,除了可以提供必需的营养素,还可以满足患者代谢需要。

对于有营养风险的患者而言,应首选肠内营养进行营养干预。肠内营养有两大手段:口服营养补充、管饲。对于需要长时间(>4 周)管饲的患者,首先应考虑胃造瘘或肠造瘘等方式建立肠内营养通路,避免长期放置鼻管。

口服营养补充是指患者在饮食之外,口服药字号的营养补充剂或特殊医学用途配方食品,弥补饮食不足导致的能量及营养物质的缺失。

管饲是通过建立胃肠道管路的方式,给患者做营养治疗。比如鼻胃管,通过鼻胃管导入营养液,依然可以满足患者的营养需求。

2. 完全胃肠外营养

完全胃肠外营养是指完全从静脉供应患者所需的全部营养,包括碳水化合物、脂肪酸、氨基酸等,使患者在不经口进食的状况下仍然可以维持身体正常所需物质。对于无法肠内营养,或即使进行肠内营养,也无法满足目标需求的患者,建议使用肠外营养,即静脉输注营养液。若患者胃肠道功能有恢复的可能,应尽量缩短肠外营养的时间。一旦胃肠功能恢复,应立即停止肠外营养,过渡到肠内营养和经口进食。它与临床上的静脉输液有根本区别,静脉输液只能快速提供患者所需部分热量和电解质。

3. 胃肠内及胃肠外营养相结合

胃肠内与胃肠外结合可以提供患者所需的全部营养要素,一部分从静脉输入,另一部分经口摄入或经鼻胃管输入。

对于无营养风险的患者而言,不用进行营养干预,需注意以下饮食原则。

(1)多吃富含优质蛋白质的食物,如鸡蛋、大豆、牛奶、牛羊肉、鱼肉、鸡肉等。由于肿瘤患者代谢异常，推荐肿瘤患者每日摄取 1 g/kg 蛋白质。对于有营养不良的患者，建议每天摄入 1.2 ~ 2 g/kg 蛋白质。

（2）食物多样化。不要局限于只吃某一种食物，每天吃的食物要多样化，保证摄取均衡的营养。

（3）少食多餐，吃易消化的食物。对于术后、放化疗后的患者，由于消化功能减弱，增加进餐次数可以减轻消化负担，少食多餐可使患者摄食更多。

（4）不要盲目忌口。要限制精制糖的摄入，如白糖、含糖饮料、蛋糕、甜点等食物。

（5）多吃新鲜水果和蔬菜，保证维生素和膳食纤维的摄入。

（6）限制烧烤煎炸食物的摄入。

（7）食物烹饪方式最好选择炖煮或素炒。

第五章 心脏运动健康管理心理处方

心血管疾病患者大多经历了身体和心理的双重折磨，躯体的疼痛感和心理压力容易诱发患者焦虑、抑郁等心理问题，在实施运动康复时，存在严重的运动恐惧。心脏运动健康管理的心理处方是指通过心理方法和策略来帮助个体更好地管理心脏健康问题，提高生活质量。心理处方通常由专业医生或心理医疗保健专家制定，旨在提供心理支持和指导，促进患者遵守医疗建议，改善心脏健康，减轻心脏疾病风险和管理相关的心理压力。

心理处方的制定包括首次评估和诊断患者的症状、制定明确的治疗目标、选择适当的心理干预方法、规划治疗频率和持续时间、考虑患者的社会和家庭支持、制订管理计划、定期评估患者的进展并根据需要调整治疗计划，目的在于确保治疗是个体化、有针对性的，满足患者的心理健康需求。

本章从学理上阐释心血管病患者心理问题产生的缘由及应对策略，分析运动处方的实践意义和价值。同时提供一些主观测评量表，供受测者自行对照。

第一节 “双心”健康的内涵及要求

“双心”健康是指心脏健康与心理健康。随着医学技术的不断进步，人们逐渐认识到，许多疾病的发生与个体自身心理因素息息相关，特别是与心脏有关的疾病。心脏不仅是一个独立的循环器官，同时还与精神心理因素紧密相连。当人体出现恐惧或焦虑的状态时，常常导致心跳加速等心脏功能异常变化，从而引发心悸等不适症状，导致心血管系统的一些病症出现。

现代研究表明，惊恐、紧张和焦虑并非局限于我们内心的情感体验，对心脏健康也产生了实质性的影响。同时，许多心身疾病也可导致不同程度的功能障碍。精神心理因素与心血管系统疾病（如高血压和心律失常）的发生、临床表现和预后密切相关。心血管疾病和精神心理问题之间存在着因果关系和共病现象，临床医生必须同时采取措施，既要抓住问题的根源，也要解决问题的根源，并与患者、家属以及社会各界通力合作，共同致力于实现“双心”健康这一目标。

一、心血管疾病患者的心理影响因素

相关研究结果表明，相对于健康人群，心血管疾病患者的生活质量在各个维度上都显著降低。心血管疾病一旦确诊，就会引发患者的焦虑、抑郁等不良情绪。这些情绪会对治疗效果产生不同程度的影响，从而导致患者的生活质量下降。另外，部分患者存在着明显的心理障碍或行为异常，对自身及周围人都会造成一定负面影响。因此，在治疗过程中，医护人员应当密切关注患者的心理变化，积极采取干预和引导措施，帮助患者建立正确的疾病认知，争取尽早恢复。

1. 消极心理因素与心血管健康

既往研究表明，消极心理因素、个体特征和精神健康障碍均会影响患者的心血管健康。尽管许多研究认为心血管疾病风险与特定的负面情绪相关，但许多研究者表示这两者间存在重叠。特定的情绪具有明显的神经生物学和行为学特征，是心血管疾病健康风险的重要因素。日常压力和创伤事件的累积效应也会增加心血管疾病风险。研究显示，普通压力和工作相关压力（患者自我报告）与心血管疾病发生和死亡风险增加相关。除此之外，消极心理还与增加心血管疾病风险的行为相关，包括吸烟、低体力活动、不健康饮食、超重及服药依从性欠佳等。定期对患者及疑似心血管疾病患者进行心理健康检查，并指导心理治疗及身心健康计划有利于心血管健康。

2. 积极心理因素与心血管疾病

积极的心理因素包括积极心理，如幸福、乐观、感恩、目标感、生活满意等。既往研究已注意到，在概念上积极心理的各方面相似，但大量研究表明，积极的心理健康并不意味着没有消极心理因素，如抑郁、焦虑和悲观等；没有心理困扰也并不意味着正在体验积极的心理健康。研究表明，积极的心理因素与心血管疾病风险降低和有益健康的行为（包括戒烟、体力活动增加、健康因素、药物依从性增加、定期检查和健康筛查）增加相关。心理健康状况较好的人倾向于有更积极的社会关系及联系，这有助于更健康地适应生活挑战。

二、心理健康与心血管疾病的联系途径

心理因素可以通过直接的生物学改变影响心脏健康，也可以通过影响行为和危险因素来间接影响心血管健康。尽管消极和积极心理因素间有一些共同的途径，但心理健康的特定表现具有明显的生物行为效应。研究表明，抑郁症与低密度脂蛋白胆固醇（LDL-C）和极低密度脂蛋白胆固醇（VLDL-C）浓度升高有关，而良好的心理健康程度与高密度脂蛋白胆固醇（HDL-C）水平较高相关。此外，消极和积极心理因素与心血管疾病的联系

途径可能有所不同,这取决于研究人群是否健康或是否已患心血管疾病。心理状态与心血管风险和危险因素的相关性呈双向性,且使因果关系调查变得更加复杂。

三、心理障碍与心血管疾病的相关性

1. 心血管疾病可导致精神心理障碍发生

有报道指出,国外心脏疾病患者重症抑郁发病率达 9.3%,而无心脏疾病者抑郁发病率为 4.8%。据我国《中国城市伴精神科病人抑郁、焦虑及抑郁合并焦虑症状患病率研究》披露,心血管疾病患者的抑郁患病率高达 22.8%,而焦虑患病率则高达 70.9%。张静华等的研究结果显示,心血管内科住院患者的焦虑和抑郁情绪发生率较高,这种现象与患者的年龄、患病时间、住院时间以及住院频率密切相关。有学者指出,冠心病和高血压是抑郁症高发人群,患者所感受到的焦虑、抑郁症状源于疾病的不确定性。

2. 精神心理障碍可导致心血管疾病

不良的生活方式往往会导致患者出现精神心理障碍,从而增加心血管疾病的发病风险;长期的精神紧张可造成交感神经兴奋及肾上腺髓质系统功能亢进等一系列改变。精神心理障碍可导致大量的应激激素被释放,使血糖和血压升高、心率加快,从而对心脏损伤的修复产生了负面影响。研究表明,焦虑、抑郁等心理障碍可成为急性心肌梗死相关血栓形成的一个重要影响因素。在慢性心梗和心力衰竭中,焦虑和抑郁均为其常见并发症,并严重阻碍了临床治疗效果。精神心理障碍如焦虑、抑郁等与心血管疾病的不良预后密切相关,这种关联可能会对患者的心理健康产生深远的影响。因此,对慢性心功能不全合并焦虑和抑郁状态患者进行早期干预十分必要。根据 Suzuki T 等的研究,患有心力衰竭并伴有焦虑或抑郁的患者,其病死率和再入院率均显著高于那些没有精神心理障碍的患者。

四、“双心”护理模式的价值与应用

“双心”主要是指心脏与心理。“双心”医学作为一门研究和处理与心脏疾病相关的情绪、社会环境和行为方面的科学,其主要内容是将精神心理因素纳入心脏病整体防治体系中。而“双心”护理是在“双心”医学基础上发展而成的一种医疗照护模式。该模式主要是指在心血管疾病治疗中,除了进行生物性治疗和护理外,还需要加强心理护理,通过语言和行为的干预和指导,调整患者的心理状态,纠正不良行为方式,以提高疾病治疗效率和改善患者预后情况,从而实现身心同治的目标。

1.“双心”护理的临床应用价值

心血管疾病合并心理障碍患者的治疗依从性较低,治疗效果不尽如人意,从而对患者的预后产生不良影响。

多项研究表明，实施“双心”护理措施可有效缓解患者的焦虑和抑郁情绪，优化药物依从性，缩短急性冠状动脉综合征患者的住院时间，有效降低心绞痛的发作次数和持续时间，提高临床治疗效果，提升其病情管理和生活品质。

目前，国内许多医院已将“双心”护理模式应用于冠心病患者的康复过程中。在我国部分地区开展了大量相关实验研究，证实了“双心”护理可降低冠心病合并抑郁症状发生率，提高患者生活质量。基于“双心”护理模式的实施，心血管疾病和精神心理障碍得到明显改善。

2.“双心”护理的内容

(1)倾听与疏导　作为与患者最亲密接触的工作人员，护理人员应密切观察患者的病情和心理问题的发展程度，并积极与患者沟通，耐心倾听患者对疾病和生活经历的描述，掌握其微小的心理变化，并积极进行心理疏导和言语开解，引导患者以乐观的态度应对困难和心理压力。

(2)行为干预　通过加强与患者的沟通交流，根据患者的具体心理应激反应和不良行为，制定科学合理的认知行为干预措施，以达到干预的目的。通过发放相关健康资料、举办专业知识讲座，帮助患者纠正不良习惯，包括戒烟酒、合理膳食和定时定量运动等，同时为患者提供客观分析疾病性质及预后的机会，分享取得理想疗效的案例，及时改变患者对疾病的错误认识，增强其治疗信心，以便积极主动配合治疗和护理。

(3)放松训练　放松训练可通过收缩和舒张骨骼肌群，诱导机体进入松弛状态，减轻心理紧张，达到心理上的放松。放松训练不仅可以降低交感神经的兴奋性与机体的负性应激水平，还可以改善生理功能，如调节心率和呼吸等，并且能对身体各器官的功能起到调节作用。在放松训练的同时指导患者听一些旋律优美、声音和谐的音乐，分散注意力，提高大脑皮质神经兴奋性，改善情绪状态，提高应激能力，改善患者的心理及健康状态，从而影响疾病的转归及患者的康复。

(4)运动训练　运动训练在心脏康复中扮演着至关重要的角色，它不仅有助于改善患者的血液循环和促进心脏功能的恢复，同时也能够有效地缓解患者的抑郁和焦虑情绪，降低心绞痛的发生率和严重程度，增强患者战胜疾病的信心，从而显著提高生活质量。鉴于患者的个体差异，护理人员应根据其具体病情，制定个性化的运动干预方案。

(5)社会支持　有效的社会支持可以缓解患者在患病后的无助感，有助于维持患者的乐观情绪，从而降低抑郁情绪的发生率。患者能够感受到来自家人和朋友的关心和情感支持，从而增强战胜疾病的信心。鼓励家属积极参与疾病的恢复治疗，引导家属监督患者维持健康的生活方式，纠正不良习惯，协助患者提升生活自理技能。对住院期间出现抑郁症状的患者给予心理疏导，帮助其认识自我，建立积极的应对模式，增强自信心，以促进病情恢复。指导家属在表达焦虑、抑郁、紧张、恐惧、担忧等不良情绪时，要注重患者的情感需求，给予他们家庭的温暖和支持，以消除他们的后顾之忧。

(6)出院随访　对出院患者进行定期随访,以了解其病情进展、心理状态和生活状况等信息,并在必要时提供有针对性的指导,以帮助患者全面了解病情,增强情绪控制能力,并鼓励患者积极寻求社会支持。

五、促进心理健康的干预措施

心理治疗和压力管理计划、积极的心理学培训、冥想或正念干预都有利于促进积极的心理健康。

尽管一些研究中的干预措施具有高度异质性,但总体来讲采用一些心理治疗或压力管理培训相关的干预方案会对高危患者群体的心血管预后产生影响。目前,以积极心理学为基础的项目已显示出了一些前景,尤其是在改善心脏病或高危患者的体力活动方面。鉴于冥想的低成本和低风险,这种干预措施可被作为降低心血管风险的一种良好辅助手段。

六、心理处方各主体的职责

1. 政府的职责

政府可以为心脏康复的患者制定相关政策和法规,为心脏康复提供政策支持和法律保障;投入一定资金,建设和改善心脏康复设施和资源,为心脏康复患者提供更有利的社保措施;组织宣传活动,提高公众对心脏康复的认识和重视程度;建设监管机构,监督和评估心脏康复服务的质量,确保患者得到有效的康复治疗。

2. 社区的职责

提供心脏康复相关的支持和服务,如开设心理咨询等门诊,增添康复辅助设备的支持等;定期组织宣传,并在社区开展心脏康复教育活动,提高公众对心脏康复的认识和意识;组织志愿者参与心脏康复活动,为患者提供陪伴和支持。

3. 医务人员的职责

在心脏康复心理处方各主体中,医务人员是心脏康复团队的核心成员,主要负责对患者进行全面的身体检查、心电图、心脏超声等检查,以确定患者的心脏病情,并制定相应的治疗方案;负责定期检查患者的体征和症状,监测心脏康复的进展情况,及时调整治疗方案;根据患者的具体情况,开具适当的药物,并提供相关的治疗建议,如饮食、运动等方面的指导,心理情绪方面的缓解;积极解答患者的各种疑惑问题、提供心理支持,帮助患者应对心脏康复过程中的各种困难和挑战。

4.心理咨询师的职责

在心脏康复心理处方各主体中,心理咨询师同样发挥着重要的作用。心理咨询师通过面谈和进行心理测试等方式,评估患者的心理健康状况,了解患者的心理需求和问题;

心理咨询师通过倾听和理解，为患者提供情感支持和心理咨询，帮助他们应对心脏康复过程中的情绪困扰和心理压力；心理咨询师可以教授患者一些有效的心理调适技巧，如放松训练、认知重构等，帮助患者积极应对负面情绪和压力；心理咨询师应鼓励患者树立积极的心态，增强他们对康复的信心和动力，促进心脏康复的顺利进行。

5. 患者及其家属的职责

在心脏康复心理处方各主体中，患者及其家属起着决定性作用，患者自身及其家属的心理情绪对其心理的影响至关重要。患者应按照医生指导，按时服药，进行必要的治疗和康复训练，以促进心脏康复的进展；患者应主动参与心理咨询，与心理咨询师进行合作，分享自己的心理感受和情绪上的困惑，接受专业的心理支持和指导；患者应改变不良的生活习惯，如戒烟、戒酒、控制饮食、适量运动等，以积极乐观的生活方式去应对，以提高心脏康复的效果；患者应以积极的态度面对康复过程中的困难和挑战，坚持康复训练，保持良好的心态和信心。患者家属，应对患者悉心照顾，了解患者的情绪变化，在医生、心理咨询师的帮助下适当进行一些积极乐观的游戏活动，疏导患者的不良情绪，保障患者早日回归正常生活状态。

第二节 心血管疾病患者常见心理问题

一、身体患病带来的抑郁情绪

（一）临床表现

抑郁症（抑郁发作）是一种常见的心理障碍疾病，以显著而持久的心境低落为主要临床特征，伴有兴趣缺乏和（或）精力减退，并伴有多种生物学症状。抑郁发作所呈现的症状可归纳为“情绪低落、思维迟缓、兴趣减退”，即所谓的“三低”表现，其中以情绪低落为多见。这 3 种症状呈现出典型的严重抑郁表现，但并非所有抑郁症患者都会出现。抑郁发作有明显的家族聚集性特点。抑郁的发作表现可归纳为核心症状、心理症状和躯体症状，这 3 个方面共同构成了其特征。

1. 抑郁的核心症状

抑郁的核心症状主要包括以下几点。

（1）持续情绪低落，表现为沉闷的悲伤情绪，可能伴随无法挽回的绝望和无助感。

（2）兴趣缺乏和乐趣丧失，患者对生活失去信心，感受不到愉悦的情绪。

（3）出现自卑感和自责自罪感，对自身充满负面看法，常出现自我指责。

(4)对未来感到绝望,认为前途黯淡无光,可能伴随自杀的想法。

(5)存在无助感,缺乏改变现状的信心和决心,感觉自己无法摆脱抑郁状态。

(6)患者认为生活毫无意义,觉得自己毫无价值,对他人的关注感受不足。

(7)患者对过去所钟爱的各种活动缺乏兴趣,无论如何都无法引起他们的兴趣,导致他们与周围的人疏远,不愿与他人交流。

(8)在日常生活中无法体验到愉悦的感觉,这种感觉缺失被称为快感的丧失。

以上症状之间存在着紧密的联系,它们可以同时出现在一个患者身上,彼此相互影响,但也有不少患者只表现出其中的一种症状。

2. 心理症状群

抑郁的发作表现出多种心理学症状,包括焦虑、自责、精神病性症状、认知症状、自杀观念和行为、自知力障碍等。

抑郁症常常伴随着焦虑情绪的出现。在抑郁症中,抑郁情绪是一个很重要的表现,它不仅表现为情绪低落、兴趣减退和行为改变,还可能伴有思维迟缓或迟钝、认知功能受损以及对某些事物产生厌恶感等。主观的不安情绪可能会伴随着一些身体症状,如胸部不适、心跳加速、尿频、出汗等。这些身体症状可能会掩盖主观的不安体验,成为主要的临床症状。

患者在自我反省中,对自己过去的轻微过失或错误痛加责备,认为自己的一些作为让别人感到失望。认为自己的疾病给家庭和社会带来了沉重的负担。严重时患者可能会对自己的过失无限制地“上纲上线”,甚至达到妄想的程度。

精神病性症状,主要是妄想或幻觉。这些妄想一般不具有精神分裂症妄想原发性、荒谬性的特征。内容与抑郁状态和谐的称为与心境相和谐的妄想,如罪恶妄想、无价值妄想、灾难性妄想、嘲弄性或谴责性幻听等;而内容与抑郁状态不和谐的称为与心境不和谐的妄想,如被害妄想、没有情感色彩的幻听等。

抑郁症所伴随的认知症状,主要表现为注意力和记忆能力的减退。这种现象可在发病初期表现出来,但往往不被人们注意。这一类症状具有可逆性,随着有效治疗的实施,其症状逐渐得到缓解。在抑郁发作时出现明显的认知改变。认知扭曲也是重要特征之一,表现为对各种事物都持有悲观的态度和解释。

半数左右的抑郁症患者出现自杀观念,自杀导致死亡的比例在10% ~15%。有时候,患者可能会在杀死他人后再自杀,导致极其严重的后果。因此,它绝非一种可治可不治的“良性”疾病,积极的治疗干预十分重要。

一部分患者表现出完整的自知力,积极主动地寻求治疗;小部分存在明显自杀倾向的患者,自知力可能会有所扭曲,缺乏对自身现状的清晰认知,甚至可能完全丧失了求治的意愿。

3. 躯体症状群

在抑郁状态下，睡眠紊乱是一种最为普遍的症状，也是许多患者的主要诉求。通常认为抑郁症患者夜间易醒，白天精神萎靡不振。入睡困难是最为普遍的症状，而早醒则是其最显著的特征。通常，在正常人群中很少有这种类型的失眠，但在一些抑郁症患者中有较高比例的人存在着类似现象，即夜间经常不能入睡或难以进入深度睡眠。相较于典型表现，非典型抑郁患者可能表现出嗜睡等症状。

食欲紊乱主要体现在食欲减退和体重减轻两个方面。大约有70%的患者会出现食欲减退，轻度情况下可能会表现为食欲不振，但并不一定会出现明显的进食量减少，此时患者的体重变化可能不显著；重症者完全失去了进食的欲望，体重明显下降，甚至导致营养不良。

精力丧失表现为无精打采、疲乏无力、懒惰、不愿意见人。有时与精神运动性迟滞相伴随。晨重夜轻，即情绪低落在晨间加重。有轻度的记忆力下降和注意力涣散，甚至出现失眠。这种情况多见于有抑郁症状和伴有焦虑情绪的患者。有些患有心因性抑郁的患者，其症状可能会在下午或晚间逐渐加重，与前者相反。

非特异性躯体症状包括头痛或全身疼痛，周身不适，胃肠道功能紊乱，心慌气短乃至胸前区痛，尿频、尿急等，常常在综合医院被诊为各种自主神经功能紊乱。抑郁症患者有时以此类症状作为主诉，长期在综合医院门诊游荡。与疑病症状不同的是，这类患者只是诉说这类症状，希望得到相应的治疗，但并未因此而产生牢固的疑病联想，希望得到相应治疗。

（二）诊断

美国报道20%的心脏病患者符合重型抑郁的诊断，高达47%的患者有抑郁症状，而普通人群抑郁发生率仅为4% ~7%。在心脏病人群中，如果采用第五版精神障碍诊断与统计手册（DSM-5）诊断抑郁症，发病率为15% ~20%，但是轻度抑郁和抑郁症状则为20% ~50%。

DSM-5是美国精神病学协会（American Psychiatric Association）出版的一本用于诊断和分类精神障碍的参考手册。它包括了各种心理和精神障碍的详细定义、症状标准和诊断标准，以帮助临床医生和精神卫生专业人员对患者进行准确的诊断和分类。

抑郁症的DSM-5诊断标准包括多种症状，如情绪低落、对日常活动丧失兴趣、自我负面思维、睡眠问题、食欲改变等。医生会根据这些标准来诊断患者是否患有抑郁症，并确定病情的严重程度。DSM-5是第五版的DSM，它是目前临床上最广泛使用的版本，有助于精神卫生专业人员更好地理解和治疗抑郁症以及其他精神障碍。

DSM-5诊断抑郁症的标准为：在持续的2周时间内，出现5个以上的下列症状，表现出与先前功能相比不同的变化，其中至少1项是心境抑郁或丧失兴趣或愉快感。（注：不包括那些能够明确归因于其他疾病的症状。）

(1)几乎每天大部分时间都心境抑郁,既可以是主观的报告(例如感到悲伤、空虚、无望),也可以是他人的观察(例如表现为流泪)(注:儿童和青少年,可能表现为心境易激惹)。

(2)几乎每天或每天的大部分时间,对于所有或几乎所有活动的兴趣或乐趣都明显减少(既可以是主观体验,也可以是观察所见)。

(3)在没有节食的情况下体重明显减轻,或体重增加(例如1个月内体重变化超过原体重的5%),或几乎每天食欲都减退或增加(注:儿童则可表现为未达到应增体重)。

(4)几乎每天都存在失眠或睡眠过多。

(5)几乎每天都存在精神运动性激越或迟滞。

(6)几乎每天都存在疲劳或精力不足。

(7)几乎每天都感到自己毫无价值,或过分的、不恰当的感到内疚(可以达到妄想的程度,并不仅仅是因为患病而自责或内疚)。

(8)几乎每天都存在思考或注意力集中的能力减退或犹豫不决(既可以是主观体验,也可以是他人观察)。

(9)反复出现死亡的想法(不仅仅是恐惧死亡),反复出现没有特定计划的自杀意念,或有某种自杀企图,或有某种实施自杀的特定计划。

(三)治疗

抑郁症是一种容易反复发作的慢性疾病,对其进行全面的治疗需要覆盖急性期、巩固期和维持期,以确保治疗效果。急性期的治疗目标在于最大限度地减轻症状(或称完全康复),而巩固期和维持期的治疗目标则在于预防复发,恢复患者的社会职业能力,特别是复发性抑郁,更应重视巩固和维持期治疗。

治疗急性期的患者首先要考虑治疗的场所(如门诊、住院部、专科医院),需要评估以下几方面:患者是否能够察觉到疾病的存在,并遵循医嘱进行药物治疗;能否接受治疗及护理;是否享有完善的社会保障体系;疾病本身对患者的生活质量和情绪的影响(是判断一个人健康水平高低及患病后能否继续生存的重要指标);是否仍然存在着强烈的社会压力,需要引起足够的重视和关注。

其次是给患者选择合适的治疗措施,如药物治疗、心理治疗、药物联合心理治疗,或者其他治疗方式如电休克治疗、重复经颅磁刺激治疗。通常,轻度和中度抑郁可以给予心理治疗或药物治疗。但是中重度抑郁,药物治疗最有效,并且需要巩固和维持治疗,目前单一给予心理治疗还没有系统研究。

二、担忧自身带来的焦虑症

焦虑症是一种神经症,主要表现为焦虑情绪,通常伴随着头晕、胸闷、呼吸困难、尿频、出汗、震颤和运动性不安等。焦虑并非源于实际威胁,其所带来的紧张程度与现实情况存在着明显的不协调性。

（一）临床表现

在临床实践中,该疾病的主要表现为情感上的焦虑、自主神经功能的紊乱以及运动方面的不安,通常呈现为急性焦虑和慢性焦虑两种不同的症状。

1. 急性焦虑

急性焦虑也被称为惊恐发作,是指在短时间内出现的情绪不稳定或紧张的状态。这是一种突如其来的惊恐体验,表现为极度的呼吸急促、生命垂危和精神丧失的感觉。患者往往在几分钟内突然出现意识丧失,口吐白沫或四肢抽搐,甚至呼吸停止,随即昏迷而死亡。在惊恐发作期间,患者的自主神经功能出现了严重的失调,表现为以下 3 个主要方面的症状。

(1)心脏症状　胸痛、心动过速、心跳不规则。

(2)呼吸系统症状　呼吸困难。

(3)神经系统症状　头痛、头昏、眩晕、晕厥和感觉异常,也可有出汗、腹痛、全身发抖或全身瘫软等症状。

急性焦虑的发作通常以迅猛的方式开始,并在短时间内迅速结束,通常持续数十分钟后便会自然缓解。在发作后患者仍然心有余悸,不过焦虑的情绪体验不再突出,而感到虚弱无力,需要经过若干天才能逐渐恢复。

2. 慢性焦虑

慢性焦虑是焦虑症较为常见的表现形式,也被称为广泛性焦虑或自由浮游性焦虑,以持续的显著紧张不安伴有自主神经功能兴奋和过分警觉为特征。患者长期承受着紧张和不安的情绪,在处理事务时感到心神不宁、缺乏耐性;在发病初期,患者表现出紧张、害怕或恐惧,继而出现烦躁和易怒等精神症状。在人际交往中,常常表现出紧张、急迫的情绪,缺乏内心的平静和沉着;工作中精神恍惚,注意力易分散,记忆力减退。在遭遇突发事件时,常常表现出惶恐不安、无所适从的状态,倾向于考虑可能带来的负面影响;常发生失眠或醒后不能再睡等症状。即便身体得到充分的休息,也会感到不安,担心可能会遭遇突如其来的不幸。在日常生活中,患者常表现出焦虑不安的心理状态,内心充满恐惧和不安,这并非源于客观存在的实际危险,而是一种主观上的过度担忧,即使他本人有时也难以理解。

常见的自主神经功能失调症状,包括心跳加速、出汗、胸闷、呼吸急促、口干舌燥、便秘、腹泻、尿频、尿急、皮肤潮红或苍白。这些症状在正常人中并不常见。有些患者还可能会出现阳痿、早泄、月经周期紊乱等症状。

运动性不安的表现形式多种多样,如坐卧不安、肢体颤抖、全身肉跳、肌肉紧张性疼痛，以及舌头、唇部和手指肌肉震颤等。

（二）诊断

DSM-5 关于惊恐障碍和广泛性焦虑障碍的诊断标准如下。

1. 复发性难以预料的惊恐发作

一次惊恐发作指突然出现强烈的恐惧或不适，迅速产生以下症状中的 4 个或更多，并在数分钟内达到顶峰。

（1）心悸、心慌或心跳加速。

（2）出汗。

（3）颤抖或哆嗦。

（4）感到气短或窒息。

（5）哽咽感。

（6）胸痛或胸部不适。

（7）恶心或腹部不适。

（8）感到眩晕、站不稳，头重脚轻或头昏。

（9）寒战或潮热。

（10）感觉异常（麻木或刺痛感）。

注：耳鸣、颈部疼痛、头痛、无法控制的尖叫或哭喊等症状可能见到，但这些症状不能当成必备症状。

有下列 1 项以上的症状表现且持续 1 个月（以上）以后，至少出现 1 次发作。

（1）持续地担心会有再次发作或担心发作的后果（如失去控制、心脏病发作、“发疯”）。

（2）与发作有关的行为方面出现显著改变（如回避锻炼或去不熟悉的地方来避免惊恐发作）。

此类惊恐发作并非源于某些物质（如药物滥用、治疗药品）或一般身体状况所导致的直接生理反应。

这种惊恐发作并非归属于其他精神障碍，例如社交恐怖症（在所害怕的社交场合时出现症状）、强迫症（对于强迫思维的反应）、创伤后应激障碍（对于伴有严重应激因素的刺激所产生的反应）或分离性焦虑障碍（例如对于离家或离开亲人时的反应）。

2. 广泛性焦虑障碍

广泛性焦虑障碍是至少持续在 6 个月以上的多数日子里，对于不少事件和活动（例如工作和学习），呈现过分的焦虑和担心。

患者发现难以控制自己不去担心，这种焦虑和担心都伴有下列 6 项症状中至少 3 项（在 6 个月中，多数日子里至少有几种症状）。（注：儿童只需 1 项。）

(1)坐立不安或感到紧张。

(2)容易疲倦。

(3)思想难以集中或头脑一下子变得空白。

(4)激惹。

(5)肌肉紧张。

(6)睡眠障碍(难以入睡或常醒,或转辗不安的令人不满意的睡眠)。

该障碍并非源于特定物质(如药物滥用或治疗药品滥用),也不是由于一般身体状况(如甲状腺功能亢进)所导致的直接生理效应。

其他精神障碍无法更全面地解释此障碍,包括但不限于惊恐发作(如惊恐障碍)、不在于在公众场所会感到难堪(如社交恐怖症)、不在于被污染(如强迫症)、不在于离家或离开亲人(如分离性焦虑障碍)、不在于严重应激因素的刺激所发生的反应(如创伤后应激障碍)、不在于体重减轻(如神经性厌食)、不在于多种躯体诉述(如躯体化障碍)、不在于可觉知的身体缺陷(如身体变形障碍)、不在于患严重疾病(如疑病症)、不在于妄想性信念(如精神分裂症和妄想性障碍)。

(三)治疗

对于广泛性焦虑症和惊恐发作,采用放松疗法是有益的。当身体处于松弛状态时,生理警醒水平会全面下降,心率、呼吸、脉搏、血压、肌电、皮电等生理指标呈现出与焦虑状态逆向的变化。松弛不仅对身体产生生理效应,同时也对心理产生相应影响。认知疗法也有一定的治疗效果。在患病前,患者经历过思虑过多的生活事件,而在病后,他们总是担心结局不佳,过度警觉会导致对周围环境和人物产生错误的感知和评价,从而感到巨大的灾难风险。帮助患者纠正这些认知错误,可缓解其焦虑情绪。

三、作息不规律诱发的神经衰弱

神经衰弱,一种神经症,表现为情绪易激惹、易烦恼、易紧张,同时伴随着肌肉紧张性疼痛和睡眠障碍等生理功能紊乱症状,其特征在于精神易兴奋又易疲劳。神经衰弱的病因与发病机制至今尚无定论。一般认为,个体承受较大的心理压力又不能有效应对时,其精神活动的调节机制便受到影响,因而产生神经衰弱症状。素质因素与心理社会因素的病因作用可能呈负相关,即具有较强易感素质的人,在较弱的心理社会因素作用下可能发病,而没有这种易感素质的人,如果心理社会因素过于强烈或持久,也可能患病。

神经衰弱的易感素质主要表现为中枢神经系统易兴奋和易消耗的两种特性。心理社会因素在神经衰弱的发生中有着重要的作用。一般认为,心理社会因素能否成为致病因素,取决于其性质、强度和持续的时间,更取决于患者的态度和体验,而患者的态度和体验又与他的个性特征、行为方式等密切相关。

（一）临床表现

精神易兴奋、脑力和体力易疲劳患者的精神活动极易发动，周围一些轻微的、无关的刺激也能引起患者较强烈的或较持久的反应，因而患者的注意力涣散，不由自主的联想和回忆增多，注意力很难集中，引起兴奋反应的刺激并不都很强烈。由于患者的非指向性思维长期处于活跃兴奋状态，导致大脑无法得到必要的充分放松和休息，从而引发了脑力疲劳，表现为反应迟钝、记忆力减退、思维不清、思考效率下降等症状。这种情况在老年人尤其多见。患者同时感受到身体的疲惫、倦怠和无力，即使得到适当的休息，也难以完全康复。

神经衰弱的患者可能会表现出焦虑和抑郁症状。这些症状并不显著，也不会持续很长时间，主要表现为易激惹、易烦恼和易紧张的情绪。因为患者的情绪启动阈值下降，再加上情绪自控能力减弱，所以显得易激惹。

（二）诊断

神经衰弱的诊断在国际上尚有争议，其症状具有非特异性，诊断时应谨慎，要排除可以出现神经衰弱症状的所有躯体疾病和其他精神障碍。

以脑和躯体功能衰弱症状为主，特征是持续令人苦恼的脑力易疲劳和体力易疲劳，经过休息或娱乐不能恢复，并至少有下列2项，可诊断为神经衰弱。

1. 情感症状

比如烦恼，情绪紧张，容易激惹；常常伴随着现实生活中的各种矛盾，感到困难重重，难以应对，可能会出现焦虑或抑郁，但并未占据主导地位。

2. 兴奋症状

精神易兴奋（例如回忆和联想增多，主要是对指向性思维感到费力，而非指向性思维却很活跃，由于难以控制而感到痛苦和不快），但无言语增多现象，有时对声光很敏感。

3. 肌肉紧张性疼痛或头晕

如紧张性头痛、肢体肌肉酸痛等。

4. 睡眠障碍

如入睡困难、多梦、醒后感到身体依旧困乏、睡眠感丧失，睡眠觉醒节律紊乱。

5. 其他心理生理障碍

如头晕眼花、耳鸣、心慌、胸闷、腹胀、消化不良、尿频、多汗、阳痿、早泄或月经紊乱等。

严重标准：患者因明显感到脑和躯体功能衰弱，影响其社会功能，为此感到痛苦或主动求治。

病程标准：符合病症标准至少3个月。

(三)治疗

药物治疗。根据患者的症状,可酌情使用抗焦虑剂、抗抑郁剂、镇静剂和促脑代谢剂等。

心理治疗同样不可忽视。神经衰弱患者病前多有一些心理因素,精神刺激虽不算严重,但可能由于患者的过度引申、极端思考或任意推断形成的错误认识,从而导致明显的内心冲突。森田疗法是把注意点从患者自身引向外界,消除症状、适应环境,能缓解患者的部分症状。放松疗法也有一定的疗效。

四、行为受限导致的适应障碍

适应障碍是一种短暂而轻微的心理困扰和情绪障碍,它会对社会功能产生负面影响,但并不会引起任何精神疾病症状。疾病的发生源于对某一特定境遇的变化或应激性生活事件所引发的不适反应,包括但不限于职业转换、大学入学、海外移居、退休或患有严重的躯体疾病导致的生活适应障碍。

(一)临床表现

适应性障碍发病都在应激性事件发生后的1~3个月内,患者的临床症状发生显著的变化,主要表现为情绪和行为方面的异常。常见的情绪状态包括焦虑不安、烦恼、抑郁心境、胆怯、注意力难以集中、惶恐、不知所措、易激惹,还可伴随心跳加速、身体颤抖等症状。由于这些因素引起的心理应激反应使神经内分泌系统紊乱,从而导致一系列生理病理改变。可出现适应不良而影响日常活动。虽然罕见,但患者可能会表现出适应不良或暴力冲动行为的倾向,有时还会出现饮酒和滥用药物的情况,患者的临床相可能会突出某一症状群,也可以是混合症状群的出现。焦虑情绪的适应性障碍主要表现为神经过敏、情绪不稳、紧张不安和激越等。

抑郁心境的适应性障碍是成年人常见的适应性障碍,主要表现为明显的情绪低落,可见到眼泪汪汪、无望感和沮丧等症状,但相对于重度抑郁,其程度较轻。

品行异常的适应性障碍多见于青少年,表现为对他人权利的侵害,不履行法律责任,违反社会公德。

情绪和品行混合的适应性障碍,临床表现既有情绪异常也有品行障碍的表现,诊断时要慎重。

混合型情绪表现的适应性障碍,表现为抑郁和焦虑心境及其他情绪异常的综合症状。就症状的严重程度而言,比重度抑郁和焦虑症轻。

未分型的适应性障碍是非典型适应性障碍,如表现为社会退缩而不伴有焦虑和抑郁心境;如有躯体主诉,包括头痛、疲乏、胃肠道不适等症状,既不找医生诊断也不顺从治疗;有的表现为突然难以进行日常工作,甚至不能学习,而患者并无焦虑和抑郁情绪,亦无恐怖症状。

（二）诊断

不少精神障碍都可能有应激诱因，所以不能将应激的存在作为诊断依据。DSM-5 关于适应障碍的诊断标准是：在可确定的应激源出现的 3 个月内，对应激源出现情绪的反应或行为的变化。这些症状或行为具有显著的临床意义，具有以下 1 项或 2 项情况。

（1）即使考虑到可能影响症状严重度和表现的外在环境和文化因素，个体显著的痛苦与应激源的严重程度或强度也是不成比例的。

（2）社交、职业或其他重要功能方面出现明显的损害。

（3）这种与应激相关的症状不符合其他精神障碍的诊断标准，且不仅是先前存在的某种精神障碍的加重。

（4）此症状并不代表正常的伤痛。

（5）一旦应激源或者是它的结果终止，这些症状不会持续超过随后的 6 个月。

（三）治疗

1. 心理治疗

在应激源消失后，如果情绪异常仍未得到明显改善，那么进行心理治疗是必要的。除了与患者进行交流外，心理治疗还应该帮助他们解决应激性问题，并提供情绪宣泄的机会，这对于改善他们的社会功能具有积极的影响。

2. 药物治疗

对情绪异常明显的患者，为加快症状缓解，可以根据具体病情选择抗焦虑剂和抗抑郁剂，建议使用低剂量、短疗程的方案。在进行药物治疗的同时，应当持续进行心理治疗，特别是对于那些康复缓慢的患者而言，这一措施具有更为显著的疗效。

第三节 运动与心理健康

1. 运动为心理健康发展提供物质基础

人的心理是脑的活动，心理健康发展必须有正常健康的身体，尤其是以正常健康发展的神经系统和大脑为物质基础。运动锻炼可以减缓认知能力的衰退，特别是在 25 岁到 45 岁时要进行更多的锻炼，这样可以激发大脑中的化学物质，并阻止脑中海马体的老化。因为海马体是大脑用于记忆和学习的重要部分。多项实验表明，老鼠和人在进行了促进心脑血管的锻炼后，可以产生新的大脑细胞，从而提高大脑的整体性能。研究显示，高强度锻炼后，体内的脑源性神经营养因子水平会提高。体育锻炼能促使患者恢复，为心理发展提供坚实的物质基础，这是心理发展的重要条件。运动还能促进新陈代谢、促进血液循环、改善食欲、促进睡眠。长期坚持运动的人身体素质会比较好，按照身心互动的原理，身体健康会促进心理健康，心理健康也会促进身体健康。

2. 参与体育活动可有效改善情绪状态

大量的研究表明，适当的规律性运动可以刺激大脑分泌内啡肽，内啡肽可使人的身心轻松愉悦。运动还有助于放松肌肉，缓解身体紧张，释放和缓解压力。参加运动能增强生理功能和抵抗力，提高对自然环境的适应能力。运动具有宣泄功能，加之运动能使身体发热、出汗，这些都有助于心理压力的减轻。当身体感觉良好时，心境和情绪状态也会随之改变。体育锻炼还能提高肾上腺素的浓度。肾上腺素能够调节大脑的应激反应，在减压的同时提高身体应对精神紧张的能力。

3. 运动可以提高自我效能感与自信心

在运动过程中，必须不断地克服各种客观和主观上的挑战，如环境、难度、意外，胆怯、退缩和缺乏自信等。如果通过不断的实践、训练和磨炼，在运动中得到了肯定、赞美和羡慕，必然会获得自我成功的认知和经验。成功的经历是影响自我效能感最重要、最基本的方式，为提升自我效能感提供了最有效的支撑。随着自我效能感的不断提升，患者逐渐感受到自身具备足够的实力和能力，能够克服各种艰难险阻。运动锻炼能快速提升个体对自身吸引力的感知，从而增强自我价值感，提升信心。在运动中，当人们通过努力克服困难完成一个动作或一项活动后，会体验到成功感，这种认可感和成功感有助于克服自卑心理，增强自信心。

4. 运动可以增强社会交往能力

集体运动能很好地增进人际互动，改善人际关系，不仅在运动场上，运动可以促进人们的交流，而且会延续到运动场之外。运动总是在特定的社会背景下进行的，因此它与人群之间始终存在着互动和交流。无论是三大球项目，还是网球、羽毛球、乒乓球等小球运动，抑或是广场舞、健身操、滑冰或游泳等，都离不开与人的接触。由于运动本身的需求，人们在运动过程中不仅能够克服羞怯，增强人际沟通，扩大社会交往范围，同时也能够寻找志同道合的伙伴，消除内心的孤独感。如我国著名医学心理学教授丁瓒所言，人类的心理适应，最主要的就是对人际关系的适应，而运动恰恰在消除孤独感和改善人际关系方面具有显著作用。体育运动和心理健康之间存在着千丝万缕的联系。积极的人际互动不仅是维护心理健康的基本要素，也是应对心理困扰最为有效的资源之一。

5. 运动可以改善和治疗心理疾病

经常运动可以对抑郁、焦虑、多动症等产生深远的积极影响，还可以缓解压力，提高记忆力，提高睡眠质量，提升整体情绪。运动是强有力的抗击抑郁症状的武器，尤其是有氧运动，可以加快血液循环，增加大脑供氧量，促进内啡肽和血清素的分泌，临床研究发现,通过运动可以提高相关神经递质的浓度,对抑郁症患者产生“情绪改善”的作用。

哈佛大学公共卫生学院进行的一项研究发现,每天跑步 15 min 或步行 1 h 可降低 26% 患抑郁症的风险。除缓解抑郁症状外,研究还表明,坚持锻炼可以防止抑郁症复发。在运动的过程中,人们往往更加专注于自身,这可以让人暂时转移对焦虑目标的注意力,让情绪有放松空间。对于特定的心理疾病患者而言,除了基本的心理治疗作用外,运动还能提供特异性的运动方式,确保治疗效果。对于那些注意力分散、难以提起精神的抑郁症患者,定期进行有规律的锻炼可以改善其心理状态,具有独特的治疗效果。

第四节 心脏康复中的运动心理抵触

运动心理抵触是一个广泛的概念,包括了各种心理和情感因素,使个体对体育活动或锻炼产生担忧、害怕或不愿意参与。心脏康复中的运动心理抵触主要包括运动恐惧、运动认知偏差和自主逃避运动 3 个方面。

一、运动恐惧

Lethem 等在 1983 年首次提出,运动恐惧是指患者对身体活动和锻炼所产生的恐惧和回避行为,这种心理状态可能会对身体造成不良影响。比如对于焦虑症、强迫症等患者而言,他们在心理上所产生的紧张和恐惧会导致他们长期处于高度紧张状态中。Kori 等在 1990 年将其命名为“恐动症”。2012 年,胡文将“恐动症”引入国内。此后,多位学者对运动恐惧进行了研究,发现不同疾病的患者在运动恐惧方面的发生率存在差异,但多数是由于疼痛或对伤害的恐惧而产生的非理性恐惧心理。根据调查结果,患者在接受心脏手术后若缺乏或逃避运动,将会对其恢复到术前状态和自主能力产生负面影响,例如下肢静脉血栓形成和肺部感染等。运动恐惧是患者拒绝参与运动康复的主要因素之一。近年来关于运动恐惧与生活质量关系的报道较多,但其作用机制仍不明确。相关研究显示,运动恐惧可使患者在进行运动康复或日常活动时产生心理障碍,降低与健康相关的生存质量。

心脏外科手术的主要目的在于通过对异常结构和组织的纠正,改善心脏功能。但手术创伤容易导致患者出现焦虑、抑郁等负面情绪,从而使患者在术后对运动锻炼产生恐惧心理,担心运动会对心脏产生不利影响或在运动期间身体可能会突然发生意外,从而降低了身体活动、运动耐量以及早期运动的参与度。目前,对于运动恐惧的研究,无论是国内还是国外,都主要关注于慢性疼痛和骨科疾病,而对于心脏外科手术人群的研究则相对较少。

早期的身体锻炼对于心脏病患者的健康具有积极的促进作用，缺乏足够的运动可能会阻碍其发展，进而阻碍患者顺利回归家庭和社会，降低生活质量和康复结局，增加家庭和社会的经济负担。

（一）运动恐惧的研究现状

目前，对于心血管疾病患者的运动恐惧发生情况，国内外学者的研究相对局限。Bäck 在 2013 年利用 TSK-Heart 对 332 例冠心病患者开展了一项研究，结果发现 20% 冠心病患者有高水平运动恐惧。Andrzej 等人在 2019 年度对 135 例冠心病患者进行了运动恐惧水平的调查，其中 76% 以上的冠心病患者存在运动恐惧。据 Keeseen 等的研究，即使在接受心脏康复转诊的患者中，也存在着相当程度的运动恐惧症状。心脏病患者进行适当的有氧锻炼可以减轻其运动恐惧程度。Hoffmann 观察到，心力衰竭患者的运动恐惧程度与其日常活动水平的强度呈现出显著的正相关。对心律失常患者进行的一项研究表明，在 NYHA 心功能Ⅳ级患者中，运动恐惧症患病率较高。国内汤莉娅的研究结果显示，冠心病患者在运动方面表现出的恐惧情绪得分平均为（37.35±4.89）分，呈现出相当高的水平。在刘婷阳的研究中，冠心病患者在运动方面表现出了相当高的恐惧程度，其得分为（46.67±19.96）分。以上数据表明，心血管疾病患者的运动恐惧在不同的种族、国家或地区均有一定程度的发生，但发生率存在差异。

（二）运动恐惧的影响因素

1. 社会人口学因素

心血管疾病患者运动恐惧受社会人口学因素影响。其中患者的年龄通常被认为是运动恐惧的重要影响因素，随着年龄的增长，患者对运动的恐惧程度逐渐升高。这可能是由于患者处于高龄状态时，所患基础疾病和并发症增加，导致其身体功能状态下降，从而对运动产生恐惧。据刘婷阳等人观察，高龄患者对外界信息的获取和接收能力下降，心理状态难以保持稳定，因此表现出对运动的抗拒行为。运动恐惧受到年龄因素的影响，但不同年龄段人群之间没有显著差别。一项研究表明，相较于男性，女性患者在运动方面表现出更高的恐惧程度。不同性别之间运动恐惧存在差异，但这种差异并不显著。根据崔贵璞等的研究结果，已婚冠心病患者的运动恐惧水平较未婚、丧偶者低，这可能是因为配偶在患者创伤后的成长过程中表现出了积极的相关性。此外，运动恐惧的程度与个体的职业和文化背景密切相关。就职业状态而言，退休、无业和在职患者的运动恐惧得分均值呈现出不同程度的差异，其中退休患者的得分最高，无业患者最低。Andrzej 及其团队的研究表明，受教育程度的高低与运动恐惧和体育锻炼之间存在着密切的关联，高教育程度的患者在患病后仍能保持有规律的身体活动，感知到运动带来的益处，并且更容易获取资源以促进运动锻炼。上述结果提示，针对不同人群的独特特征，个性化的干预策略是必要的。

2. 心理因素

体外循环手术常被视为极具挑战性和巨大压力的生活事件，可能会对患者的生活质量产生负面影响，导致患者术后出现抑郁、焦虑等消极情绪，从而降低他们参与运动的积极性。研究发现，女性接受冠状动脉旁路移植手术后，其焦虑和抑郁水平显著升高，而这种升高与心脏康复水平的下降相关。心脏手术后长时间的疼痛会引发负面情绪，如焦虑、抑郁、神经紧张和沮丧，降低患者参与体育锻炼的积极性，而抑郁和焦虑又会影响患者的疼痛和活动自我效能，从而形成恶性循环。

3. 认知因素

Bäck 等的质性研究揭示，冠心病患者对于体育活动和锻炼的类型及运动量的精准把握存在困难。他们希望逐步推进身体锻炼的进程，但对于运动的时机和方式存有疑虑。此外，大多数患者对运动的安全性缺乏信心，认为在缺乏医护监管的情况下进行身体活动不安全。若能接受医院提供的持续、充分、正确的康复教育，患者可以在一定程度上增强对运动的确定性和认同感，从而有效改善对运动的恐惧情绪。

（三）运动恐惧的克服策略

近年来关于运动恐惧的干预研究逐步受到重视。在慢性疼痛领域，认知行为疗法、等级暴露疗法、接纳与承诺疗法、虚拟步行训练等取得了初步成效，但对于运动恐惧的干预研究在心血管疾病领域却鲜有涉及。2017 年 Bäck 等人提出，等级暴露疗法作为慢性疼痛领域有效的干预方法之一，也适用于心血管疾病患者，但是该方法是否能减少心血管疾病患者的运动恐惧仍需进一步探讨。

一项研究表明，以运动为基础的心脏康复计划能够有效减轻患者对运动的恐惧。Okwose 等对 16 名接受为期 12 周体育活动行为干预的心力衰竭患者进行了焦点小组定性研究，结果表明，患者参加运动锻炼的最大障碍是运动恐惧，而参与心脏康复则有助于减轻与身体活动相关的心理压力和恐惧。其原因可能在于，临床医生的鼓励和指导、持续的同伴支持和个性化反馈，以及康复项目本身的个性化满足等。在此过程中应考虑到家庭、社区及国家层面的影响因素。多元社会支持系统，可使患者的运动行为外部动机得到增强，有效降低他们对运动的恐惧情绪。医护人员的指导和监督对于确保运动的科学性和安全性具有积极的促进作用。同伴之间的榜样作用可激励患者开始和维持运动，而家人的陪伴和督促则为患者提供了心理上的慰藉。针对心力衰竭患者存在的心理障碍，也可采用药物治疗、心理治疗等方式予以改善。各种干预策略在缓解心血管疾病患者的运动恐惧方面的成效，有待进一步深入研究。

二、运动认知偏差

（一）运动认知偏差的表现

所谓认知偏差是指人们在感知自身、他人或外部环境时，由于个体自身或周围环境的因素导致知觉结果失真的现象。典型的表现有显著性偏差和生动性偏差。社会知觉中常见的刻板印象和晕轮效应，都是某种形式的知觉偏差。知觉偏差产生的机制与个体对外界信息进行选择时所受到的注意偏向有关，是个体的感知过程存在一定的选择性特征所导致的。

心脏病患者术后通常会出现运动认知偏差，部分患者术后怕增加心脏负担，所以选择卧床静养；部分患者害怕运动后支架脱落，所以会减少身体运动或停止运动；部分患者认为经手术后，心脏功能将大幅下降，不能承受以往身体活动水平，所以选择不再进行身体运动；部分患者担心术后运动会增加术后疼痛风险，进而加重心脏负担。因对术后运动有着较大认知偏差，所以心脏病患者主动或被动地选择不运动，殊不知，缺乏运动会削弱冠状动脉搭桥术的价值，若不及时进行康复运动和活动，身体不仅会变得更加虚弱，同时也会导致心脏和血管功能的储备功能减退，从而降低治疗效果，增加血管内斑块和心血管系统闭塞的风险。

（二）运动认知偏差的克服策略

认知行为治疗（cognitive behavior therapy，CBT）是一种认知重组过程，通过纠正患者的认知偏差和改变负面评价，促进其消除不良情绪和行为，帮助其建立正确的疾病认知和管理观念。患者由于本身对心脏病认识不足，对于疾病存在恐惧心理，运动时存在心跳加快、呼吸急促或运动后稍感不适等生理现象，会引发心血管疾病患者担忧，降低患者的运动依从性。医院可以通过定期开展心脏运动健康主题宣讲积极引导患者主动运动，帮助患者了解心脏病相关知识，树立健康生活方式，建立正确运动习惯，改善患者以往恐惧运动的不安心理；医院可以组织专业人员及医护人员定期开展运动带练活动，帮助患者建立运动习惯，及时为患者答疑解惑，降低运动恐惧心理，提高运动依从性。

三、自主逃避运动

（一）自主逃避运动的表现

1. 感觉没有时间

不运动最常见的原因是缺乏时间。事实上，放弃运动者69%将缺乏时间作为体育活动的主要障碍。然而，仔细观察一下时间表，通常会发现这种所谓的时间缺乏更像是一种感知，而不是一种现实。问题在于是否优先考虑运动，人们似乎有时间来看电视、闲逛，或者看报纸，却没有在运动上安排时间。

2. 缺乏体力

许多人总是觉得忙，以致疲劳成为不锻炼的借口。59%的不运动者说，体力缺乏是体育活动的主要障碍。其实，相比体力，疲劳更多是精神层面的，并与压力相关。

3. 缺乏动机

与缺乏体力有关的是长期缺乏足够的动机来维持体育锻炼活动。当一个人忙于工作、家庭和朋友时,很难坚持进行体力活动。看不到体力活动带来的好处是缺乏运动动机的重要原因之一。

4. 懒惰

运动需要付出时间和精力,有些人可能觉得太麻烦或者懒得去动,因此不愿意运动。同时,运动伴随着能量消耗与乳酸生成,会使身体产生疲劳感与疼痛感,降低了人们运动的欲望和依从性。

(二)自主逃避运动的克服策略

1. 设置目标

为自己设定一个稍做努力就可以达到的短期目标。比如,在1周内坚持每天中等速度步行15 min,或者每天慢跑10 min。当自己坚持1周达到这个目标时,可以将这一目标适当提高,制订一个新的目标。

2. 提高趣味性

提高运动的趣味性,可以将两件事情搭配起来进行。比如边骑健身车边听新闻广播;边步行边和旁人聊天;上街购物时可步行,回来时乘坐公交车;居住在楼上的可以每天步行上下楼梯。

3. 变换运动方式

运动的方式可以经常变换、相互搭配,提高自己参与运动的兴趣。比如周一慢跑和打太极拳,周二中等速度步行和做关节操等。

4. 夫妻共同运动

夫妻共同运动是指病人及其伴侣作为一个团体进行身体活动,通过伴侣的支持促进患者运动,从而改善患者和配偶的身心状态和亲密关系。已婚夫妇通常处于共同的环境中,分享彼此的行为和价值观,一个人的健康状况对另一个人的健康产生影响,因此有必要将伴侣纳入患者的康复计划中。

附 心理测试表

Ⅰ 抑郁自评量表

抑郁自评量表(SDS)是 William W. K. Zung 于 1965 年在美国杜克大学编写的,主要用于抑郁测评。抑郁自评量表共有 20 个项目,有正向得分项目也有反向扣分项目。具体用法如下。

表格中有 20 道题,仔细阅读每一题,弄清题意,然后根据最近一星期的实际情况在适当的方格内画√。(请在 10 min 内完成,不得漏题或跳题。)

抑郁自评量表(SDS)

题目	没有或很少时间	少部分时间	相当多时间	绝大多数或全部时间
1. 我觉得闷闷不乐,情绪低沉				
*2. 我觉得一天之中早晨最好				
3. 我一阵阵哭出来或觉得想哭				
4. 我晚上睡眠不好				
*5. 我吃的跟平常一样多				
*6. 我与异性密切接触时和以往一样感到快乐				
7. 我感觉我的体重在下降				
8. 我有便秘的痛苦				
9. 我心跳比平时快				
10. 我无缘无故地感到疲乏				
*11. 我的头脑跟平时一样清楚				
*12. 我觉得经常做的事情并没有困难				
13. 我觉得不安而平静不下来				
*14. 我对将来抱有希望				
15. 我比平时容易生气激动				
*16. 我觉得做出决定是容易的事				
*17. 我觉得自己是个有用的人,有人需要我				
*18. 我的生活过得很有意义				
19. 我认为如果我死了,别人会生活得好些				
*20. 平时感兴趣的事我仍然感兴趣				

评分标准：正向计分题，由无至有依次按照1、2、3、4计分；反向计分题（标注*的题目号：2、5、6、11、12、14、16～18、20），按4、3、2、1计分。总分乘以1.25取整数，即得标准分。低于50分者为正常，53～62分者为轻度抑郁，63～72分者为中度抑郁，73分以上者为重度抑郁。

Ⅱ 焦虑自评量表

焦虑自评量表（SAS）由William W. K. Zung于1971年编制。本量表共有20个反映焦虑主观感受的项目，每个项目按症状出现的频度，分为4级评分，其中15个正向评分，5个（带*号者）反向评分。

表格中有20道题，仔细阅读每一题，弄清题意，然后根据最近一星期的实际情况在适当的方格内画√。（请在10 min内完成，不得漏题或跳题。）

焦虑自评量表（SAS）

题目	没有或很少时间	少部分时间	相当多时间	绝大多数或全部时间
1. 我觉得比平时容易紧张和着急				
2. 我无缘无故感到担心害怕				
3. 我容易心烦意乱或感到恐慌				
4. 我觉得我可能将要发疯				
*5. 我感到事事都很顺利，不会有倒霉的事情发生				
6. 我的手脚发颤				
7. 我因头痛、颈痛和背痛而烦恼				
8. 我感到无力而且容易疲劳				
*9. 我感到平静，能安静坐下来				
10. 我感到我的心跳很快				
11. 我因阵阵的眩晕而不舒服				
12. 我有阵阵要晕倒的感觉				
*13. 我呼吸时进气和出气都不费力				
14. 我的手指和脚趾感到麻木和刺痛				
15. 我因胃痛和消化不良而苦恼				
16. 我常常频繁排尿				
*17. 我的手总是温暖而干燥				
18. 我脸红发烧				
*19. 我容易入睡，晚上休息很好				
20. 我做噩梦				

评分标准：正向计分题，由无至有依次按照1、2、3、4计分；反向计分题（标注*的题目号：5、9、13、17、19），按4、3、2、1计分。总分乘以1.25取整数，即得标准分。低于50分者为正常，50～60分者为轻度焦虑，61～70分者为中度焦虑，70分以上者为重度焦虑。

Ⅲ　焦虑抑郁量表

焦虑抑郁量表(HADS)是为患者进行情绪自评而设定的。

详细阅读下面的内容，尽量在较短的时间内对答案做出选择。

1. 我感到紧张(或痛苦)(A)

几乎所有时候——3分

大多数时候——2分

有时候——1分

根本没有——0分

2. 我对以往感兴趣的事情还是有兴趣(D)

基本上没有了——3分

只有一点——2分

不像以前那样多——1分

肯定一样——0分

3. 我感觉有点害怕，好像预感什么可怕的事情要发生(A)

非常肯定，十分严重——3分

是有，不太严重——2分

有一点，但并不使我苦恼——1分

根本没有——0分

4. 我能够哈哈大笑，并看到事情好的一面(D)

根本没有——3分

现在肯定是不太多了——2分

现在已经不太这样了——1分

我经常这样——0分

5. 我的心中充满了烦恼(A)

大多数时间——3分

时常如此——2分

时时，但并不轻松——1分

偶尔如此——0分

6. 我感到快乐(D)

根本没有——3分

并不经常——2 分

有时——1 分

大多数时间——0 分

7. 我能够安闲而轻松地坐着(A)

根本没有——3 分

并不经常——2 分

经常——1 分

肯定——0 分

8. 我对自己的仪容失去兴趣(D)

肯定——3 分

并不像我应该做的那样关心——2 分

我可能不是非常关心——1 分

我仍然像以往一样关心——0 分

9. 我有点坐立不安,好像感到非要活动不可(A)

确实非常多——3 分

是不少——2 分

并不很少——1 分

根本没有——0 分

10. 我对一切都是乐观向前看(D)

几乎从不这样做——3 分

很少这样做——2 分

并不完全是这样做的——1 分

差不多是这样子——0 分

11. 我突然发现有点恐慌感(A)

确实是很经常——3 分

非常肯定,十分严重——2 分

并非经常——1 分

根本没有——0 分

12. 我好像感到情绪在渐渐低落(D)

几乎所有时间——3 分

很经常——2 分

有时——1 分

根本没有——0 分

13. 我感到有点害怕，好像某个内脏器官变化了（A）

非常经常——3 分

很经常——2 分

有时——1 分

根本没有——0 分

14. 我能欣赏一本好书或意向好的广播或电视节目（D）

很少——3 分

并非经常——2 分

有时——1 分

常常如此——0 分

评分标准：HADS 代表可评定抑郁和焦虑的状况。D 代表抑郁，A 代表焦虑，每个项目均分为 4 个评分。总分 0 ~ 7 分代表无抑郁或焦虑，8 ~ 10 分代表可能或“临界”抑郁或焦虑，11 ~ 21 分代表可能有明显抑郁或焦虑。诊断抑郁时需将所有双号项目评分叠加总分，诊断焦虑时需将所有单号项目评分叠加总分。

第六章 心脏运动健康管理实践案例

阜外华中心血管病医院是由中国医学科学院阜外医院、国家心血管病中心与河南省人民政府合作共建的国家三级甲等公立医院。心脏康复科是阜外华中心血管病医院的特色科室，共有40余张床位，设有宣教室、评估室、心理治疗室、体外反搏治疗室、中医理疗室、观察室、运动训练大厅和监护站，拥有一流的康复器械和设备。

该院心脏康复科自成立以来，在心脏运动健康管理方面进行了有益探索，展示了其综合性、个性化和中西医结合的运营模式，积累了宝贵经验。通过康复评估和个性化计划制订、先运动后体外反搏的特色康复方式、医护人员参与康复训练和支持、配备运动康复设备和心肺功能监测仪器评估康复效果和调整运动强度，为患者提供全面的心脏康复服务，帮助他们恢复心脏功能、改善生活质量，并降低心脏病复发风险。

推广阜外华中心血管病医院心脏康复科实施心脏运动康复的实践案例，分享他们在该领域的成功经验，并进行总结归纳，可为中原心脏康复模式的建立提供借鉴和参考。

第一节 传统与现代康复医学促生心脏康复新模式

一、传统康复的内容和优势

传统康复的内容主要包括传统的肢体运动功能训练、传统体育康复法、气功康复法、自然疗养康复法、传统物理康复法、中医情志康复法、中医心理康复法、传统娱乐康复法、针灸康复法、按摩康复法、饮食康复法、药物康复法、传统康复护理法等。这些康复疗法具有中国传统特色且实践证明疗效确切。传统康复手段吸收养生学中的理论和方法，形成了有别于养生学，并具有独立学术内涵和体系的理论，即以功能障碍为康复对象，回归社会为最终目的。"治未病"的康复预防观也来源于此。

"治未病"是传统康复养生防病的重要原则，包括"未病先防"和"已病防变"。在康复预防中，"未病先防"可预防病残的发生，"已病防变"则可通过早期康复诊断和康复治疗,防止病残的恶化和再次致残。

传统康复既有鲜明特色,又有自身优势。

(1)传统康复方法都是便于学习掌握的非药物疗法和自然疗法,不仅疗效好,而且价格低廉,因而便于推广应用。

(2)不仅能够在康复机构得以实施,而且更适合社区康复的需要。

(3)简便易行,一般不需要昂贵的医疗设备和复杂的操作技术,可由患者本人及其家属或基层医务人员进行康复医疗。

二、现代康复医学的内容和优势

现代康复治疗建立在现代科学和现代医学的基础之上,主要采用以运动疗法(PT)、作业疗法(OT)、语言疗法(ST)为核心的功能训练,其理论基础是神经运动生理学、功能解剖学等。把医学物理学和康复工程学的先进技术运用于康复诊断、功能评定、功能训练、矫形外科和功能障碍等方面,最大限度地帮助改善患者的身心功能。生理上恢复和改善身体功能,心理上帮助患者应对康复过程中的心理困扰和情绪问题,职业上帮助患者恢复和重返工作岗位,社会生活上帮助患者恢复社会功能和社会角色。现代医学以失能者为中心,将康复工作重点放在功能和能力的恢复上,全程致力于失能者生活质量的提高,使之重返社会。

现代康复医学有其明显优势:

(1)康复对象多以身体功能存在障碍的中老年患者为主,慢性病患者尤为首选。

(2)康复工作严格遵循相对应的指导原则进行,如功能训练、全面康复、重返社会等。

(3)以帮助患者重返社会为最终目的,治疗过程以组织作业-职业-心理-社会等为治疗切入点,对患者进行康复治疗。

(4)重视以专业协作组的方式对患者进行综合、协调的康复治疗。

(5)将工程技术应用于康复医学领域,通过设计和开发创新的康复设备、辅助工具和技术,丰富康复治疗手段,以此来提高诊断质量,改善患者生活。

(6)使用科学、专业、规范化的方法为患者康复治疗进行客观准确的评估,是现代康复医学的一大优势。

三、传统与现代相结合的心脏康复新模式

现代康复医学发展十分迅速,新技术的不断引入,已经为提高临床诊治水平、研究水平搭建了新的平台。将现代医学精细化诊疗技术与中国传统医学精细化慢病防治优势相结合的康复模式,是康复治疗的新趋势。

阜外华中心血管病医院心脏康复科将特色传统康复与现代医学康复手段相结合,形

成了中西方融合的心脏康复运动模式，即患者在康复过程中以习练传统养生功法为主，包括八段锦、五禽戏等，并配合抗阻运动、柔韧运动。同时使用医院的运动康复器材和符合国际标准的运动心肺测试仪，实时监测患者心肺功能。训练由专业教练带领心血管科室的医护人员进行，练习时间为早上6:30—7:30，逐步过渡到患者跟随练习，并已形成较为完善的带练团队与锻炼康复氛围。由于医护人员陪同练习，患者心脏康复运动依从性显著提高，患者整体转出率大大提高。

阜外华中心血管病医院心脏康复科综合性、个性化和中西医结合的运营模式，主要具有以下几个方面的特色和优势。

1. 康复评估和个性化计划的制订

心脏康复患者入院后，心脏康复科医生会进行详细的康复评估。测量患者的心肺功能、血压、心电图等指标，并与患者进行沟通，了解其病史、康复目标和期望。基于评估结果，医生将制订出患者个体康复计划，例如在对一名青年冠心病患者制订康复计划时，会将重点放在康复运动上，选择适合患者身心发展现状的运动方式（有氧运动与抗阻运动相结合），以增强心脏功能和体力。同时，医生还会根据患者的饮食喜好和医学建议，制定出适合其病情的饮食调理方案。

2. 先运动后体外反搏的特色康复方式

心脏康复科制定出适合患者的康复运动方案后，根据方案指导患者进行运动，运动结束后会安排患者进行体外反搏测试。该测试会起到促使运动过程中骨骼肌利用的血液重新回流心脏、滋养心脏、缓解疲劳等疗效。整个康复治疗过程就像是给疲劳的心脏进行了一次按摩，患者第一次进行心脏康复治疗会感到有些疲惫，但是最后进行的体外反搏可以使人放松，补充精力，并且运动全程都有心电监护仪监测，大大提高患者康复运动时的安全性及运动依从性。

3. 医护人员参与的康复训练和支持

心脏康复科的医护人员不仅在康复训练中起到指导者的作用，还扮演着支持和鼓励的角色。医护人员会与患者一起参与康复运动，与患者建立起良好的互动和信任关系；会定期监测患者的运动情况和心脏反应，确保康复运动的安全性；提供心理支持，帮助患者应对康复过程中的挑战和压力。例如，患者在康复训练中遇到了困难，若感到气馁和焦虑，医护人员会进行鼓励和积极的反馈，帮助患者重新建立信心，坚持康复训练并取得显著的进步。

4. 运动康复设备和心肺功能监测

心脏康复科配备了先进的运动康复设备，如心电图监测仪、跑步机和动态血压监测仪等。这些设备能够对患者的心脏功能和身体状况进行全面监测和评估。例如，患者进行有氧运动时，心电图监测仪可以实时记录心脏电活动，帮助医生评估运动对心脏的影响。此外,心脏康复科还配备了运动心肺测试仪,可以测量患者的最大摄氧量($VO_{2\,max}$)和运动耐力,以评估康复效果和调整运动强度。

第二节 心脏运动健康管理的内容

一、心脏康复实践流程

1. 个性化康复计划

心脏康复科根据患者的具体情况和康复需求制订个性化的康复计划。这包括评估患者的心脏功能、身体状况和康复目标,以确定最适合的康复方法和进度。通过个性化计划,患者可以获得更精确、有效的康复治疗。

2. 饮食指导

心脏康复过程中,饮食起着重要的作用。康复团队可以为患者提供专业的饮食指导,制定健康的饮食计划。这包括提供心脏健康的饮食建议,如低盐、低脂饮食,以及推荐摄入更多富含膳食纤维、抗氧化物和维生素的食物。

3. 心理支持

心脏康复不仅涉及身体康复,还涉及患者心理健康的恢复。康复团队可以提供心理咨询和支持,帮助患者应对心理压力、焦虑和抑郁等情绪问题。心理支持可以提升患者的康复效果,并促进他们积极面对疾病和生活的挑战。

4. 康复教育

康复过程中,教育是至关重要的一环。康复团队可以为患者提供关于心脏病预防、风险因素管理、药物使用、合理锻炼和应急处理等方面的教育指导。患者将了解如何更好地管理自己的心脏健康,并在日常生活中采取积极的健康行为。

5. 运动监测与技术支持

现代科技的运用可以为心脏康复提供更多支持。医院采用运动追踪器、智能手环等设备来监测患者的运动量、心率和睡眠质量等指标,帮助康复团队评估患者的康复进展,并根据评估结果调整康复计划。此外,手机应用程序和在线平台也可用于提供实时指导、康复教育和患者间的交流互动。

6. 康复效果评估

康复过程中,定期评估康复效果非常重要。医务人员通过进行心肺功能测试、体力测试和心理评估等,掌握患者康复的进展情况。这些评估结果将帮助康复团队了解患者的康复水平,并根据需要进行调整和优化。

综上所述,阜外华中心血管病医院心脏康复科通过整合传统康复方法与现代医学技术,为患者提供个性化、全面化的心脏康复服务。该康复模式不仅关注心脏生理康复,还重视饮食指导、心理支持、康复教育以及运动监测和技术支持。通过持续的评估和优化,致力于提高患者的康复效果和整体生活质量。

现阶段阜外华中心血管病医院已形成完备的心脏康复体系,治疗与康复同步进行,以保证患者获得最大收益,提高医院转出率,帮助患者尽快恢复正常社会生活。心脏康复具体操作流程如图 6-1 所示。

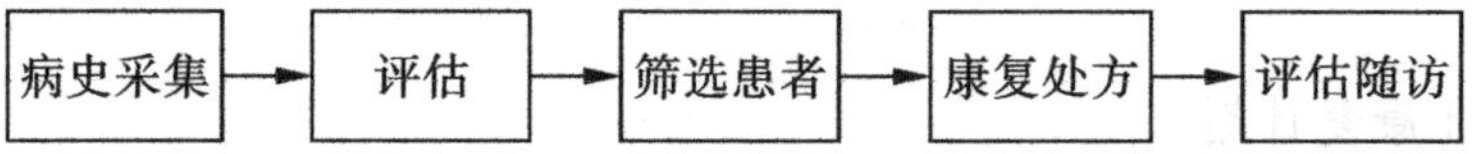

图 6-1　心脏康复流程

二、各主体间职责分工与界定

(一)医护人员的职责

1. 诊断和评估

医护人员负责对患者进行详细的病史记录、体格检查和相关检查,以确定心脏康复的治疗方向和计划。医护人员可以对患者进行心电图、心脏超声等检查,以评估患者的心脏功能和结构。

2. 制定治疗方案

基于患者的病情和需要,制定个性化的心脏康复治疗方案。对于某些患有冠心病的患者,医生可能会建议进行冠脉介入手术,并规划术后康复计划。

3. 医学指导

医生通过提供医学知识和建议,教育患者认识关于心脏康复的重要性,向患者解释心脏康复的目标,如改善心脏功能、降低心脏病风险等,并提供必要的指导和建议。

4. 药物管理

医生负责监督患者的药物治疗,包括处方和调整药物剂量,定期检查患者的药物疗效和副作用,以确保药物治疗的有效性和安全性。

5. 监测和评估

定期跟踪患者的康复进展,定期进行心脏功能检查,如心电图、运动试验等,以评估康复效果并调整治疗方案。

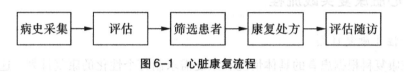

(二)患者的职责

1. 遵循治疗计划

需要积极遵循医生制订的治疗计划,并按时服药、进行康复训练等。例如,患者需要按时服用抗凝药物、抗血小板药物等,并参与心脏康复训练,如有氧运动和力量训练等。

2. 康复训练

患者需要积极参与康复训练,以改善心脏功能和增进身体健康。可以进行适度的有氧运动,如步行、打太极拳、骑自行车等,或参加康复性心脏病患者教育,学习关于心脏健康的知识和技能。

3. 自我监测

需要定期测量和记录血压、心率等生理参数,并及时向医生报告异常情况。患者可以使用家用血压计监测血压,并记录每日的心率变化,以便及时与医生分享相关数据。

4. 饮食管理

患者需要遵守医生或营养师的饮食建议,控制体重、限制盐分、减少饱和脂肪酸摄入等。可以选择低盐、低脂的食物,增加蔬菜水果和全谷物食品的摄入量,以促进心脏健康。

5. 生活方式改变

患者需要改善生活方式,如戒烟、减轻压力、保持良好的睡眠和心理健康等。患者可以寻求戒烟辅助措施,如药物治疗或心理咨询,以帮助他们改善心脏健康。

(三)医院的职责

1. 提供设施和设备

医院负责提供必要的设施和设备,用于心脏康复的评估、监测和治疗。应配备先进的心电图设备、心脏超声仪器等,为心脏康复服务提供支持。

2. 协调管理

医院负责协调各个环节的信息流动,确保医疗和康复服务的顺利进行。医院可以设立心脏康复中心,由专门的协调员负责预约和安排患者的康复训练、医疗检查和随访。

3. 患者教育

提供患者教育资源,包括书面材料、培训课程等,以帮助患者了解和管理心脏康复过程。医院可以组织康复讲座、康复教育学习班等活动,向患者和家属传授相关知识和技能。

(四)患者家属的职责

1. 支持和鼓励

患者家属在心脏康复过程中扮演着支持和鼓励的角色,帮助患者保持积极心态和坚持康复计划。家属可以陪伴患者参与康复训练,给予鼓励和肯定,以提高患者的康复动力。

2. 协助管理

家属可以帮助患者管理药物、监测生理参数、提供饮食支持等,确保患者遵守康复要求。例如,家属可以协助患者记忆服药时间、记录血压变化,或一起制订健康的饮食计划和菜谱。

3. 沟通协调

家属与医生和医院保持密切联系,了解患者的康复进展和可能存在的问题,与医生沟通患者的症状变化、药物不良反应等信息,并及时向医生报告以便调整治疗方案。

这些是一般情况下各主体在心脏康复过程中的职责分工和界定。在实际工作中,可能还会有其他特定的职责和合作方式,因此在心脏康复过程中,要定期与医生、康复团队和家属进行沟通,了解各方的具体职责和期望,以确保良好的合作和康复效果。

三、患者的康复过程

1. 阶段一:床旁恢复

有氧训练:床旁电动踏车。

抗阻训练:肩上举、肩水平外展、肩前屈、坐站训练。

柔韧性训练:关节活动及肌肉拉伸操。

呼吸训练:缩唇呼吸训练、腹式呼吸训练、人工对抗阻力呼吸训练。

2. 阶段二:门诊康复

有氧训练:跑步机上快步走 2.1 ~3.2 km/h。

抗阻训练(同第一阶段):肩上举、肩水平外展、肩前屈、坐站训练。

呼吸训练(同第一阶段):缩唇呼吸训练、腹式呼吸训练、人工对抗阻力呼吸训练。

柔韧训练(同第一阶段,包含在热身与恢复阶段):关节活动及肌肉拉伸操。

3. 阶段三:家庭康复

运动处方:有氧运动、抗阻训练、柔韧性训练。

营养处方:严格控制钠盐、戒烟、戒酒、监测体重变化。

药物处方:抗血小板凝集、调脂、减慢心率、降低心肌耗氧、控制血压、利尿、补钾药物治疗。

第三节　心脏康复典型病例

一、患者基本情况

患者杨某，男，35 周岁，于 2021 年 1 月 16 日第一次入院，主诉为发现血压升高 4 年。4 年前发现血压偏高，无视物旋转、视物模糊，无阵发性心悸、出汗、面色苍白、肢体无力，无尿频、尿急、肉眼血尿、尿中泡沫增多，无发热、咳嗽、咳痰、咯血，无胸闷、胸痛等症状，未服药治疗。3 h 前自测血压为 210/135 mmHg，急来我院就诊，以“高血压三期”收入心内科。自发病以来，神志清，精神可，饮食睡眠可，大小便正常。入院诊断为高血压 3 级，很高危。

二、康复评估

（一）实验室评估项目检查

N 端-B 型钠尿肽前体（NT-proBNP）：1 738 pg/mL。

（二）功能学检查

心电图（2021-01-16）显示：窦性心律；胸前导联 R 波递增不良；RV_1+SV_5 高电压；部分导联 ST-T 异常；QTc 延长。

X 线胸部正位（2021-01-17）提示：双肺纹理增多；心影增大。

无创心输出量检查（2021-01-17）提示：每搏输出量、心肌收缩指数降低；心率、血压、前负荷率、左心做功指数、外周血管阻力增高。

心脏彩超（2021-01-18）提示：左室壁运动普遍降低；左室壁对称性增厚；二尖瓣反流（轻度）；左心及右房增大；升主动脉增宽；左室舒张功能减低。

体适能评估（2021-01-18）：握力左手 28 kg，右手 32.3 kg；30 s 手臂弯曲试验（1.5 kg）左臂 15 个，右臂 16 个；30 s 坐站试验 15 个；平衡性左侧 50 s，右侧 50 s；柔韧性左侧 12 cm，右侧 12 cm。

功能评定（2021-01-18）提示：第一秒内呼出容积（$FEV_{1.0}$）为 1.49 L；用力肺活量（FVC）为 4.64 L；$FEV_{1.0}$/FVC 为 32%；呼气峰流速为 1.98 L/s。

（三）社会心理状态和生活质量评估

（1）健康问卷 9 项（PHQ-9）显示没有抑郁。

（2）广泛焦虑问卷（GAD-7）显示没有焦虑。

(3)匹兹堡睡眠质量评定表显示睡眠质量很好。

(4)生活质量调查表(SF-36)各项评分提示该患者健康状况好。

(四)评估结果

患者存在的康复问题:心功能,EF 值下降;体适能下降;心肺功能下降。

三、活动计划

(一)心力衰竭一期康复(2021/01/21—2021/01/24 早期渐进性活动)

进行小肌群抗阻训练、柔韧性训练、呼吸训练和有氧训练。

1. 抗阻训练

可通过以下 4 种活动方式进行训练。

肘屈曲:1.5 kg 小哑铃,5 个/组,2 ~3 组,每组间休息 2 ~3 min。

肩上举:1.5 kg 小哑铃,5 个/组,2 ~3 组,每组间休息 2 ~3 min。

肩水平外展:1.5 kg 小哑铃,5 个/组,2 ~3 组,每组间休息 2 ~3 min。

坐站训练:抗自身重力,5 个/组,2 ~3 组,每组间休息 2 ~3 min。

2. 柔韧性训练

每个肌群牵拉 3 ~5 次,每次 20 ~30 s。

3. 呼吸训练

缩唇呼吸训练:在进行吸气时,需紧闭嘴巴并用鼻子缓慢地吸气,稍屏气一段时间后再将气体均匀缓慢地呼出。在呼气时需要注意,嘴部要处于半张开状态(缩唇),其形似于吹口哨动作,从而使气体缓慢均匀地从两唇间吹出。吸气和呼气的时间比例为 1 : 2。这种训练有益于防治小气道过早塌陷,并可以促进人体肺泡内气体的排出。

腹式呼吸训练:受试者取站立体位或坐位,随后用鼻子深吸气将腹部尽力鼓起,而后用口将气体均匀缓慢地呼出,并尽量将腹部内收,每次训练时长约 10 min。此外,训练过程中,训练者可将左手和右手置放于胸前和腹部,用以感受该部位起伏。

人工对抗阻力呼吸训练:受试者借助呼吸训练器进行规范训练。通过呼吸训练器缓慢用力吸气,然后缓慢缩唇呼气,每天进行 2 ~3 次,每次约 10 min。

以上训练可在医生的指导下进行。

4. 有氧训练

床旁电动踏车:5 min/组,2 组。

(二)门诊康复二期(2021/01/26—2021/01/29)

主要进行有氧训练、小肌群抗阻训练、呼吸训练和柔韧性训练(备注:根据美国心脏协会危险分层标准,该患者运动过程中需医疗监督与心电及血压监护)。

1. 有氧训练（根据六分钟步行试验结果）

频率为 1 次/d，时间 20 min，强度为靶心率 106 ~ 117 次/min（心率储备法），2.1 ~ 3.2 km/h，活动类型是在跑步机上快走。

2. 抗阻训练

同一期康复。

3. 呼吸训练

为对抗阻力呼吸训练，频率 2 次/d，10 min/次，3 ~ 5 个/组，每组间休息 1 min。活动强度从 0 挡位开始，根据患者完成情况，逐渐增加挡位。

4. 柔韧性训练

包含在热身与恢复训练中。

（三）居家运动康复（三期）

该阶段运动主要包括热身活动、有氧运动、抗阻运动。

1. 热身运动

关节活动操、肌肉拉伸操或者慢走，时间保持在 5 ~ 10 min。

2. 有氧运动

快步走或自行车。时间控制在每次 20 ~ 60 min；频率保持在每周至少 5 次；强度保持在靶心率 106 ~ 117 次/min（心率储备法），2.1 ~ 3.2 km/h。

3. 抗阻运动

上肢采用肩上举、屈肘、肩水平外展、肩前屈运动；下肢采用坐站训练；核心肌群可以选做卷腹、平板支撑等。每次选择 8 ~ 10 个肌群进行训练，每个肌群每次训练 1 ~ 3 组。从 1 组开始，逐渐增加组数，每组 10 ~ 15 次。组间休息 2 ~ 3 min，以便肌肉得到充分的恢复。每周应对每个肌群进行 2 ~ 3 次的训练。此外应注意，同一肌群的训练时间至少间隔48 h，以便于肌肉有足够的时间恢复。

抗阻训练注意事项：

（1）注意调整呼吸模式，运动时避免 Valsalva（瓦尔萨尔瓦）动作，使呼吸具有一定节奏性。

（2）在抗阻训练前后应做充分的准备活动和整理活动，以确保身体能够快速进入工作状态，达到良好训练效果。

（3）训练时应保持正确的身体姿势，感受肌肉收缩和舒张过程，避免引起明显肌肉疼痛。

（4）如果在训练时出现不良症状，如呼吸急促、头晕、心悸等，应立即停止运动，并向相关医务人员反映。

（5）在抗阻训练期间，心率加快和收缩压升高，可导致每搏输出量发生轻微变化以及心输出量适度增加。因此,对于慢性心力衰竭患者,应从低强度开始进行抗阻训练,并对其血压和心率进行监测,避免潜在风险。

四、患者二次入院情况

(一)患者情况

患者杨某发现血压升高4年余,入院诊断为冠状动脉粥样硬化性心脏病、不稳定型心绞痛、心脏扩大、心功能不全、心功能Ⅳ级(NYHA分级)、高血压病3级(极高危)。

心肺运动试验报告中,peakVO_2为19.1 mL/(kg·min),占预计值68%;AT为10.2 mL/(kg·min);VE/VCO_2为28.63。检测后结论为:①心肺运动试验阴性;②心肺耐力轻度降低;③静息血压偏高,运动血压反应过度;④运动通气效率正常。

心脏彩超显示:①阶段性左室壁运动异常;②左室壁对称性增厚;③左房增大;④升主动脉增宽;⑤左室舒张功能减低。

X线胸部正位显示:双肺纹理增多。

实验室检查:2021年1月16日,N端-B型钠尿肽前体(NT-proBNP)为1 738 pg/mL;2021年6月15日,N端-B型钠尿肽前体(NT-proBNP)为39 pg/mL。

对比该患者两次入院检查结果,心脏大小、EF值都有明显改善,BNP也恢复正常。

(二)恢复计划

患者运动处方包括有氧运动、抗阻运动和柔韧训练。

1. 有氧运动

时间为30~60 min,强度为103~113次/min,快步走4.5 km/h左右。运动可采用快走或者骑自行车(备注:有氧训练前后慢走或关节活动操5~10 min)。

2. 抗阻运动

频率为2~3次/周(每两次间隔至少2 d);强度为每个动作8~12个/组,3组,每组间隔2 min。类型为哑铃(上肢5 kg、下肢25 kg)、上肢器械、下肢器械或徒手,所采用的动作为肘屈伸、肩上举、胸推举、卷腹、平板支撑等。

3. 柔韧训练

频率为3~4次/周,强度为每个动作5~8次,每次2~3组,每次柔韧性训练总时间15 min。可采用自重拉伸、器械辅助拉伸、被动辅助拉伸等方式。拉伸过程中注意不要憋气,保持均匀呼吸。

参考文献

[1]张琪. 基于心脏康复指南的身体活动和久坐行为研究[D]. 长春:吉林大学,2019.

[2]王帝之,张培珍. 运动对动脉粥样硬化斑块逆转机制的研究进展[J]. 体育科学,2018,38(9):65-71.

[3]王建辉. 冠心病患者心脏康复运动行为归因效果模型构建与亚群研究[D]. 北京:北京协和医学院,2020.

[4]胡婉琴. 基于跨理论模型的个案管理在冠心病患者心脏康复应用的实证研究[D]. 长沙:湖南师范大学,2020.

[5]周明成,洪怡.《美国心肺康复协会(AACVPR)心脏康复指南第六版》关于科学运动与训练的更新要点[J]. 实用心脑肺血管病杂志,2021,29(6):1-6.

[6]BOOTH F W,LAYE M J,LEES S J,et al. Reduced physical activity and risk of chronic disease: the biology behind the consequences [J]. European Journal of Applied Physiology,2008,102(4):381-390.

[7]CHERNYAVSKIY I,VEERANKI S,SEN U,et al. Atherogenesis:hyperhomocysteinemia interactions with LDL, macrophage function, paraoxonase 1, and exercise [J]. Ann N Y Acad,2016,1363(1):138-154.

[8]郭健. 应用心肺运动试验对肺栓塞及肺动脉高压患者心肺功能的研究[D]. 苏州:苏州大学,2019.

[9]田倩倩. 体育院校大学生心血管代谢风险影响因素分析及诊断模型构建[D]. 上海:上海体育学院,2021.

[10]PRASAD A,ZHU J,HALCOX J P J,et al. Predisposition to atherosclerosis by infections: role of endothelial dysfunction[J]. Circulation,2002,106(2):184-190.

[11]张静华,卜晓颖,周桂萍. 原发性高血压服药依从性的影响因素及护理干预[J]. 齐齐

哈尔医学院学报,2010,31(16):2649-2650.

[12]高姗姗. 慢性心衰分子表型组研究[D]. 汕头:汕头大学,2022.

[13]SHAHRBABAKI P M, NOUHI E, KAZEMI M, et al. The sliding context of health: the challenges faced by patients with heart failure from the perspective of patients, healthcare providers and family members[J]. Journal of Clinical Nursing, 2017, 26(21-22): 3597-3609.

[14]陈鑫龙. 血清 NT-proBNP、GDF-15 入院至出院变化对冠心病慢性心力衰竭患者预后评价的研究[D]. 太原:山西医科大学,2022.

[15]荣山伟. 依托医院的居家心脏康复在急性心梗行 PCI 术后患者中应用效果的研究[D]. 青岛:青岛大学,2020.

[16]张岚. 基于慢性病轨迹模式对老年经皮冠状动脉介入治疗患者自我管理的研究[D]. 成都:成都医学院,2022.

[17]陶军,谭红梅. 机械门控阳离子通道 Piezo1 与动脉粥样硬化研究进展[J]. 中国动脉硬化杂志,2023,31(1):9-16,33.

[18]BARBARANELLI C, LEE C S, VELLONE E, et al. Dimensionality and reliability of the self-care of heart failure index scales: further evidence from confirmatory factor analysis[J]. Research in Nursing & Health, 2014, 37(6):524-537.

[19]林璐. 基于社会多元信息刺激理论的养老机构轻度认知障碍患者非药物综合干预研究[D]. 苏州:苏州大学,2020.

[20]杨栋. 体育健康促进服务体系研究[M]. 北京:新华出版社,2015.

[21]姜衡,于曼丽,李彬,等. 远程心电监测在冠心病合并慢性心力衰竭患者心脏康复中的应用价值[J]. 心血管康复医学杂志,2022,31(6):723-728.

[22]张蕊. 基于新型整合式健康管理模式的血脂异常干预的评价研究[D]. 北京:中国医科大学,2022.

[23]谢康玲. 诺迪康胶囊联合心脏康复改善冠心病患者运动耐量的临床研究及机制[D]. 广州:广州中医药大学,2021.

[24]左惠娟,邓利群,王锦纹,等. 高血压患者部分血脂指标与颈动脉斑块的相关性[J]. 中国动脉硬化杂志,2022,30(6):507-512.

[25]岳伟. 中国 40 岁及以上人群脑卒中患病率及相关危险因素的调查研究[D]. 天津:天津医科大学,2016.

[26]石瑞. 冠心病患者二级预防和心脏康复护理循证实践方案的构建[D]. 太原:山西医科大学,2021.

[27]KHKNEN O, SAARANEN T, KANKKUNEN P, et al. Adherence to Treatment of Female

Patients With Coronary Heart Disease After a Percutaneous Coronary Intervention[J]. The Journal of cardiovascular nursing,2019,34(5):1.

[28]郭海健.基于社区的高血压前期人群健康干预效果经济学评价[D].南京:南京医科大学,2018.

[29]徐兴梅.HIIT对稳定性冠心病患者心脏自主神经功能及抑郁心理的影响[D].昆明医科大学,2022.

[30]陈航言.冠心病PCI术后患者运动恐惧与生活质量的相关性研究[D].南宁:广西中医药大学,2022.

[31]SU S F,CHANG M Y,HE C P. Social Support,Unstable Angina,and Stroke as Predictors of Depression in Patients With Coronary Heart Disease[J]. The Journal of Cardiovascular Nursing,2018,33(2):179-186.

[32]唐云云.冠心病PCI术后患者疾病感知及行为问卷编制与应用研究[D].海口:海南医学院,2020.

[33]崔默予.老年冠心病心脏康复患者感知控制、疾病信息需求与自我管理行为的相关性研究[D].延吉:延边大学,2021.

[34]蔡亚秀.基于BCW理论的健康教育在中青年心血管事件高危人群健康管理中的应用研究[D].湖州:湖州师范学院,2021.

[35]高斯德.冠状动脉非阻塞性心肌梗死患者临床特征和远期转归及心血管代谢相关危险因素对该人群预后影响的研究[D].北京:北京协和医学院,2022.

[36]白彩霞.基于HAPA模型指导的老年人工髋关节置换围手术期康复护理的临床研究[D].昆明:云南中医药大学,2021.

[37]李宪伦,王显,吴永健,等.经皮冠状动脉介入术后中西医结合心脏康复专家共识[J].中国康复医学杂志,2022,37(11):1517-1528.

[38]吕乾瑜.中西医结合心脏康复方案干预冠心病慢性稳定性心绞痛的随机对照临床研究[D].北京:中国中医科学院,2022.

[39]蔡治东.弹力带抗阻运动对高龄老年人工作记忆及前额叶任务态血液动力学的影响[D].上海:上海体育学院,2022.

[40]邢文华,赵真真,王丽铮,等.中医心脏康复操联合综合呼吸功能训练对PCI术后冠心病患者运动耐力及心肺氧合能力的影响[J].解放军医药杂志,2022,34(10):105-110.

[41]彭杨芷.基于LXR-RAAS/NF-κB通路研究"温阳消饮"法治疗慢性心力衰竭模型小鼠的作用机制[D].成都:成都中医药大学,2020.

[42]LHOMME A,GILBERT G,PELE T,et al. Stretch-activated Piezo1 channel in endotheli-

al cells relaxes mouse intrapulmonary arteries[J]. American Thoracic Society,2019,60(6):650-658.

[43]崔华. 太极拳对慢性心衰患者的健康干预研究[D]. 北京:北京体育大学,2020.

[44]李森. 国民体质与健康循证研究[M]. 南京:南京大学出版社,2018.

[45]梁红红. 基于心功能、血液、体成分指标预测大学生无氧阈的研究[D]. 北京:国家体育总局体育科学研究所,2021.

[46]刘增霞. 基于网络的正念干预对TACE术后肝癌患者焦虑抑郁的影响及心理机制研究[D]. 长春:吉林大学,2022.

[47]张奕雯. 脑损伤ICF嗓音韵律客观指标体系构建及应用研究[D]. 上海:华东师范大学,2022.

[48]张林. 人体运动科学研究进展[M]. 北京:北京体育大学出版社,2017.

[49]梁月琨. 运动康复护理对老年慢性心衰患者心功能及生活质量的影响[J]. 中国药物经济学,2013(3):162-163.

[50]刘艳琼,郭亚芬. 重症冠心病患者心脏康复护理的研究进展[J]. 当代护士(上旬刊),2022,29(8):35-39.

[51]王增武. 老年心血管病多学科诊疗共识[J]. 中国合理用药探索,2022,19(11):1-32.

[52]郝佳梦. 脉络学说指导芪苈强心胶囊治疗射血分数保留型心衰作用及机制研究[D]. 石家庄:河北医科大学,2022.

[53]GIANNOTTA M,TRANI M,DEJANA E. VE-cadherin and endothelial adherens junctions:active guardians of vascular integrity[J]. Developmental Cell,2013,26(5):441-454.

[54]李新,李晓彤,王正珍,等. 肥胖少年颈围、腰围与心肺耐力及心血管疾病危险因素的关系[J]. 体育科学,2017,37(3):79-85.

[55]陆娜,焦晓民. 中医外治法治疗慢性心力衰竭的研究进展[J]. 实用中医内科杂志,2021,35(12):63-66.

[56]徐虹. 基于医院-社区-家庭的急性心梗PCI术后患者心脏康复方案构建及应用[D]. 青岛:青岛大学,2022.

[57]桓娜. CPET与中医证候要素相关性研究及丹参制剂对介入后冠心病患者CRF影响[D]. 北京:中国中医科学院,2021.

[58]KONTTINEN H,KILPI F,MOUSTGAARD H,et al. Socioeconomic Position and Antidepressant Use as Predictors of Coronary Heart Disease Mortality[J]. Psychosomatic Medicine,2016,78(2):144-152.

[59]张蜜. 基于奥马哈理论的系统化护理方案对冠心病患者康复效果的实证研究[D]. 延安:延安大学,2020.
[60]胡菁菁. 冠心病患者生活质量现状及影响因素研究[D]. 杭州:杭州师范大学,2019.
[61]李慧. TTM 模型结合 5A 护理模式的健康教育应用于冠心病二级预防中的效果研究[D]. 十堰:湖北医药学院,2022.
[62]孙亚蒙,陈莺,林岩,等. 卒中和短暂性缺血发作患者的卒中预防指南:美国心脏协会/美国卒中协会指南[J]. 神经病学与神经康复学杂志,2014,11(2):61-112.
[63]王月,王瑶,刘美霞,等. 慢性心力衰竭患者运动康复形式的研究进展[J]. 中国老年学杂志,2021,41(14):3141-3145.
[64]张志芳,屈小会. 内皮抑素、血小板反应蛋白-1 水平与慢性心力衰竭的关系研究[J]. 临床医学研究与实践,2022,7(27):15-18.
[65]杨泽伟. 益气温阳活血利水方治疗慢性心力衰竭(阳气亏虚血瘀型)的临床观察[D]. 哈尔滨:黑龙江省中医药科学院,2022.
[66]BORLAUG B A,OLSON T P,LAM C S P,et al. Global cardiovascular reserve dysfunction in heart failure with preserved ejection fraction[J]. Journal of the American College of Cardiology,2010,56(11):845-854.
[67]秦泽盈. PCI 术后患者焦虑和抑郁影响因素及其发展轨迹研究[D]. 长春:吉林大学,2022.
[68]王钰凯. 基于 ET 和 fMRI 技术的针刺干预原发性失眠的中枢机制研究[D]. 长春:吉林大学,2020.
[69]董国菊,李立志. 浅谈中西医结合思想指导下的新"双心医学"模式[J]. 中西医结合心脑血管病杂志,2019,17(11):1739-1743.
[70]王月. 不同运动方式对冠心病择期介入术后患者康复效果的研究[D]. 石家庄:河北中医学院,2020.
[71]关筱波,滕玉芳,魏翰文,等. 以人性照护理论为指导护理对冠状动脉介入术后患者自我管理能力及生活质量的影响[J]. 内科,2018,13(3):427-430.
[72]陈莉. 间歇性与持续性运动训练形式在 COPD 患者居家训练中应用效果的比较[D]. 汕头:汕头大学,2022.
[73]陈凯雄. 现代外科健康教育[M]. 武汉:华中科技大学出版社,2017.
[74]赵春晓. 移动网络化 ACT 干预 PTSD:研发、效果、机制与匹配[D]. 武汉:华中师范大学,2022.
[75]张月,许方蕾,任鹏娜,等. 急性缺血性脑卒中合并心房颤动患者运动恐惧现状及其影响因素分析[J]. 重庆医科大学学报,2022,47(7):821-827.

[76]方方,刘双霞,孟保玲,等.运动自我效能在终末期肾脏病患者运动益处及障碍感知与锻炼意向间的中介效应[J].护理学杂志,2023,38(1):26-30.

[77]郑宇娟,赵华,王晓云,等.冠心病患者 PCI 术后早期运动恐惧心理体验的质性研究[J].心理月刊,2022,17(5):16-18,134.

[78]梁燕,张亮,付莹,等.冠心病 PCI 术后病人运动恐惧现状及其相关危险因素分析[J].全科护理,2022,20(30):4287-4289.

[79]黄雷.成人心肺衰竭患者体外膜肺氧合的临床研究[D].天津:天津医科大学,2016.

[80]李波.PCI 术后心脏康复/二级预防现状与中医证型调查研究[D].北京:北京中医药大学,2016.

[81]李文姣.心脏康复相关指南临床实施现状及阻碍因素的调查研究[D].天津:天津中医药大学,2021.

[82]陈永法.药学服务理论与实务[M].南京:东南大学出版社,2017.

[83]李晓东.冠心病患者的运动康复[J].中国实用内科杂志,2017,37(7):594-598.

[84]龙海权.心脏运动康复在 AMI-PCI 术后患者预后中的应用价值[D].广州:广州医科大学,2021.

[85]张国正.高敏肌钙蛋白 I 浓度及变化对于判断急性心肌梗死的中国人群临床应用研究:预试验[D].北京:北京协和医学院,2019.

[86]许铁,张劲松,燕宪亮.急救医学[M].南京:东南大学出版社,2019.

[87]官晓欢.中药红景天及中医特色疗法对冠心病 PCI 术后气虚证患者心脏康复的作用[D].南京:南京中医药大学,2022.

[88]黄楚鑫,张力,张雅文,等.1 型糖尿病患者应用钠-葡萄糖协同转运蛋白 2 抑制剂治疗对心血管影响的 Meta 分析[J/OL].复旦学报(医学版):1-13[2023-09-17].http://kns.cnki.net/kcms/detail/31.1885.R.20230914.1557.014.html.

[89]任凭,郑丽萍,刘梦如,等.冠心病 PCI 术后患者健康促进生活方式的研究进展[J].黑龙江医药,2023,36(1):63-67.

[90]白燕平.回馈教学联合动机性访谈对减轻 TRI 术患者常见并发症的干预效果[D].唐山:华北理工大学,2018.

[91]任凭.基于 BCW 理论的出院计划方案对 PCI 术后患者健康促进生活方式影响的研究[D].湖州:湖州师范学院,2022.

[92]孙亚君.中青年 PCI 术后患者心理社会适应及其影响因素的纵向研究[D].开封:河南大学,2022.

[93]LI Y, HRUBY A, BERNSTEIN A M, et al. Saturated Fats Compared With Unsaturated Fats and Sources of Carbohydrates in Relation to Risk ofCoronary Heart Disease: A Pro-

spective Cohort Study. [J]. Journal of the American College of Cardiology, 2015, 66(14): 1538-1548.

[94]张翠柳. 冠心病患者感知控制、健康促进行为与生活质量的相关性研究[D]. 延吉: 延边大学, 2022.

[95]秦泽盈. PCI 术后患者焦虑和抑郁影响因素及其发展轨迹研究[D]. 长春: 吉林大学, 2022.

[96]朱潇玲. 围麻醉期护理质量敏感性指标体系的构建及实证研究[D]. 太原: 山西医科大学, 2022.

[97]曹萌. 脑卒中患者慢性病资源利用、自我效能与健康行为的相关性研究[D]. 延吉: 延边大学, 2022.

[98]贾丽倩, 杨元焱, 吴霞, 等. 心脏康复团队协作干预联合正念情绪强化干预对慢性心力衰竭心脏康复的影响[J/OL]. 中国健康心理学杂志: 1-8[2023-09-17]. http://kns.cnki.net/kcms/detail/11.5257.R.20230914.0002.002.html.

[99]李明杰. 单核细胞与高密度脂蛋白胆固醇比值与冠心病发生及冠状动脉病变程度的相关性研究[D]. 延吉: 延边大学, 2021.

[100]刘祚燕, 吴琳娜. 老年康复护理实践[M]. 成都: 四川大学出版社, 2017.

[101]王园园. 冠心病患者自我管理行为现状及影响因素研究[D]. 湖州: 湖州师范学院, 2022.

[102]秦泽盈. PCI 术后患者焦虑和抑郁影响因素及其发展轨迹研究[D]. 长春: 吉林大学, 2022.

[103]黄蓉. 冠心病病人体育活动、恐动症与运动自我效能的关系研究[D]. 赣州: 赣南医学院, 2022.

[104]邢洋. 中青年冠心病患者 PCI 术后健康促进生活方式现状及其影响因素[D]. 唐山: 华北理工大学, 2022.

[105]郑慧阳. 注射用血栓通治疗不稳定型心绞痛(心血瘀阻型)的临床观察[D]. 长春: 长春中医药大学, 2022.

[106]赵宇浩. 基于 GRACE 评分研究急性冠状动脉综合征患者中医辨证分布及相关因素分析[D]. 南京: 南京中医药大学, 2021.

[107]钟丹. "冠心病 1 号方"治疗稳定型心绞痛(气虚血瘀型)的临床观察及基于网络药理学的作用机制研究[D]. 武汉: 湖北中医药大学, 2021.

[108]赵晨宇. 他汀类药物在改善冠状动脉旁路移植术预后方面的应用研究[D]. 北京: 北京协和医学院, 2021.

[109]武艳强. 急性冠状动脉综合征患者血运重建与微循环保护及术后再狭窄危险因素

评价的系列研究[D]. 石家庄:河北医科大学,2020.
[110]张倩. 健康信念模式干预对 PCI 术后患者心脏康复依从性的效果[D]. 唐山:华北理工大学,2019.
[111]夏瑶瑶. PCI 术患者心脏康复信息需求和自我管理行为的纵向研究[D]. 南昌:南昌大学,2022.
[112]彭欢欢,陈丽华,黄丽,等. 基于有氧运动联合抗阻运动的延续性家庭护理干预对中青年 PCI 术后病人心脏康复的影响[J]. 护理研究,2022,36(22):4120-4125.
[113]余良梦,杨巧芳,辛菊花,等. 冠心病患者健康促进行为的研究进展[J]. 职业与健康,2023,39(1):131-135.
[114]周鹤莲,周浩然,路一丹,等. 心血管疾病患者运动恐惧症的研究进展[J]. 齐齐哈尔医学院学报,2023,44(2):157-162.
[115]蒋妍琳,张俊娥,吁英,等. 冠心病病人运动恐惧及其干预策略研究进展[J]. 全科护理,2022,20(30):4214-4217.
[116]华华. 全程心脏运动康复对冠心病 PCI 患者预后的影响[J]. 心血管病防治知识,2022,12(9):17-19.
[117]王天罡,王凤荣. 心脏康复发展现状与思考[J/OL]. 中华中医药学刊:1-10[2023-03-25]. http://kns. cnki. net/kcms/detail/21. 1546. R. 20230216. 1714. 006. html.
[118]刘若江,张翔,连庆元. 心肺适能运动处方运动强度确定方法研究述评[J]. 体育科技文献通报,2023,31(2):248-252.
[119]杨青敏. 老年慢性病居家护理指南[M]. 上海:上海交通大学出版社,2017.
[120]陈湘玉,陈璐. 居家护理服务理论与实务应用[M]. 南京:东南大学出版社,2016.
[121]司延萍,杨明莹,白文伟,等. 基于心脏康复理念构建慢性心力衰竭临床护理路径[J]. 护理研究,2020,34(1):39-44
[122]宋翠华,张秋玲,许平,等. 团队协作模式干预对行 PCI 的急性心肌梗死患者心脏康复依从性的影响[J]. 齐鲁护理杂志,2020,26(11):90-92
[123]STEWART R A H,LARS W,JOCELYNE B,et al. Dietary patterns and the risk of major adverse cardiovascular events in a global study of high-risk patients with stable coronary heart disease[J]. European Heart Journal,2016(25):1993-2001.
[124]王丽. 老年慢病患者护理手册[M]. 苏州:苏州大学出版社,2017.
[125]王强虎. 冠心病[M]. 西安:西安交通大学出版社,2017.
[126]中华医学会心血管病学分会心力衰竭学组,中国医师协会心力衰竭专业委员会,中华心血管病杂志编组委员会. 中国心力衰竭诊断和治疗指南 2018[J]. 中华心血管病杂志,2018,46(10):760-789.

[127]蔡细旋,陈伟国,常盼,等.全科医团队在慢性心力衰竭患者心脏康复管理中的定位认知及管理策略[J].中华全科医师杂志,2022,21(4):309-316.
[128]SCOTT D W,GORRY G A,GOTTO A M,et al. Editorial:diet and coronary heart disease:the statistical analysis of risk[J]. Circulation,2019,1981,63(3):516-8.
[129]尹国有.冠心病合理用药与饮食调养[M].北京:金盾出版社,2015.
[130]郭力,李廷俊.冠心病预防与调养[M].北京:中国中医药出版社,2016.
[131]彭元元,孙国珍,王洁,等.正念运动对慢性心力衰竭患者运动康复效果及负性情绪影响的Meta分析[J].中国循证心血管医学杂志,2021.13161):661-667,679.
[132]郭丽,王情,赵莹.多维度协同管理对重度心力衰竭患者心理状态及自我管理行为的影响[J].中国健康心理学杂志,2021,29(3):344-348.
[133]雷正权.冠心病科学调养宜与忌[M].西安:西安交通大学出版社,2016.
[134]光雪峰,戴海龙,尹小龙.心血管疾病基础与临床新进展[M].昆明:云南科技出版社,2014.
[135]廖慧敏,刘秋君,毛楚茵,等.2型糖尿病患者甲状腺激素中枢敏感性与缺血性心血管疾病风险相关性的研究[J].中国糖尿病杂志,2023,31(9):657-663.
[136]戴玉.早期康复护理对老年心血管疾病患者Barthel及SDS评分的影响[J].河北医药,2018,40(6):947-951.
[137]雷铭.健康管理概论[M].北京:旅游教育出版社,2016.
[138]司延萍,杨明莹,白文伟,等.基于心脏康复理念构建慢性心力衰竭临床护理路径[J].护理研究,2020,34(1):39-44
[139]高红,黄家芹,黄志慧,等.医护一体化优质护理服务在心血管科护理中的实施[J].中国医药科学,2014,4(1):134-136.
[140]李萍.多元化健康教育模式在老年心血管疾病患者临床护理中的运用价值分析[J].黑龙江医学,2021,45(8):830-832.
[141]杨坚,李擎,朱福.脑卒中合并冠心病运动康复[M].上海:复旦大学出版社,2019.
[142]张琦.临床运动疗法学[M].北京:华夏出版社,2014.
[143]王娜萌,廖康,李丽琪,等.基层医生自评高血压健康评估水平及影响因素研究[J].中国全科医学,2023,26(7):853-861.
[144]陈梅仙.浅析心血管疾病的诱因与内科护理体会[J].中外医疗,2010,29(19):127.
[145]谢素红.心血管病的护理与监护[J].中国医药导报,2008(32):129-130.
[146]陈丽姝,彭雯雯,许桂清,等.低强度运动改善急性心肌梗死后大鼠运动能力与骨骼肌自噬机制[J].中华高血压杂志,2020,28(7):661-666.
[147]桑翠萍.早期康复护理对老年心血管病患者的疗效观察[J].中国医疗前沿,2013,8

(24):104+81.
[148]李瑞芳,龚平.心肺复苏实验研究的现状[J].中国实用内科杂志,2019,39(10):862-866.
[149]徐泉,潘钰,张啸飞,等.脑卒中偏瘫患者心肺运动功能评估临床研究[J].中国康复医学杂志,2016,31(12):1334-1338.
[150]冯思嘉,高寒,陈俊,等.运动疗法在运动系统相关疾病治疗中的应用[J].中国运动医学杂志,2023,42(1):74-79.
[151]蒋慧娟,尚亚东,陈培,等.心脏康复运动疗法联合健康教育对急性心肌梗死患者行急诊 PCI 术后运动能力的影响[J].中国老年学杂志,2022,42(14):3375-3378.
[152]郭鑫田,桑文凤,王亚欣,等.老年冠心病患者运动康复的研究进展[J].中国护理管理,2022,22(10):1596-1600.
[153]徐斌,郑艳蓉,吴诗频,等.养心瑜伽对老年冠心病患者心功能指标、心肺适能和柔韧适能的影响[J].医学理论与实践,2022,35(23):4116-4118.
[154]李亚梦,吕韶钧,崔美泽,等.冠心病运动康复研究进展[J].中国体育科技,2023,59(1):72-80.
[155]杜倩.下肢肌力与平衡干预在冠心病出院患者居家防跌倒中的应用[J].中国医学创新,2022,19(26):104-108.
[156]符惠丽,曾德菲,邢孔玉,等.不同有氧运动强度用于老年高脂血症合并冠心病患者的效果比较[J].中华保健医学杂志,2022,24(2):95-98.
[157]梁文玉,吕强,姚望.健身功法五禽戏对心血管疾病患者心脏康复的研究进展[J].按摩与康复医学,2018,9(7):10-12.
[158]舒华,余银翎,郭磊磊,等.浅析冠心病经皮冠状动脉介入治疗术后心脏康复运动处方的制定[J].中医杂志,2022,63(12):1139-1142,1148.
[159]张振英,孙兴国,席家宁,等.门诊和住院运动锻炼为核心的整体管理对慢性心力衰竭患者心脏康复治疗效果影响的临床研究[J].中国应用生理学杂志,2021,37(1):89-95.
[160]徐娅,阴晓婷,崔宗义,等.ACS 患者急诊 PCI 术后应用心脏运动康复干预对心脏储备功能的影响[J].河南医学高等专科学校学报,2022,34(6):703-706.
[161]彭欢欢,陈丽华,黄丽,等.基于有氧运动联合抗阻运动的延续性家庭护理干预对中青年 PCI 术后病人心脏康复的影响[J].护理研究,2022,36(22):4120-4125.
[162]丁跃有,蒋玲玲,缪培智,等.心肺运动试验在冠心病 PCI 术后患者运动康复训练中的应用[J].山东医药,2022,62(26):63-65.
[163]陈凌辉,刘宗军,部俊清,等.运动康复对 PCI 术后患者心肺功能和预后的影响[J].

临床心血管病杂志,2022,38(7):577-581.
[164]杨继玉,燕成英,王武,等. 冠心病患者 PCI 术后心脏运动康复的临床研究[J]. 高原医学杂志,2022,32(1):23-27.
[165]梁建荣,刘翔. 运动康复锻炼应用于冠心病 PCI 术后的效果分析[J]. 世界复合医学,2022,8(2):109-112.
[166]李莹莹. 持续运动康复对老年冠心病患者 PCI 术后心功能及运动耐量的影响[J]. 航空航天医学杂志,2021,32(12):1518-1520.
[167]张云凤,曲玲,朱峥,等. 基于国际功能、残疾和健康分类框架的慢性阻塞性肺疾病患者肺康复评估工具的构建[J]. 实用心脑肺血管病杂志,2023,31(3):30-35.
[168]周剑英. 基于分级诊疗模式的延续护理在 PCI 术后患者Ⅱ期心脏康复中的应用[C]//上海市护理学会. 第五届上海国际护理大会论文摘要汇编(上),2022:347-348.
[169]苗雪. 基于心脏康复风险评估的康复训练在冠心病患者经皮冠状动脉介入术后的应用效果[J]. 河南医学研究,2021,30(16):3059-3061.
[170]曹宏玲,汪琦,彭淑华. 优化康复护理流程改善 PCI 术后患者心肺功能的效果评估[J]. 中外医学研究,2021,19(3):97-99.
[171]杨倩. 风险评估下心脏康复训练在冠心病 PCI 术后的应用效果[J]. 内蒙古医学杂志,2020,52(10):1260-1261.
[172]张凤英. 路径优化心脏康复程序在急性心肌梗死 PCI 术后的应用研究[J]. 河南医学研究,2016,25(4):692-693.
[173]杨洋. 思维导图式健康宣教对急性心肌梗死患者 PCI 术后知信行水平及康复训练效果的影响[J/OL]. 微量元素与健康研究:1-3[2023-03-22]. http://kns.cnki.net/kcms/detail/52.1081.R.20230313.1024.012.html.
[174]韩会会,毛明月,冯欣,等. 认知行为疗法联合心脏康复护理应用于 PCI 术后 STAMI 患者的效果[J]. 中国疗养医学,2023,32(3):302-305.
[175]王丽铮,邢文华,赵真真,等. 冠状动脉多支病变患者 PCI 术后心脏康复效果及影响因素分析[J]. 临床误诊误治,2023,36(2):73-79.
[176]张钰,母亚林,郝晓慧. 早期心脏康复训练对急性心肌梗死 PCI 术后患者预后的影响[J]. 青岛医药卫生,2023,55(1):53-55.
[177]刘丹. 抗阻训练配合有氧运动方案对心肌梗死 PCI 术后患者康复效果的影响[J]. 吉林医学,2023,44(2):518-520.
[178]吴亚,唐小清,王邓林. 马斯洛需要层次论联合“七步法”康复锻炼在急性心肌梗死 PCI 患者中的应用[J]. 河南医学高等专科学校学报,2023,35(1):77-80.

[179]王莎莎,赵巧燕.心脏康复运动疗法在急性心肌梗死患者 PCI 术后康复中的应用效果[J].中国民康医学,2023,35(2):181-183.

[180]于莹.不同运动方式对慢性心衰病人的疗效观察[D].天津:天津医科大学,2017.

[181]李国彬,李少文,朱展鸿,等.慢性心力衰竭的康复研究进展[J].中西医结合心血管病电子杂志,2016,4(10):6-7.

[182]郭丽,王倩,赵莹.多维度协同管理对重度心力衰竭患者心理状态及自我管理行为的影响[J].中国健康心理学杂志,2021,29(3):344-348.

[183]SHEA M G,HUTCHINSON J,FARRIS S G,et al. Effects of exercise testing and cardiac rehabilitation on fear and self efficacy of exercise:1352[J]. Medicine & Science in Sports & Exercise,2021,53(8):445-445.

[184]BOOTH F W,LAYE M J,LEES S J,et al. Reduced physical activity and risk of chronic disease:the biology behind the consequences[J]. European Journal of Applied Physiology,2008,102(4):381-390.

[185]董晓艳.急性心血管患者临床护理分析[J].中国卫生产业,2012(2):36.

[186]刘玲玉,刘阳阳,鲁路,等.素食饮食对慢性透析患者营养状态和心血管风险的影响[J].广东医学,2017,38(4):559-562.

[187]唐东辉,侯玉洁,白爽,等.运动结合饮食控制通过降低 RAAS 系统活性改善男性肥胖青少年血管内皮功能[J].体育科学,2017,37(9):48-54,97.

[188]黄秀淑,陈莉,罗淑娟,等.综合护理干预改善心血管疾病患者生活质量的价值探讨[J].临床医药文献电子杂志,2016,3(27):5402-5403.

[189]张艺宏,王梅,孙君志,等.2014 年中国城乡居民超重肥胖流行现状:基于 22 省(市、区)国家国民体质监测点的形态数据[J].成都体育学院学报,2016,42(5):93-100.

[190]黄传业,洪平,何子红,等.观看电视时间与心血管事件风险关系:基于运动后心率恢复和心率变异横向研究[J].体育科学,2015,35(5):48-54.

后记

书稿到了快要提交出版社的时间，我内心却更加忐忑不安，生怕能力有限，书中内容不足以带给读者帮助，更担忧内容有错误之处，毕竟涉及多学科知识，只能通过一遍遍校稿来提升准确度。道阻且长，行则将至。交稿环节更能感知完成一件事情的不易。

本书有机会出版，首先要感谢我博士后合作导师高传玉教授，是他的鼓励和支持，我才能顺利完成。繁忙的他多次停下来给我科普心脏健康常识，督促我完成科研任务。从体育学跨到医学领域做博士后的我，确实面临很多困难和挑战，庆幸有导师的帮助，获得了很多动力和能量。

其次要感谢心脏康复科刘伟利主任，是她的热情坚持为我提供了良好的实践平台，创造了心脏康复实践的机会，孕育出了“康心功”这套针对 PCI 术后心脏康复需求的养生功法。通过实践，我们总结出了更多心脏康复实践经验，并计划后续编写一本《阜外华中心脏康复 180 问》的科普读物，使每一位来阜外华中心血管病医院的患者都能拥有心脏康复知识，掌握心脏康复技能。

最后要感谢我的研究生葛爱红、杨鑫龙。他们两个每周都要陪同我往返阜外华中心血管病医院至少 4 次，去教授医务人员和患者练习“康心功”。在书稿的撰写、校对中做了大量工作，非常欣慰他们两个人未来的研究也将紧紧围绕着心脏运动康复开展。也要感谢王天、刘燚、李晓雅、魏一 4 位研究生在材料整理上做出的贡献。

心脏康复还有很长的路要走，非常庆幸我们已经在路上了。欢迎各界专家关注心脏康复，我们携手为心血管病患者寻找更多心脏康复技能和方案，共同促进心脏康复学科发展。

王　嵛

2023 年 9 月 18 日